Sportassoziierte Gefäßerkrankungen und Gefäßtraumata

Susanne Regus

Sportassoziierte Gefäßerkrankungen und Gefäßtraumata

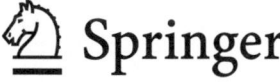

Susanne Regus
Abteilung für Gefäßchirurgie
Universitätsklinikum Regensburg
Regensburg, Deutschland

ISBN 978-3-662-69665-1   ISBN 978-3-662-69666-8 (eBook)
https://doi.org/10.1007/978-3-662-69666-8

Die Deutsche Nationalbibliothek verzeichnet diese Publikation in der Deutschen Nationalbibliografie; detaillierte bibliografische Daten sind im Internet über https://portal.dnb.de abrufbar.

© Der/die Herausgeber bzw. der/die Autor(en), exklusiv lizenziert an Springer-Verlag GmbH, DE, ein Teil von Springer Nature 2024

Das Werk einschließlich aller seiner Teile ist urheberrechtlich geschützt. Jede Verwertung, die nicht ausdrücklich vom Urheberrechtsgesetz zugelassen ist, bedarf der vorherigen Zustimmung des Verlags. Das gilt insbesondere für Vervielfältigungen, Bearbeitungen, Übersetzungen, Mikroverfilmungen und die Einspeicherung und Verarbeitung in elektronischen Systemen.
Die Wiedergabe von allgemein beschreibenden Bezeichnungen, Marken, Unternehmensnamen etc. in diesem Werk bedeutet nicht, dass diese frei durch jede Person benutzt werden dürfen. Die Berechtigung zur Benutzung unterliegt, auch ohne gesonderten Hinweis hierzu, den Regeln des Markenrechts. Die Rechte des/der jeweiligen Zeicheninhaber*in sind zu beachten.
Der Verlag, die Autor*innen und die Herausgeber*innen gehen davon aus, dass die Angaben und Informationen in diesem Werk zum Zeitpunkt der Veröffentlichung vollständig und korrekt sind. Weder der Verlag noch die Autor*innen oder die Herausgeber*innen übernehmen, ausdrücklich oder implizit, Gewähr für den Inhalt des Werkes, etwaige Fehler oder Äußerungen. Der Verlag bleibt im Hinblick auf geografische Zuordnungen und Gebietsbezeichnungen in veröffentlichten Karten und Institutionsadressen neutral.

Planung/Lektorat: Fritz Kraemer
Springer ist ein Imprint der eingetragenen Gesellschaft Springer-Verlag GmbH, DE und ist ein Teil von Springer Nature.
Die Anschrift der Gesellschaft ist: Heidelberger Platz 3, 14197 Berlin, Germany

Wenn Sie dieses Produkt entsorgen, geben Sie das Papier bitte zum Recycling.

Vorwort

In diesem Lehrbuch über arterielle Erkrankungen bei Athleten werden Gefäßerkrankungen bei sonst „gefäßgesunden" Menschen beschrieben. Insbesondere weil sportassoziierte sowie traumatische Gefäßerkrankungen selten sind, ist die Kenntnis ihrer Pathogenese und der Risikosportarten für gefäß- und sportmedizinisch tätige Berufsgruppen unerlässlich.

In zivilisierten Ländern werden arterielle Erkrankungen zum allergrößten Teil durch die Atherosklerose verursacht. Typische Risikogruppen wie Raucher, Diabetiker sowie Hypertoniker sind Gefäßmedizinern bestens bekannt. Auch die diagnostischen Möglichkeiten sowie Therapieoptionen sind Gegenstand vieler Publikationen und Leitlinien der zuständigen Fachgesellschaften.

Anders verhält es sich bei sportassoziierten und traumatischen Gefäßerkrankungen. Im Hinblick auf diese Erkrankungsbilder hat die Mehrzahl der Gefäßmediziner wenig Expertise. Spezielle Behandlungsempfehlungen liegen, wenn überhaupt, allenfalls in Form von Expertenmeinungen vor und Leitlinien existieren nur lückenhaft.

Gründe hierfür sind:

- Sportassoziierte Gefäßerkrankungen sind sehr selten.
- Die Patienten haben üblicherweise keinerlei kardiovaskuläre Risikofaktoren.
- Die Symptome sind untypisch und vielfältig.
- Die Zahl an häufigen und wahrscheinlicheren unfallchirurgisch-orthopädischen Differenzialdiagnosen ist groß.
- Therapieindikationen sind oft Lifestyle-Indikationen, selten ein drohender Extremitätenverlust.

Als Fachärztin für Chirurgie und Gefäßchirurgie kenne ich die Probleme und Besonderheiten der Atherosklerose und ihrer Folgeerkrankungen zu Genüge. Als Sportmedizinerin konzentriere ich mich auf durch Sport verursachte Gefäßerkrankungen. Einer meiner klinischen und wissenschaftlichen Schwerpunkte sind sportassoziierte Gefäßerkrankungen.

Neben zahlreichen wissenschaftlichen Publikationen und Buchbeiträgen habe ich bereits ein Buch über die iliakale Endofibrose bei Radrennfahrern und Triathleten veröffentlicht.[1]

Meine Leidenschaft für den Ausdauersport habe ich als aktive Triathletin nicht nur im Berufs-, sondern auch Privatleben, weshalb ich den Leidensdruck vieler betroffener Sportler sozusagen „hautnah" nachempfinden kann. Schmerzbedingt nicht mehr trainieren zu können ist kein „Luxusproblem", sondern stellt für den „Hobbysportler" eine erhebliche Einschränkung der Lebensqualität dar. Für professionelle Athleten kommt die Bedrohung der finanziellen Sicherheit und Existenz hinzu, weshalb es ein ernst zu nehmendes Erkrankungsbild bei hochtrainierter Patientenklientel darstellt.

Da ein aktiver Lebensstil, sportliche Betätigung und insbesondere der Ausdauersport sich einer zunehmenden Beliebtheit erfreuen, ist auch mit einer Zunahme an sportassoziierten Gefäßerkrankungen zurechnen. Dieses Buch versucht, die Lücke zwischen reduziert verfügbaren Nachschlagewerken und Leitlinienempfehlungen auf der einen Seite und der gesundheitlichen Bedeutung und Wichtigkeit für die betroffenen Athleten sowie die sie behandelnden Berufsgruppen auf der anderen Seite zu schließen.

Im Detail wird auf die jeweils vier häufigsten sportassoziierten chronischen Gefäßerkrankungen der oberen (Thoracic-Outlet-Syndrom [TOS], Quadrilaterales Space-Syndrom [QSS], Hypothenar-Hammer-Syndrom und die sportassoziierte Thrombose der V. axillaris und subclavia [Paget-von-Schroetter-Syndrom]) sowie der unteren Extremität (iliakale Endofibrose, Adduktorenkanal-Syndrom, Popliteales Entrapment-Syndrom [PAES] sowie die sportassoziierte Thrombose der Beinvenen) eingegangen.

Bei den traumatischen Gefäßverletzungen, die oft akut nach einem massiven Trauma auftreten, werden die Aortenruptur, Ein- bzw. Abrisse von Extremitäten- und Hirnarterien sowie traumatisch bedingte Aneurysmata behandelt.

Zielgruppe sind Medizinstudenten, Gefäßchirurgen in Ausbildung oder Fachärzte, Angiologen, Sportmediziner und interessierte sowie betroffene Athleten. An dieser Stelle passt der Hinweis: Der besseren Lesbarkeit halber verwende ich im Buch durchweg die Bezeichnung „Athleten" (analog auch bei Bezeichnungen von anderen Personengruppen). Selbstverständlich sind immer Personen aller Geschlechter gemeint.

Susanne Regus

---

[1] Regus, S: Die iliakale Endofibrose bei Radrennfahrern und Triathleten, Springer Fachmedien Wiesbaden, 2021.

Inhaltsverzeichnis

1 Sportassoziierte Gefäßerkrankungen 1
   1.1 Gegenüberstellung chronisch-sportassoziierter und akut-traumatischer Gefäßerkrankungen 1
   1.2 Besonderheiten chronisch-sportassoziierter Gefäßerkrankungen 2
   1.3 Einteilung und Klassifikation sportassoziierter Gefäßerkrankungen...... 3
       1.3.1 Nach der Ätiologie..................................... 3
       1.3.2 Nach der Morphologie................................... 5
       1.3.3 Nach dem betroffenen Gefäß............................. 7
   1.4 Besonderheiten traumatischer Gefäßerkrankungen................... 9
   1.5 Einteilung und Klassifikation von Gefäßtraumata................... 10
   Literatur.. 10

Teil I Chronisch-sportassoziierte Gefäßerkrankungen

2 Chronisch-sportassoziierte Gefäßerkrankungen der oberen Extremität ... 13
   2.1 Thoracic-Outlet-Syndrom (TOS).............................. 13
       2.1.1 Definition... 13
       2.1.2 Epidemiologie 14
       2.1.3 Risikogruppen 16
       2.1.4 Ätiologie und Pathomechanismus 16
       2.1.5 Einteilung und Klassifikation............................ 17
       2.1.6 Symptome und Untersuchungsbefunde 20
       2.1.7 Diagnostik 24
       2.1.8 Therapie.. 24
       2.1.9 Prognose.. 27
   2.2 Quadrilaterales Space-Syndrom (QSS).......................... 28
       2.2.1 Definition... 28
       2.2.2 Epidemiologie 29
       2.2.3 Risikogruppen 29
       2.2.4 Ätiologie und Pathomechanismus 30

		2.2.5	Einteilung und Klassifikation.	30
		2.2.6	Symptome und Untersuchungsbefunde	31
		2.2.7	Diagnostik	31
		2.2.8	Therapie	32
		2.2.9	Prognose.	34
	2.3	Hypothenar-Hammer-Syndrom		34
		2.3.1	Definition	34
		2.3.2	Epidemiologie	34
		2.3.3	Risikogruppen	35
		2.3.4	Ätiologie und Pathomechanismus	36
		2.3.5	Einteilung und Klassifikation.	37
		2.3.6	Symptome und Untersuchungsbefunde	38
		2.3.7	Diagnostik	38
		2.3.8	Therapie	39
		2.3.9	Prognose.	41
	2.4	Sportassoziierte Thrombose der V. axillaris und subclavia (Paget-von-Schroetter-Syndrom).		41
		2.4.1	Definition	41
		2.4.2	Epidemiologie	41
		2.4.3	Risikogruppen	42
		2.4.4	Ätiologie und Pathomechanismus	44
		2.4.5	Symptome und Untersuchungsbefunde	45
		2.4.6	Einteilung und Klassifikation.	46
		2.4.7	Diagnostik	48
		2.4.8	Therapie	49
		2.4.9	Prognose.	52
	Literatur.			52
3	**Chronisch-sportassoziierte Gefäßerkrankungen der unteren Extremität**			**57**
	3.1	Iliakale Endofibrose		57
		3.1.1	Definition	57
		3.1.2	Epidemiologie	58
		3.1.3	Risikogruppen	58
		3.1.4	Ätiologie und Pathomechanismus	59
		3.1.5	Einteilung und Klassifikation.	60
		3.1.6	Symptome und Untersuchungsbefunde	60
		3.1.7	Diagnostik	62
		3.1.8	Therapie	63
		3.1.9	Prognose.	69
	3.2	Adduktorenkanal-Syndrom		71
		3.2.1	Definition	71

	3.2.2	Epidemiologie	71
	3.2.3	Risikogruppen	71
	3.2.4	Ätiologie und Pathomechanismus	72
	3.2.5	Einteilung und Klassifikation	73
	3.2.6	Symptome und Untersuchungsbefunde	73
	3.2.7	Diagnostik	75
	3.2.8	Therapie	77
	3.2.9	Prognose	79
3.3	Popliteales Entrapment-Syndrom (PAES)		80
	3.3.1	Definition	80
	3.3.2	Epidemiologie	81
	3.3.3	Risikogruppen	82
	3.3.4	Ätiologie und Pathomechanismus	84
	3.3.5	Einteilung und Klassifikation	85
	3.3.6	Symptome und Untersuchungsbefunde	86
	3.3.7	Diagnostik	87
	3.3.8	Therapie	88
	3.3.9	Risikogruppen	92
	3.3.10	Prognose	92
3.4	Sportassoziierte Thrombose der Beinvenen		93
	3.4.1	Definition	93
	3.4.2	Epidemiologie	93
	3.4.3	Risikogruppen	93
	3.4.4	Ätiologie und Pathomechanismus	94
	3.4.5	Symptome und Untersuchungsbefunde	95
	3.4.6	Einteilung und Klassifikation	95
	3.4.7	Diagnostik	97
	3.4.8	Therapie	98
	3.4.9	Prognose	99
Literatur			99

Teil II Gefäßtraumata

4 Gefäßtraumata extrakranieller Gefäße an Kopf und Hals 105

4.1	Dissektion extrakranieller Hirngefäße (A. carotis, A. vertebralis)		105
	4.1.1	Definition	105
	4.1.2	Epidemiologie	106
	4.1.3	Risikogruppen	106
	4.1.4	Ätiologie und Pathomechanismus	107
	4.1.5	Symptome und Untersuchungsbefunde	108
	4.1.6	Einteilung und Klassifikation	109
	4.1.7	Diagnostik	111

	4.1.8	Therapie	112
	4.1.9	Prognose	114
4.2		Penetrierende Verletzungen der extrakraniellen Hirngefäße	114
	4.2.1	Definition	114
	4.2.2	Epidemiologie	115
	4.2.3	Risikogruppen	115
	4.2.4	Ätiologie und Pathomechanismus	116
	4.2.5	Symptome und Untersuchungsbefunde	117
	4.2.6	Einteilung und Klassifikation	118
	4.2.7	Diagnostik	119
	4.2.8	Therapie	120
	4.2.9	Prognose	122
4.3		Nichtpenetrierende Verletzungen der extrakraniellen Hirngefäße	123
	4.3.1	Definition	123
	4.3.2	Epidemiologie	123
	4.3.3	Risikogruppen	124
	4.3.4	Ätiologie und Pathomechanismus	124
	4.3.5	Symptome und Untersuchungsbefunde	125
	4.3.6	Einteilung und Klassifikation	126
	4.3.7	Diagnostik	128
	4.3.8	Therapie	129
	4.3.9	Prognose	131
4.4		Posttraumatisches Aneurysma der A. carotis interna	132
	4.4.1	Definition	132
	4.4.2	Epidemiologie	132
	4.4.3	Risikogruppen	133
	4.4.4	Ätiologie und Pathomechanismus	133
	4.4.5	Symptome und Untersuchungsbefunde	134
	4.4.6	Einteilung und Klassifikation	135
	4.4.7	Diagnostik	136
	4.4.8	Therapie	137
	4.4.9	Prognose	138
4.5		Posttraumatisches Aneurysma der A. temporalis superficialis	139
	4.5.1	Definition	139
	4.5.2	Epidemiologie	139
	4.5.3	Risikogruppen	139
	4.5.4	Ätiologie und Pathomechanismus	140
	4.5.5	Symptome und Untersuchungsbefunde	141
	4.5.6	Einteilung und Klassifikation	142
	4.5.7	Diagnostik	143

	4.5.8	Therapie	144
	4.5.9	Prognose	145
Literatur			145

5 Aortenverletzungen — 149

5.1 Traumatische Aortenruptur (Transektion, „aortic transection") — 149

- 5.1.1 Definition — 149
- 5.1.2 Epidemiologie — 150
- 5.1.3 Risikogruppen — 151
- 5.1.4 Ätiologie und Pathomechanismus — 152
- 5.1.5 Symptome und Untersuchungsbefunde — 152
- 5.1.6 Einteilung und Klassifikation — 154
- 5.1.7 Diagnostik — 155
- 5.1.8 Therapie — 157
- 5.1.9 Prognose — 160

Literatur — 161

6 Gefäßtraumata an der oberen Extremität — 163

6.1 Verletzung des Truncus brachiocephalicus — 163

- 6.1.1 Definition — 163
- 6.1.2 Epidemiologie — 164
- 6.1.3 Risikogruppen — 168
- 6.1.4 Ätiologie und Pathomechanismus — 170
- 6.1.5 Symptome und Untersuchungsbefunde — 170
- 6.1.6 Einteilung und Klassifikation — 171
- 6.1.7 Diagnostik — 173
- 6.1.8 Therapie — 174
- 6.1.9 Prognose — 175

6.2 Abriss der A. subclavia — 175

- 6.2.1 Definition — 175
- 6.2.2 Epidemiologie — 176
- 6.2.3 Risikogruppen — 176
- 6.2.4 Ätiologie und Pathomechanismus — 177
- 6.2.5 Symptome und Untersuchungsbefunde — 178
- 6.2.6 Einteilung und Klassifikation — 179
- 6.2.7 Diagnostik — 180
- 6.2.8 Therapie — 181
- 6.2.9 Prognose — 182

6.3 Abriss der A. axillaris — 183

- 6.3.1 Definition — 183
- 6.3.2 Epidemiologie — 183
- 6.3.3 Risikogruppen — 183

		6.3.4	Ätiologie und Pathomechanismus	184
		6.3.5	Symptome und Untersuchungsbefunde	185
		6.3.6	Einteilung und Klassifikation	185
		6.3.7	Diagnostik	187
		6.3.8	Therapie	187
		6.3.9	Prognose	189
	6.4	Abriss der A. brachialis		189
		6.4.1	Definition	189
		6.4.2	Epidemiologie	189
		6.4.3	Risikogruppen	189
		6.4.4	Ätiologie und Pathomechanismus	190
		6.4.5	Symptome und Untersuchungsbefunde	191
		6.4.6	Einteilung und Klassifikation	193
		6.4.7	Diagnostik	194
		6.4.8	Therapie	196
		6.4.9	Prognose	197
	6.5	Verletzung der A. radialis und ulnaris		198
		6.5.1	Definition	198
		6.5.2	Epidemiologie	199
		6.5.3	Risikogruppen	199
		6.5.4	Ätiologie und Pathomechanismus	200
		6.5.5	Symptome und Untersuchungsbefunde	200
		6.5.6	Einteilung und Klassifikation	201
		6.5.7	Diagnostik	202
		6.5.8	Therapie	204
		6.5.9	Prognose	206
	6.6	Aneurysma der A. radialis		206
		6.6.1	Definition	206
		6.6.2	Epidemiologie	207
		6.6.3	Risikogruppen	208
		6.6.4	Ätiologie und Pathomechanismus	209
		6.6.5	Symptome und Untersuchungsbefunde	209
		6.6.6	Einteilung und Klassifikation	210
		6.6.7	Diagnostik	210
		6.6.8	Therapie	211
	Literatur			212
7	**Gefäßtraumata an der unteren Extremität**			**215**
	7.1	Aneurysma der A. femoralis		215
		7.1.1	Definition	215
		7.1.2	Epidemiologie	215

	7.1.3	Risikogruppen	216
	7.1.4	Ätiologie und Pathomechanismus	217
	7.1.5	Symptome und Untersuchungsbefunde	218
	7.1.6	Einteilung und Klassifikation	219
	7.1.7	Diagnostik	219
	7.1.8	Therapie	221
	7.1.9	Prognose	224
7.2	Abriss der A. poplitea		225
	7.2.1	Definition	225
	7.2.2	Epidemiologie	226
	7.2.3	Risikogruppen	227
	7.2.4	Ätiologie und Pathomechanismus	228
	7.2.5	Symptome und Untersuchungsbefunde	229
	7.2.6	Einteilung und Klassifikation	230
	7.2.7	Diagnostik	231
	7.2.8	Therapie	233
	7.2.9	Prognose	235
7.3	Aneurysma der A. dorsalis pedis		236
	7.3.1	Definition	236
	7.3.2	Epidemiologie	236
	7.3.3	Risikogruppen	237
	7.3.4	Ätiologie und Pathomechanismus	237
	7.3.5	Symptome und Untersuchungsbefunde	239
	7.3.6	Einteilung und Klassifikation	239
	7.3.7	Diagnostik	240
	7.3.8	Therapie	241
	7.3.9	Prognose	242
Literatur			243

Abkürzungsverzeichnis

AAA	abdominelles Aortenenurysma
ASS	Acetylsalicylsäure
AGE	advanced glycation end products
AAS	akutes Aortensyndrom
AA	Angina abdominalis
ABI	Ankle-brachial index
AAX	Arteria axillaris
ACC	Arteria carotis communis
ACE	Arteria carotis externa
ACI	Arteria carotis interna
ACHP	Arteria circumflexa humeri posterior
ADP	Arteria dorsalis pedis
AFC	Arteria femoralis communis
AFS	Arteria femoralis superficialis
AIC	Arteria iliaca communis
AIE	Arteria iliaca externa
AII	Arteria iliaca interna
AMI	Arteria mesenterica inferior
AMS	Arteria mesenterica superior
Apop	Arteria poplitea
APF	Arteria profunda femoris
AS	Arteria subclavia
AV	Arteria vertebralis
AHT	Arterielle Hypertonie
aTOS	arterielles Thoracic outlet Syndrom
AVF	arteriovenöse Fistel
ACAS	asymptomatic carotid atherosclerosis trial
ACST-1	asymptomatic carotid surgery trial
BMT	Best medical Treatment
BKS	Blutkörpersenkungsgeschwindigkeit

CAS	Carotis artery Stenting
CCL	Kompressionsklassen
CCT	Cranielle Computertomographie
CEA	Carotis Endarteriektomie
CVI	Chronisch venöse Insuffizienz
CT	Computertomographie
CTA	Computertomographische Angiographie
C & S	Crossektomie und Stripping
CRP	C-reaktivem Protein
DSA	Digitale Subtraktionsangiographie
ELT	Endoluminale Lasertherapie
ELV	Endoluminalen Verfahren
EVAR	Endovascular aortic repair
EVLA	Endovenöse Laserablation
ESVS	European Society of Vascular Surgery
FMD	Fibromuskuläre Dysplasie
Fr	French
GCS	Ganglion cervicale superius
HWS	Halswirbelsäule
HHV 8	Herpesvirus 8
HAV	Human acellular vessels
HIV	Human immundeficiency virus
HHS	Hypothenar-Hammer-Syndrom
IE	Iliakale Endofibrose
IMH	Intramurales Hämatom
KM	Kontrastmittel
LE	Lungenembolie
MRA	Magnetresonanz-Angiographie
MRT	Magnetresonanz-Tomographie
MKS	Medizinische Kompressionsstrümpfe
MRSA	Methicillinresistenter Staphylococcus aureus
NIHSS	National Institutes of Health Stroke Scale
NKF- KDOQI	National kidney foundation- Kidney Disease Outcomes Quality Initiative
NSF	Nephrogene Systemische Fibrose
NOAK	Neue orale Antikoagulantien
nTOS	neurogenes Thoracic outlet Syndrom
NEJM	New England Journal of Medicine
PAU	penetrierendes Aortenulcus
pAVK	periphere arterielle Verschlusskrankheit
PAT	perkutane Aspirationsthrombektomie
PTA	perkutane transluminale Angioplastie

PTFE	Polytetrafluorethylen
PAES	Popliteales Entrapmentsyndrom
PTS	Postthrombotisches Syndrom
QSS	Quadrilaterales Space Syndrom
RFA	Radiofrequenzablation
rtPA	recombinant tissue Plasminogen Activator
rAAA	rupturiertes abdominelles Aortenaneurysma
SVS	Society of Vascular Surgery
TOS	Thoracic outlet Syndrom
TEVAR	Thorakale endovaskuläre Aortenreparatur (thoracic endovascular aortic repair)
TAAA	Thorakoabdominelles Aortenaneurysma
TFH	Thrombozytenfunktionshemmers
TAH	Thrombozytenaggregationshemmung
TBVT	Tiefe Beinvenenthrombose
TBI	Toe brachial index
TASC II	Trans Atlantic Inter-Society Consensus II Einteilung
TASC	TransAtlantic Intersociety Consensus
TIA	transitorisch ischämische Attacke
TBC	Truncus brachiocephalicus
TC	Truncus coeliacus
VEGF	vaskulärer endothelialer Wachstumsfaktor
VCI	Vena cava inferior
VCS	Vena cava superior
VFC	Vena femoralis communis
VJI	Vena jugularis interna
Vmax	Spitzengeschwindigkeit
VSM	Vena saphena magna
VSP	Vena saphena parva
VS	Vena subclavia
vTOS	venöses Thoracic outlet Syndrom
VCSS	venous clinical severity score
VA	Viszerales Aneurysma
WFVS	World Federation of Vascular Societies
ZVK	Zentraler Venenkatheter

# Sportassoziierte Gefäßerkrankungen

Zusammenfassung

In diesem Abschnitt wird auf Besonderheiten sportassoziierter Gefäßerkrankungen und Gefäßtraumata eingegangen. Zu Beginn werden anhand vergleichender Gegenüberstellungen wichtigste Charakteristika der chronisch-sportassoziierten und akut-traumatischen Gefäßerkrankungen erläutert. Bei Gefäßerkrankungen, die durch sportliche Aktivitäten und insbesondere den Hochleistungssport verursacht werden, steht ursächlich die chronisch-repetitive Kompressionsschädigung im Vordergrund. Charakteristisch sind arterielle Stenosierungen durch eine Intimahyperplasie und Fibrosierung. Im Gegensatz zur Atherosklerose treten Kalk- und Fettablagerungen nicht auf. Es folgt eine Einteilung und Klassifikation sportassoziierter Gefäßerkrankungen anhand der zugrunde liegenden Ätiologie, der Morphologie krankhafter Veränderungen und der Lokalisation betroffener Gefäßregionen. Gefäßtraumata treten vor allem beim Sport, in der Freizeit, im Haushalt und bei Verkehrsunfällen auf. Sie gelten weltweit als die häufigste Todesursache bei jüngeren Patienten und als die Hauptursache für den Extremitätenverlust junger Menschen. Nachfolgend wird auf Ursachen und die epidemiologische Bedeutung eingegangen.

1.1 Gegenüberstellung chronisch-sportassoziierter und akut-traumatischer Gefäßerkrankungen

Die Charakteristika der beiden Gruppen möglicher Gefäßerkrankungen sind in Tab. 1.1 zusammengefasst.

Tab. 1.1 Zusammenfassung und Vergleich der wichtigsten Charakteristika sowie Unterschiede akut-traumatischer sowie chronisch-sportassoziierter Gefäßerkrankungen

	Traumatisch	Sportassoziiert
Häufigkeit	ca. 80 %	ca. 20 %
Symptome	Akut	Chronisch
Ätiologie	• Scharf – Stich – direkte Gewalteinwirkung – iatrogen (z. B. Punktion) • Stumpf – Überdehnung – Zerreißung – Gelenkluxation (z. B. beim Sport)	• Anatomische Enge • Repetitive Belastung (Beugung, Streckung, Aeroposition)
Symptome	• Meist akut – Blutung – Hämatom – Ischämie	Meist chronisch – belastungsabhängige Schmerzen – Schwellneigung bei venöser Kompression
Patienten	• Männer >> Frauen • Häufig Kinder • Auch ältere Patienten betroffen	• Männer > Frauen • Sehr selten Kinder • Sehr selten Patienten > 60
Diagnostik	• Eher einfach • Schnell, wenig Zeitverlust • Scharf: Wunde, Blutung • Stumpf: Hämatom, Ischämie	• Eher schwierig • Langsam, oft längere zeitliche Latenz • Schwierige Abgrenzung zu wichtigen Differenzialdiagnosen der muskuloskeletalen Erkrankungen • Charakteristisch: Beschwerden bei Belastung, in Ruhe komplett und prompt sistierend
Therapie	• Meist operativ – oft Notfallindikation • Interventionell – meist als Bridging	• Meist konservativ • Operativ in Ausnahmefällen – oft elektiv – prophylaktisch um kompressionsbedingte Gefäßveränderungen zu verhindern
Prognose	Amputationsrate hoch (9–54 %)	Amputationsrate sehr gering

1.2 Besonderheiten chronisch-sportassoziierter Gefäßerkrankungen

Die **Arteriosklerose,** und hier insbesondere ihre Unterform die **Atherosklerose,** ist als Zivilisationskrankheit eine sehr häufige Gefäßerkrankung, welche zu folgenden krankhaften Zuständen arterieller Gefäße führen kann:

a. Stenosen (Engstellen),
b. Verschlüssen (akut oder auch chronisch) und
c. Aneurysmata (Aussackungen).

Zu den typischen **kardiovaskulären Risikofaktoren,** welche hauptursächlich für die Arteriosklerose sind, zählen u. a.

a. Diabetes mellitus,
b. arterielle Hypertonie,
c. Hypercholesterinämie sowie
d. chronischer Nikotinabusus.

Ambitionierte Athleten im Amateur- und insbesondere Profibereich weisen in aller Regel kein kardiovaskuläres Risikoprofil auf und leiden nur in Ausnahmefällen an einer **Atherosklerose.** Bei diesem sportlichen Patientenklientel kommen andere Verletzungsmechanismen zum Tragen, vor allem das **akute Trauma** oder die **chronische Kompression.**

Morphologisch entstehen bei den chronischen sportassoziierten Gefäßerkrankungen in aller Regel Stenosen, welche bei entsprechender Progredienz in Verschlüsse münden können. Hier steht die periphere Durchblutungsstörung und Ischämie im Vordergrund.

Bei den **akuten traumatischen Gefäßverletzungen** hingegen, worunter auch sämtliche iatrogenen Ursachen subsumiert werden, stehen Gefäßabrisse und Aneurysmata im Vordergrund. Die führende Symptomatik ist zum größten Teil die **Blutungskomplikation.**

Nachfolgend wird hierauf detailliert eingegangen.

1.3 Einteilung und Klassifikation sportassoziierter Gefäßerkrankungen

1.3.1 Nach der Ätiologie

1. Traumatisch
   a. direkt = scharf -> Blutung
   b. indirekt = stumpf -> Hämatom, Ischämie
2. Kompressionsbedingt
   a. Ursächlich ist eine Kompression durch (einzeln oder in Kombination):
      – Gelenkbewegungen
      – Muskelhypertrophie
      – anatomische Engstellen

b. Beispiele und Prädilektionsstellen:
1. **Obere Thoraxapertur:** Thoracic-Outlet-Syndrom (TOS)
2. **Schulterregion:** Quadrilaterales Space-Syndrom (QSS)
3. **Handgelenk:** Hypothenar-Hammer-Syndrom (HHS)
4. **Becken:** Iliakale Endofibrose (arteriell), May-Thurner-Syndrom (venös)
5. **Oberschenkel:** Adduktorenkanal-Syndrom
6. **Kniekehle:** Popliteales Entrapment-Syndrom (PAES)
7. **Abdomen:** Nussknacker-Phänomen (linke Nierenvene)

Traumatische (= verletzungsbedingte) Gefäßerkrankungen entstehen durch Einwirkung äußerer Gewalt, wodurch es zu einer **direkten** oder **indirekten** Gefäßverletzung kommen kann.

Bei der **direkten** Gefäßverletzung wird durch einen **scharfen** Unfallmechanismus (z. B. Schnittverletzung) das Gefäß durch den Fremdkörper (Messer, Scherbe, Knochenfragment etc.) glatt durchtrennt. Da bei den direkten Verletzungen auch das über dem Gefäß liegende Weichteilgewebe verletzt und durchtrennt wird, steht klinisch die **Blutungskomplikation** im Vordergrund.

Bei **indirekten (stumpfen)** Unfallmechanismen, z. B. der massiven Überdehnung eines Gefäßes bei Gelenkluxationen, kann die Gefäßwand partiell ein- oder auch komplett abreißen. Da die Weichteilstrukturen über dem Gefäß beim stumpfen Trauma im Normalfall intakt sind, spricht man auch von **indirekten** Gefäßverletzungen. Typischerweise steht hier nicht eine äußerlich sichtbare Blutung, sondern die **Ischämie** im Vordergrund. Letztere kann sowohl durch ein komprimierendes **Hämatom** als auch die Ausbildung eines **intraarteriellen Thrombus** verursacht sein.

Kompressionsbedingte Gefäßerkrankungen entstehen in aller Regel chronisch und sind oft längere Zeit klinisch asymptomatisch. Pathophysiologisch handelt es sich meistens um Gefäßwandverdickungen, die durch die von extern einwirkende **Druckbelastung** adaptiv entstehen und zu einer progredienten Einengung des Gefäßlumens führen können.

Kalk- und insbesondere Fetteinlagerungen werden nicht bzw. nur extrem selten beobachtet. Anstelle dessen findet man **histologisch** vorwiegend eine Akkumulation von locker angeordneten Bindegewebszellen und Anhäufung von Kollagen in der Gefäßwand, wodurch die Wandverdickung entsteht (Abb. 1.1). Im Vergleich zur Arteriosklerose sind in kompressionsbedingten Läsionen Entzündungszellen (Makrophagen oder Lymphozyten) kaum bzw. nicht nachweisbar.

Kompressionsbedingte Gefäßerkrankungen betreffen ebenfalls, wie die Arteriosklerose, meistens **arterielle** Gefäße. Aber auch die **venöse** Strombahn kann betroffen sein. **Anatomische Prädilektionsstellen** für kompressionsbedingte Gefäßerkrankungen finden sich im **Gelenkbereich** (Thoracic-Outlet-Syndrom, Paget-von-Schroetter-Syndrom, iliakale Endofibrose, popliteales Entrapment-Syndrom), aber auch an **Über-**

1.3 Einteilung und Klassifikation sportassoziierter Gefäßerkrankungen

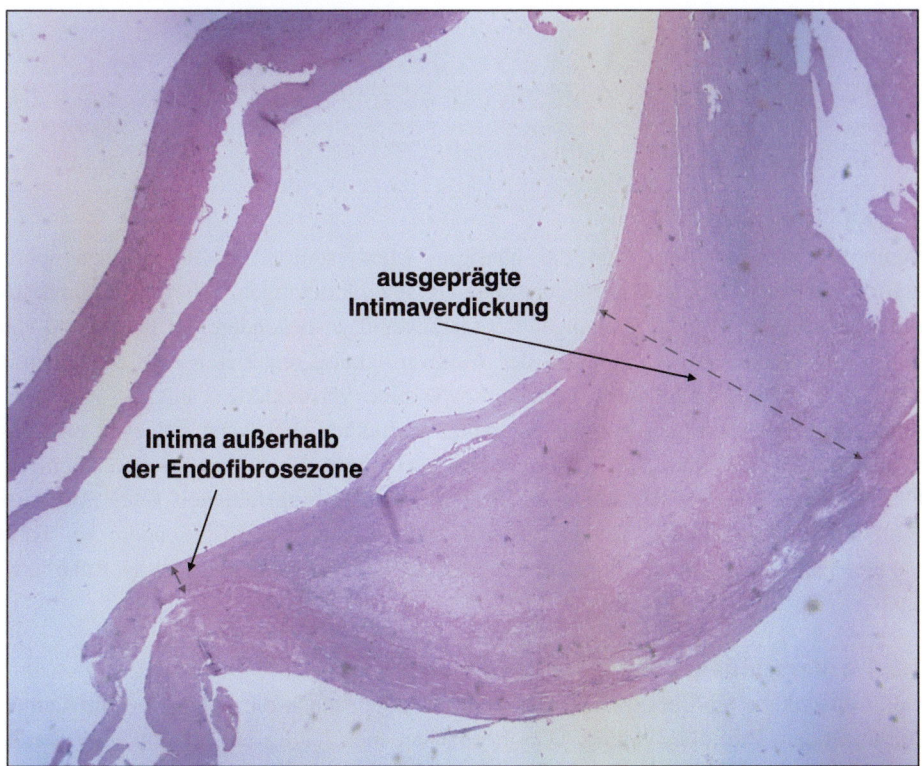

Abb. 1.1 Histologisches Bild einer kompressionsbedingten Intimaverdickung am Beispiel der iliakalen Endofibrose

kreuzungsstellen von Gefäßen mit anderen Gefäßen (May-Thurner-Syndrom: linke V. iliaca communis wird von rechter A. iliaca communis überkreuzt; Nussknacker-Phänomen, Pelvic Congestion Syndrome) oder sonstigen Gewebeanteilen (Adduktorenkanal-Syndrom, anatomisches popliteales Entrapment-Syndrom (PAES), TOS cervical im Bereich der Skalenuslücke).

Die **Kompression** ist der vordergründigste Pathomechanismus in der Entstehung sportassoziierter Gefäßerkrankungen, weshalb sich diese fast ausnahmslos **chronisch** entwickeln (TOS, iliakale Endofibrose, Adduktorenkanal-Syndrom, PAES).

1.3.2 Nach der Morphologie

1. Stenosen
2. Verschlüsse

3. Aneurysmata
4. Dissektionen
5. Durchtrennung und Ruptur

1.3.2.1 Stenosen

Stenosen (= Engstellen) sind die häufigste Manifestation der chronischen sportassoziierten und kompressionsbedingten Gefäßveränderungen. Hierbei kommt es typischerweise zu Wandverdickungen der Gefäßwand, insbesondere der Intima und von Teilen der Media. Je nach Ausmaß der Wandverdickung resultieren eine zunehmende Einengung des durchflossenen Lumens sowie eine verminderte Fähigkeit zur Vasodilatation in Belastungssituationen (Training, Wettkampf etc.). Die Folge ist eine zunehmende Mangelversorgung des Gewebes mit sauerstoff- und nährstoffreichem arteriellen Blut, was zur Abnahme der körperlichen Leistungsfähigkeit führt. Mit fortschreitender Stenosierung der betroffenen Gefäße kann es, insbesondere im Falle unzureichender Kollateralisation, zur Progredienz der Symptomatik auch in Ruhe bzw. nach leichter Belastung kommen.

1.3.2.2 Verschlüsse

Gefäßverschlüsse sind bei traumatischen Verletzungen meist die Folge einer im Lumen stattfindenden Thrombusbildung. Dies beobachtet man häufig bei inkompletten Wandläsionen oder Dissektionen der Intima. Des Weiteren werden sie bei scharfer Durchtrennung durch das reaktive Invaginieren („Einrollen") der Gefäßenden beobachtet. Hierdurch schützt sich der Körper vor einer unkontrollierten Blutung und dem Verblutungstod.

Bei chronischen kompressionsbedingten Gefäßverschlüssen resultiert, je nach vorheriger Ausbildung von Kollateralgefäßen, eine mehr oder weniger ausgeprägte Ischämiesymptomatik. Teilweise verlaufen chronisch obliterierende Gefäßprozesse auch asymptomatisch.

1.3.2.3 Aneurysmata

Aneurysmata sind Folge der verminderten Elastizität der Gefäßwand, woraufhin die Gefäßwand eine zunehmende Aussackung aufweist. Zudem entwickeln sich auch typischerweise hinter Engstellen Aneurysmata, hier dann pathophysiologisch am ehesten durch die poststenotischen Verwirbelungen und veränderte Druckbelastung der Gefäßwand. Nicht unerwähnt bleiben soll das Aneurysma spurium (falsches Aneurysma), welches meistens traumatisch-iatrogen in der Leiste nach perkutaner Intervention auftritt. Aber auch an anderen Stellen können traumatisch bedingt und ohne ärztliche Intervention falsche Aneurysmata entstehen. Es handelt sich um Schädigungen der Gefäßwand mit Ausbildung eines perivaskulären Hämatoms, welches anfänglich oder dauerhaft als pulsierende Schwellung tastbar ist.

1.3.2.4 Dissektionen

Dissektionen sind Läsionen der Intima und Media, welche zur Ausbildung eines zweiten Gefäßlumens bei mehr oder weniger langen Einrissen der Gefäßinnenwand führen. Auch sie entstehen oft durch stumpfe Traumata. Typische Beispiele sind die traumatische Dissektion der Arteria carotis communis (ACC), interna (ACI) oder vertebralis (AV) bei HWS-Distorsionen, die Dissektion mit begleitender arterieller Thrombose der A. poplitea bei Überdehnung im Rahmen einer Gelenkluxation oder die traumatische Aortenverletzung loco typico bei Hochrasanz- sowie Dezelerationstraumata.

1.3.2.5 Durchtrennung und Ruptur

Blutungen sind in aller Regel die Folge traumatischer Verletzungen, insbesondere bei scharfen Unfallmechanismen. Bei Stich- oder Schnittverletzungen kommt es typischerweise zur kompletten **Gefäßdurchtrennung,** in deren Folge massive Blutungen entstehen. Insbesondere wenn größere arterielle Gefäße betroffen sind, können diese Blutungen lebensbedrohlich sein und somit zum „Sekundentod" führen.

Bei stumpfen Verletzungen, u. a. im Rahmen von Gelenkluxationen, entstehen typischerweise **Rupturen** (= Abrissverletzungen) ohne offene Hautdefekte. Daher entstehen bei stumpfen Gefäßtraumata normalerweise keine spritzenden Blutungen, sondern mehr oder weniger große Hämatome und Hämatomhöhlen. Zudem haben stumpf verletzte Arterien die Eigenschaft, sich an den Gefäßenden „einzurollen", wodurch die Blutung zum Stillstand kommt. Dies muss als Schutzmechanismus des Körpers betrachtet werden, um sich vor lebensbedrohlichen Blutverlusten zu schützen. Bei scharfen Gefäßverletzungen wird dieser Mechanismus nicht bzw. selten beobachtet, vor allem wenn die Gefäßwand nicht komplett durchtrennt ist.

1.3.3 Nach dem betroffenen Gefäß

1. **Arteriell**
   - TOS
   - Iliakale Endofibrose
   - Adduktorenkanal-Syndrom
   - PAES
2. **Venös**
   - Thrombose par effort (Paget von Schroetter)
   - tiefe Beinvenenthrombose (Langstreckenläufer)
   - Exsikkose und Thrombophilie potenzielle Risikofaktoren

1.3.3.1 Arterielle Gefäße

Die Arteriosklerose betrifft ausnahmslos, wie der Name bereits sagt, die arteriellen Gefäße. Bei den traumatischen und kompressionsbedingten Läsionen sind auch venöse Gefäße betroffen, allerdings besteht auch hier eine eindeutige Dominanz im Bereich der Hochdruckgefäße. Insbesondere Arterien im Bereich von Gelenken, aber auch oberflächlich gelegene Gefäße (z. B. am Handgelenk oder Hals) sind betroffen.

Bei den **traumatischen** Arterienverletzungen kommt es zu Blutungen, Dissektionen und kompletten Durchtrennungen, wohingegen bei **chronisch-kompressionsbedingten Läsionen** üblicherweise Stenosen oder Verschlüsse resultieren. Zu Kontinuitätsunterbrechungen oder Blutungen kommt es bei chronischen Gefäßverletzungen sehr selten.

Auch hier sind **anatomische Engstellen** im Gelenkbereich wie die obere Thoraxapertur und Achselhöhle beim TOS, das kleine Becken bei der iliakalen Endofibrose, der Oberschenkel beim Adduktorenkanal-Syndrom sowie die A. poplitea beim PAES zu nennen.

1.3.3.2 Venöse Gefäße

Venöse Gefäßerkrankungen entstehen kompressionsbedingt oft begleitend zu arteriellen Erkrankungen im Bereich oben bereits erwähnter Prädilektionsstellen. Da Arterie und Begleitvene(n) im Normalfall in unmittelbarer Nähe verlaufen, sind sie regelmäßig gemeinsam betroffen. Die venöse Symptomatik und Problematik **(Schwellung, Thrombose, chronisch venöse Insuffizienz)** steht meist im Hintergrund, da arterielle Komplikationen überwiegen und klinische Ausfallserscheinungen ausgeprägter sind.

Eine Sonderstellung nehmen akute sportassoziierte Thrombosen des tiefen Venensystems ein. Eine **eingeschränkte Mobilität** (z. B. postoperativ oder während Langstreckenflügen/langen Autofahrten) erhöht das Risiko für die Ausbildung von venösen Thrombosen, wohingegen Sport und Bewegung eine protektive Wirkung zugeschrieben wird (van Stralen et al. 2007). Dennoch gibt es Hinweise darauf, dass sportliche Aktivität das Thromboserisiko zu erhöhen vermag, insbesondere bei älteren Langstreckenläufern (van Stralen et al. 2008).

Im Gegensatz zu Thrombosen des tiefen Venensystems, die durch die üblichen Risikofaktoren wie Immobilität, erworbene bzw. angeborene **Thrombophilie** oder postoperativ entstehen und überwiegend die untere Extremität betreffen, sind sportassoziierte venöse Thrombosen häufiger im Bereich der **oberen Extremität** lokalisiert.

Hier ist primär das **Paget-von-Schroetter-Syndrom (Thrombose par effort)** zu nennen, bei dem es sich um eine anstrengungsbedingte akute Thrombose der V. subclavia bzw. axillaris handelt.

1.4 Besonderheiten traumatischer Gefäßerkrankungen

- Weltweit führende Todesursache < 45 Jahre
- Hauptursache für Extremitätenverlust junger Menschen

Traumata sind die weltweit führende **Todesursache** in der Altersgruppe zwischen 5 und 45 Jahren. Die unkontrollierte bzw. nicht kontrollierbare Blutung ist hierbei der häufigste Grund für die hohe Letalität. Aber auch für den **Verlust einer Extremität** sind Traumata in dieser Altersgruppe als hauptursächlich zu nennen.

Traumatische Gefäßverletzungen treten vor allem beim Sport, in der Freizeit, im Haushalt und bei Verkehrsunfällen auf.

Zu den **Risikosportarten** gehören all diejenigen, bei denen die Extremitäten häufig einer direkten oder indirekten Gewalt ausgesetzt sind. So sind unter anderem der **Klettersport** mit dem potenziellen Risiko einer Gelenkluxation oder der direkten Verletzung im Rahmen eines Sturzes zu nennen. Auch bei **Kontaktsportarten,** insbesondere dem **Kampfsport,** kann es zu Extremitätenverletzungen und bei entsprechender Krafteinwirkung auch zu einer Gefäßläsion kommen. Sicherlich ist dies eine äußerst seltene Komplikation, sie ist jedoch dennoch als Risikokonstellation zu nennen. Des Weiteren gehen spezielle Leichtathletik-Disziplinen, z. B. **Stabhochsprung** oder der **Hürdenlauf,** mit einem erhöhten Verletzungsrisiko im Gelenkbereich und nachfolgender Gefäßläsion einher. Schließlich gehören auch Hochrasanzsportarten wie das **Motocross**- oder **Autorennfahren** zu den Risikosportarten. Beim Motocrossfahren sind direkte Läsionen zu nennen, beim Autorennfahren primär indirekte Traumata aufgrund des Dezelerationsmechanismus beim Abbremsen aus und dem Aufprall mit großer Geschwindigkeit. Hier sind vor allem Aortenläsionen zu erwähnen, aber auch Verletzungen im Bereich des Kniegelenks durch den Anprall an das Armaturenbrett mit nachfolgender Kniegelenkluxation bzw. -luxationsfraktur.

Auch im **Haushalt** können Gefäßtraumata entstehen und sind weder in Ausprägung noch im Schweregrad zu unterschätzen. Hier sind allerdings primär direkte Verletzungsmechanismen durch scharfe Schneidegegenstände anzutreffen, eine stumpfe Gefäßläsion stellt die Ausnahme dar.

Iatrogene Verletzungen entstehen bei invasiven Maßnahmen, zu nennen sind operative oder interventionelle Eingriffe. Da die Zahl invasiver Eingriffe aufgrund steigender Indikationsstellungen stetig zunimmt, ist eine Zunahme iatrogener Verletzungen zu beobachten und wird voraussichtlich auch weiterhin zunehmen. Ätiologisch handelt es sich am ehesten um Stichverletzungen, seltener um stumpfe Gefäßeinrisse. Letztere sind z. B. denkbar bei komplexen Repositionsmanövern einer Luxationsfraktur.

Durch **äußere Gewalteinwirkung** entstehen Gefäßverletzungen im Rahmen von körperlichen Auseinandersetzungen, Schlägereien sowie im Kriegsgeschehen.

1.5 Einteilung und Klassifikation von Gefäßtraumata

	Direkt	Indirekt
Ätiologie	Scharf	Stumpf
Häufigkeit	Selten	Häufig
Pathogenese	Von außen nach innen Adventitia zuerst	Von innen nach außen Intima beginnend
Symptomatik	Meist Blutung	Meist Ischämie
Lokalisation	Meist distale Extremitäten, aber auch Thorax, Abdomen, Hals	Meist Extremitäten im Gelenkbereich, Thorax und Hals, Abdomen selten

Die wichtigste Einteilung und Klassifikation traumatischer Gefäßverletzungen erfolgt nach der **Ätiologie** und insbesondere dem genauen Pathomechanismus. Es wird grob unterteilt in **direkte = scharfe** und **indirekte = stumpfe** Verletzungen.

Die Mehrzahl der traumatischen Gefäßerkrankungen betrifft die Extremitäten, seltener sind Hals, Kopf und der Körperstamm betroffen. Daher ist die Einteilung nach der **Lokalisation** der Verletzung wichtig, aber für den klinisch Tätigen in aller Regel weniger relevant als die Einteilung nach dem Pathomechanismus.

Scharfe Verletzungen sind insgesamt seltener als **stumpfe,** Letztere allerdings schwieriger zu diagnostizieren. **Scharfe** Verletzungen sind in aller Regel von außen sichtbar und imponieren durch eine mehr oder weniger starke Blutung, wohingegen **stumpfe** weniger durch eine Blutungskomplikation, sondern vielmehr durch eine Ischämie klinisch auffällig werden. Zu den scharfen Verletzungen gehören allerdings auch Knochensplitter-Verletzungen, vor allem nach Luxationsfrakturen. In diesen Fällen ist aufgrund des gedeckten Entstehungsmechanismus bei intakten Weichteilstrukturen die Ischämie ebenfalls vordergründigstes Symptom.

Literatur

van Stralen KJ, Doggen CJ, Lumley T, Cushman M, Folsom AR, Psaty BM, Siscovick D, Rosendaal FR, Heckbert SR (2008) The relationship between exercise and risk of venous thrombosis in elderly people. J Am Geriatr Soc 56(3):517–522. https://doi.org/10.1111/j.1532-5415.2007.01588.x. Epub 2008 Jan 4 PMID: 18179500

van Stralen KJ, Le Cessie S, Rosendaal FR, Doggen CJ (2007) Regular sports activities decrease the risk of venous thrombosis. J Thromb Haemost 5(11):2186–2192. https://doi.org/10.1111/j.1538-7836.2007.02732.x. Epub 2007 Aug 14 PMID: 17697136

Teil I
Chronisch-sportassoziierte Gefäßerkrankungen

Chronisch-sportassoziierte Gefäßerkrankungen der oberen Extremität

2

> **Zusammenfassung**
>
> Im Bereich der oberen Extremität werden das Thoracic-Outlet-Syndrom, das quadrilaterale Space-Syndrom, das Hypothenar-Hammer-Syndrom und das Paget-von-Schroetter-Syndrom behandelt. Allen gemeinsam ist die chronisch-repetitive Kompression des betroffenen Gefäßes im Bereich einer anatomischen Prädilektionsstelle, was durch die sportartspezifische Überbelastung und trainingsbedingte Muskelhypertrophie aufrechterhalten sowie verstärkt wird. Zunächst werden die arteriellen Erkrankungen besprochen, als Letzte eine der wichtigsten venösen, subsumiert unter dem Begriff des Paget-von-Schroetter-Syndroms als der anstrengungsbedingten Thrombose (Thrombose par effort) der Axillarvenen.

2.1 Thoracic-Outlet-Syndrom (TOS)

2.1.1 Definition

- Kompression des Gefäß-/Nervenbündels am Austritt aus der oberen Thoraxapertur
- Unterteilung je nach betroffener Struktur in
  - nTOS (neurogen)
  - aTOS (arteriell)
  - vTOS (venös) = Thrombose par effort (= Paget-von-Schroetter-Syndrom)

TOS ist der Sammelbegriff für alle neurovaskulären Kompressionserscheinungen im Bereich der oberen Thoraxapertur sowie der oberen Extremität, genau genommen am Übergang vom Thorax auf den Arm. Man spricht, je nach betroffener Struktur, auch von einem **neurogenen (nTOS), venösen (vTOS)** oder **arteriellen (aTOS)** Thoracic-Outlet-Syndrom (TOS). Diese klassische Einteilung wurde lange Zeit gelehrt und beschrieben, existiert in der Reinform allerdings praktisch nicht. Vielmehr handelt es sich fast ausnahmslos um Mischformen. Am häufigsten werden neurogene Kompressionserscheinungen beschrieben.

Wenn es isoliert zu einer Kompression venöser Strukturen kommt (vTOS), hat sich auch der Begriff „Thoracic-Inlet-Syndrom" etabliert. Eine weitere Bezeichnung hierfür ist das „Paget-von-Schroetter-Syndrom" nach seinen Erstbeschreibern bzw. die **„Thrombose par effort"** nach der Ätiologie als anstrengungsassoziierte Thrombose.

2.1.2 Epidemiologie

- Erstbeschreibung 1817
- Die jährliche Inzidenz liegt bei ca. 2–3/100.000.
- Prävalenz liegt bei ca. 10/100.000.
- Verteilung:
  - neurogen 82 %
  - venös 16 %
  - arteriell 2 %
- Altersgipfel 20–50 Jahre
- Geschlechterverhältnis Frau: Mann = 4:1

Die **ersten Berichterstattungen** über das TOS in der medizinischen Fachliteratur gehen auf Cooper im Jahr **1817** zurück, der über unterschiedliche neurovaskuläre Kompressionserscheinungen im Bereich der oberen Thoraxapertur berichtet hat (Cooper und Travers 1817). Zu diesem Zeitpunkt war allerdings nur wenig bekannt, detaillierte Kenntnisse über Anatomie und Ätiologie fehlten. Dies änderte sich mit genauen Analysen und Beschreibungen des Pathomechanismus, die durch Peet ab 1956 folgten (Peet et al. 1956). Dieser stellte fest, dass es offensichtlich mehrere Ursachen sowie unterschiedliche Formen des TOS gibt.

Das TOS ist eine seltene Erkrankung, wobei die Angaben zur **Inzidenz** sowie **Prävalenz** sehr stark schwanken und zwischen 0,01 und 1 % liegen (Sanders 2008). Basierend auf einer prospektiven Datenerhebung eines akademischen TOS-Zentrums wurde eine **Inzidenz** von ca. 2–3/100.000 und eine **Prävalenz** von 10/100.000 angenommen.

In dieser Datenauswertung war das **nTOS mit 82 %** weitaus am häufigsten anzutreffen, gefolgt vom **vTOS mit etwa 16 %** und dem sehr seltenen **aTOS mit 2 %** (Illig und Rodriguez-Zoppi 2021, de Mooij et al. 2015).

Gründe für diese Verteilung mit auffälliger Dominanz der **neurogenen** Symptomatik sind unklar. Die Tendenz zur Stellung einer „Verlegenheitsdiagnose" könnte hierfür eine mögliche Erklärung sein. Insbesondere bei nicht näher klassifizierbaren unklaren Schulter-Arm-Schmerzen gilt es als wichtige Differenzialdiagnose (Dengler et al. 2022). In diesem Zusammenhang sei auf die Unterteilung des nTOS in ein „gesichertes" und „ungesichertes" (in der englischsprachigen Literatur als „true and disputed neurogenic TOS" bezeichnet) hingewiesen (Lindgren et al. 1992). Dies ist ein weiterer Hinweis auf die bereits lange bestehende Problematik der Fehl- bzw. Überdiagnostizierung des nTOS.

Das TOS im Allgemeinen wird am häufigsten im **Alter zwischen 20 und 50 Jahren** diagnostiziert (Koknel 2005). Extrem selten sind Berichte über das TOS im Kindes- und Jugendalter sowie bei Senioren (Rigberg und Gelabert 2009; Arthur et al. 2008). Es gibt eine einzige Fallserie, in der über das TOS im Kindesalter berichtet wird. Alle vier Kinder im Alter von 12–13 Jahren litten unter einem nTOS, zwei waren konservativ erfolgreich behandelbar, bei zweien (beide hatten eine Halsrippe) war eine operative Therapie und Entfernung der Halsrippe notwendig (Yang und Letts 1996). Das aTOS ist, wie bereits erwähnt, eine Rarität – sowohl im Erwachsenen- als auch im Kindesalter. Es gibt einen Fallbericht über ein 10-jähriges Mädchen, welches unter einem aTOS litt und operativ versorgt wurde. Ursächlich war in ihrem Fall eine Synostose zwischen den ersten und zweiten Rippe. Konkret stellte sich der Befund so dar, dass die erste Rippe nicht bis nach ventral zur Clavicula zog, sondern bereits vorher mit der zweiten Rippe verschmolz. Dadurch kam es zu einer Kompression und Verschiebung der A. subclavia nach ventral, weshalb nach initial konservativen Therapieversuchen die operative Therapie mittels Rippenresektion indiziert wurde (Zerwes et al. 2018).

Vom nTOS sind **Frauen 3- bis 4-mal häufiger betroffen als Männer,** wohingegen beim vTOS keine Geschlechterpräferenz vorzuliegen scheint (Urschel und Patel 2008). Letzteres gilt zumindest für das Kollektiv der Nichtsportler, wohingegen bei ambitionierten Athleten mehr Männer betroffen sind (Machanic und Sanders 2008; Melby et al. 2008).

Epidemiologische Daten über das **aTOS** sind schwierig zu erheben, da es sich um eine sehr seltene Erkrankung handelt, die in den meisten Fällen asymptomatisch verläuft. Die Dunkelziffer kann folglich nur schwer abgeschätzt werden. Symptome treten auf bei Ausbildung von Aneurysmata, akuten Verschlüssen oder peripheren Embolisationen (Foley et al. 2012). In einem Behandlungszentrum für das TOS wurden 25 Patienten operativ versorgt, hierbei wurde die Arterie dekomprimiert und, wenn nötig, rekonstruiert. Frauen waren in etwa doppelt so häufig betroffen wie Männer, das Durchschnittsalter lag in dieser Studie bei 26 Jahren. Jeder fünfte Patient litt unter einem beidseitigen TOS (Davidovic et al. 2003).

2.1.3 Risikogruppen

- Schwimmer
- Ruderer
- Kletterer
- Ballsportarten
- Bodybuilder

Betroffen sind meist jüngere sportlich aktive Menschen. Insbesondere Athleten mit Beanspruchung der oberen Extremität sind bevorzugt betroffen. Zu den typischen Risikosportarten gehören Schwimmen, Rudern, Wassersport, Klettern, Geräteturnen, Ballsportarten und natürlich auch Bodybuilding (Cory 2009; Chandra et al. 2014). Letztlich kann die gesamte Muskulatur im Bereich der Schulter zu einer Kompression führen, insbesondere bei entsprechender trainingsbedingter muskulärer Hypertrophie. Im Vordergrund stehen hier sowohl die Skalenusmuskulatur als auch die pectorale Muskulatur, vordergründig der M. pectoralis major und minor.

2.1.4 Ätiologie und Pathomechanismus

- **Anatomische Ursachen**
  - Halsrippe
  - prominente 1. Rippe
  - fehlverheilte Claviculafraktur
  - M. pectoralis minor
- **Funktionelle Ursachen**
  - muskuläre Hypertrophie

Das TOS kann **anatomische** sowie **funktionelle** Ursachen haben. Eine strikte Trennung ist allerdings selten möglich, sodass neben einer anlagebedingten Anomalie oft auch erworbene Ursachen hinzukommen.

An **anatomischen** Ursachen sind zu nennen:

- eine Halsrippe (in > 85 % der Patienten ursächlich für ein aTOS) (Hussain et al. 2016),
- eine prominente 1. Rippe mit Ossifikationen sowie
- eine fehlverheilte Claviculafraktur oder
- eine Anomalie der muskulären Strukturen und Ansätze (hier insbesondere die Skalenusmuskulatur).

Als **funktionelle** Ursachen (= **erworbene Gründe**) sind u. a. eine trainingsbedingte muskuläre Hypertrophie oder Haltungsauffälligkeiten zu nennen. Daher sind bevorzugt muskelkräftige Menschen betroffen, naturgemäß jüngere Sportler. Letztlich kann die gesamte Muskulatur im Bereich der Schulter zu einer Kompression führen, insbesondere bei muskulärer Hypertrophie. Im Vordergrund stehen hier sowohl die Skalenusmuskulatur als auch die pectorale Muskulatur, vordergründig der M. pectoralis major und minor.

2.1.5 Einteilung und Klassifikation

- **Nach Lokalisation** (von kranial nach kaudal)
  - Skalenus-Syndrom
  - costoclaviculäres Syndrom
  - Pectoralis-minor-Syndrom
- **Nach komprimierter Struktur**
  - nerval
  - venös

2.1.5.1 Nach Lokalisation

Eine Einteilung des TOS kann anatomisch nach der **Lokalisation** der Engstellen sowie nach der Art der **komprimierter Struktur** (arteriell, venös, nerval, Mischformen) erfolgen.

Die Einteilung nach der **Lokalisation** der Engstellen (Abb. 2.1) erfolgt üblicherweise von kranial nach kaudal unter Berücksichtigung anatomischer Prädilektionsstellen, nämlich in

- das **Skalenus-Syndrom** im Bereich der Skalenuslücke,
- das **costoclaviculäre Syndrom** zwischen Clavicula und erster Rippe sowie
- das **Pectoralis-minor-Syndrom** unterhalb der Sehne des M. pectoralis minor.

Das **Skalenus-Syndrom** beschreibt eine klinisch symptomatische Einengung der Skalenuslücke, welche auch als Skalenusdreieck bezeichnet wird. Gebildet wird dieses Dreieck vom M. scalenus anterior und medius sowie der 1. Rippe (Abb. 2.2). Führt eine anatomisch normal verlaufende, aber trainingsbedingt hypertrophe Skalenusmuskulatur zur Kompression des Gefäßnervenbündels, handelt es sich um ein funktionelles Skalenus-Syndrom.

Um eine anatomische Variante handelt es sich beim Halsrippen-Syndrom, bei dem eine akzessorische Halsrippe im Bereich der Skalenuslücke ursächlich für die Kompressionserscheinungen ist (Abb. 2.3). Das Halsrippen-Syndrom ist eine Sonderform des Skalenus-Syndroms, wobei allenfalls 0,5–1 % der Menschen eine Halsrippe aufweisen. Zudem bleibt die Mehrzahl der Menschen mit einer Halsrippe zeitlebens

Abb. 2.1 Schematische Darstellung der drei Engpässe beim TOS

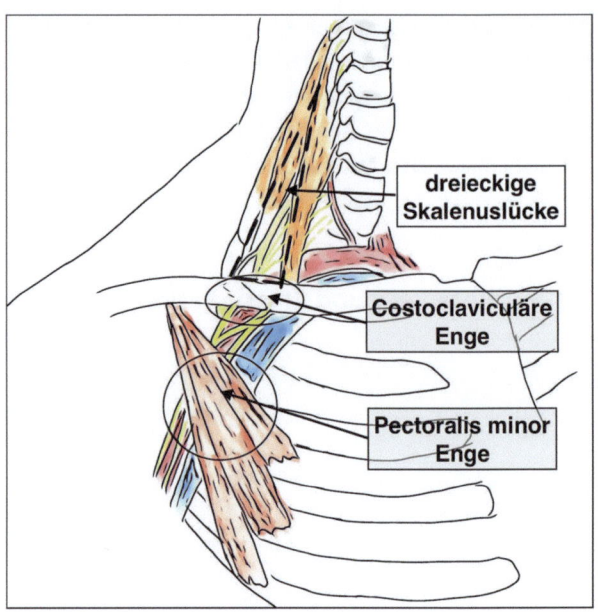

asymptomatisch, lediglich 5–10 % entwickeln im Lauf der Zeit eine klinische Symptomatik.

Eine Etage unter der Skalenuslücke kommt als nächste Prädilektionsstelle die costoclaviculäre Enge zwischen Clavicula und 1. Rippe, wo es beim **costoclaviculären Syndrom** zu Kompressionserscheinungen kommen kann. U. a. fehlverheilte Claviculafrakturen und Ossifikationen, Kallusbildungen sowie Pseudarthrosen, aber auch mitunter eine Halsrippe mit weit medialer Insertion an der 1. Rippe spielen hier eine entscheidende Rolle.

Die **kaudalste** Engstelle befindet sich hinter der Sehne des M. pectoralis minor, eine Kompression entsteht insbesondere bei Abduktion und Elevation des Armes. Daher wird das sogenannte **Pectoralis-minor-Syndrom** auch als Hyperabduktionssyndrom bezeichnet. Streng genommen sollte es nicht als Thoracic-, sondern als Axillar-Outlet-Syndrom bezeichnet werden. Dies wird in Deutschland allerdings kaum berücksichtigt, wohingegen in der englischsprachigen Literatur das „Pectoralis-minor-Syndrom" oft vom klassischen TOS abgegrenzt und auch als axilläres Kompressionssyndrom bezeichnet wird.

2.1.5.2 Nach komprimierter Struktur

Nach Art der **komprimierter Struktur** wird das TOS unterteilt in

- nerval (ca. 80–85 %) = **nTOS**
- venös (ca. 5–15 %) = **vTOS**
- arteriell (ca. 1–5 %), **aTOS**

2.1 Thoracic-Outlet-Syndrom (TOS)

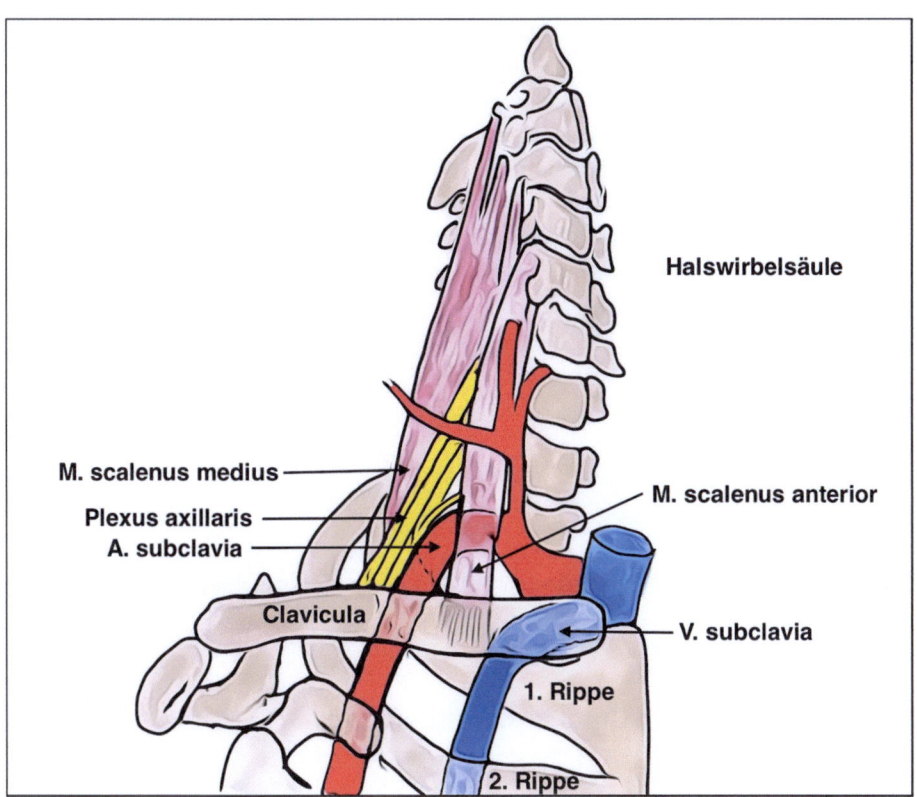

Abb. 2.2 Schematische Darstellung der Skalenuslücke bei normaler Anatomie (funktionelles Skalenussyndrom)

Abb. 2.3 Schematische Darstellung einer Halsrippe und der hierdurch verursachten Einengung im Bereich der Skalenuslücke

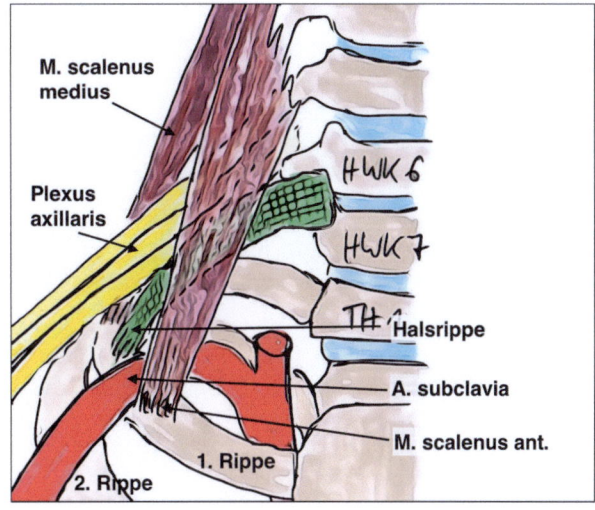

Das **nTOS** ist die häufigste Manifestationsform, hier sind Anteile des Plexus brachialis betroffen. Der kraniale Anteil des Plexus ist sehr selten betroffen (oberer Plexustyp), wohingegen der kaudale Anteil sehr häufig komprimiert wird (unterer Plexustyp).

Das **vTOS** wird deutlich seltener als das nTOS diagnostiziert und wird auch als „Thoracic-Inlet-Syndrom" bezeichnet. Betroffene Venen sind die V. subclavia, axillaris, brachialis sowie brachiocephalica.

Am seltensten ist das **aTOS,** welches auch als „Thoracic-Outlet-Syndrom" bezeichnet wird. Aufgrund seines klinischen Erscheinungsbildes wird es auch in folgende fünf Stadien eingeteilt (Huang et al. 2021):

1. akute Thrombose
2. chronische Thrombose
3. chronische Stenosierung
4. Ausbildung eines Aneurysmas
5. periphere Embolisation

Der isolierte Befall einzelner Strukturen gilt allerdings als Ausnahme, am häufigsten treten Mischformen auf.

2.1.6 Symptome und Untersuchungsbefunde

- nTOS
  - Sensibilitätsausfälle
  - Hypotrophie der Fingermuskulatur
- vTOS
  - Schwellung
  - postthrombotisches Syndrom
  - Kollateralvenen
  - Knoten in der Achselhöhle
- aTOS
  - Schwäche
  - Kältegefühl
  - rasche Ermüdbarkeit
  - Schmerzen beim Überkopfarbeiten
  - Raynaud-Syndrom
  - akute Ischämie

- **Provokationstests**
  - Adson-Test (Skalenuslücke)
  - „Militärstand" (costoclaviculär)
  - AEAR = **A**bduktion-**E**levation-**A**ußen**R**otation („Pectoralis-minor-Enge")
  - Hyperabduktionstest nach Wright
  - Lasegue-Test des Arms
  - Roos-Manöver

Die Untersuchung des **nTOS** erfolgt initial zunächst klinisch. Die Kompression des Plexus brachialis betrifft am häufigsten den unteren Plexusanteil (Truncus inferior, C8+Th1), was sich klinisch in **Sensibilitätsausfällen** im ulnaren Anteil des Unterarms und der Hand äußert. Zudem kann eine **Schwäche** und **Hypotrophie** der Fingermuskulatur, bevorzugt im Thenarbereich, auffallen.

Beim **vTOS** ist die **Schwellung** der Extremität vordergründig, insbesondere auch eine livide Verfärbung oder die wechselnde Umfangsvermehrung. Im Falle einer frischen Thrombose, häufiger noch nach stattgehabter Thrombose, kann sich auch am Arm ein **postthrombotisches** Syndrom entwickeln. Hierbei werden verstärkt **Kollateralvenen** sichtbar, vor allem im präpectoralen Bereich. Seltener berichten Patienten über einen **Knoten in der Achselhöhle,** welcher einer Thrombose der V. axillaris oder Thrombophlebitis der V. cephalica bzw. basilica entsprechen kann.

Beim **aTOS** besteht die klinische Beschwerdesymptomatik aus **arteriellen Kompressionserscheinungen,** welche sich durch ein **Schwäche-** sowie **Kältegefühl** der Hand, rasche **Ermüdbarkeit** sowie **Schmerzen** bei Überkopfarbeiten äußern können. Zudem kommt es zu einer **Abschwächung** oder einem Verschwinden des Radialis- bzw. Brachialispulses in Provokationsstellung des Armes. Aber auch Ruheschmerzen in der Hand sowie blasse oder livide verfärbte Finger können Zeichen einer arteriellen Kompression sein und aufgrund der ähnlichen Symptomatik mit einem **Raynaud-Syndrom** verwechselt werden.

Auch und insbesondere wenn der akute arterielle Verschluss eine extrem seltene Komplikation des **aTOS** ist, sollte bei Sportlern an diese Differenzialdiagnose gedacht werden. Die **akute Ischämie** der oberen Extremität bei jungen Athleten ohne kardiovaskuläres Risikoprofil ist in mehr als 70 % auf ein TOS zurückzuführen. Insbesondere auch bei rezidivierenden Embolisationen sowie mehrmaligen, frustran verlaufenden Embolektomien im Armbereich sollte differenzialdiagnostisch an ein aTOS gedacht werden. Hier kann eine Amputation einzelner Finger durchaus notwendig und indiziert sein, eine Ablatio major ist allerdings auch bei der akuten Ischämie eine absolute Seltenheit (Smith und Valentine 1899).

Provokationstests sind sehr wichtig, um ein aTOS frühzeitig diagnostizieren und Komplikationen verhindern zu können. Bewährt hat sich hier vor allem das **klassische Adson-Manöver** (Abb. 2.4). Dieses beinhaltet:

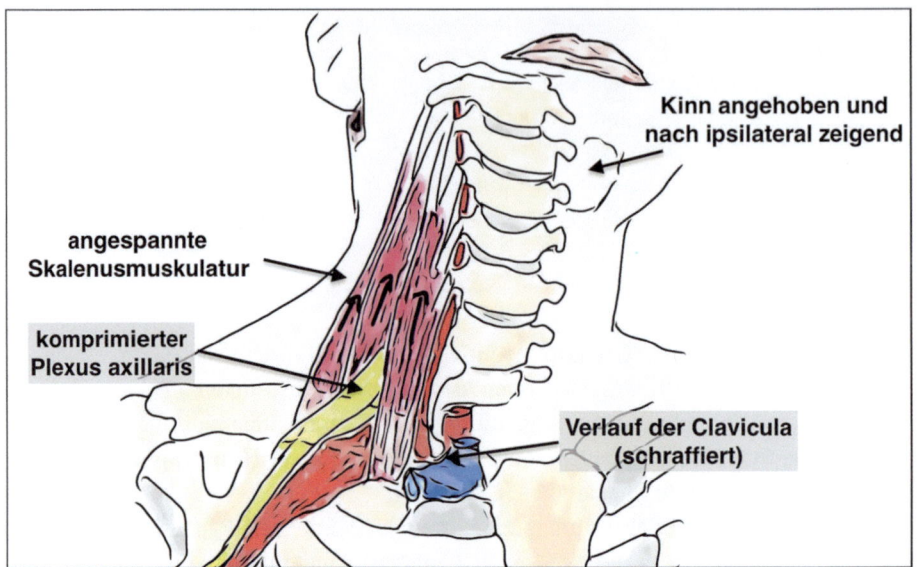

Abb. 2.4 Schematische Darstellung des Adson-Manövers

- Anheben des Kinns (Dehnung der Skalenusmuskulatur)
- Wenden des Kopfes zur betroffenen Seite (Anspannung der Skalenusmuskulatur)
- tiefe Inspiration (Anspannung der Skalenusmuskulatur)

Im Falle einer arteriellen Kompression kommt es hierbei zu einem Pulsdefizit am Handgelenk.

Allgemein kann eine isolierte oder kombinierte Kompression an den drei Prädilektionsstellen provoziert werden:

I. „Skalenuslücke"
- Adson-Test
  - Inspiration
  - Anheben des Kinns
  - Kopfwendung nach ipsilateral
II. „Costoclaviculäre Enge"
- „Militärstand"
  - Aufrechtstehen
  - Kopf gerade
  - Kinn nach oben
  - Schulterblätter zurück

Abb. 2.5 Schematische Darstellung der neurovaskulären Kompression bei Armelevation und Anspannung der Pectoralis-minor-Muskulatur

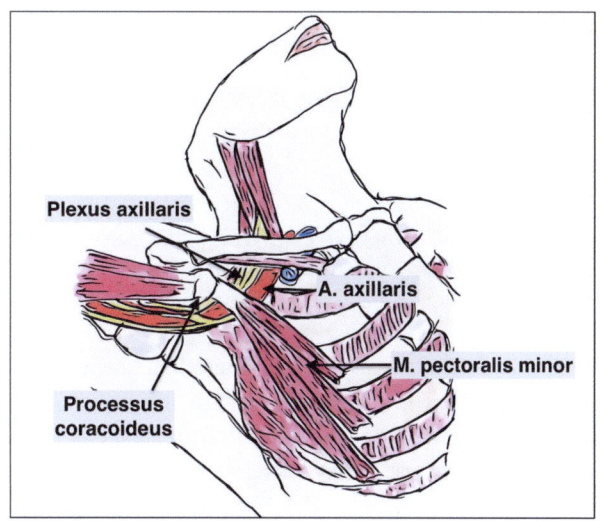

III. „Pectoralis-minor-Enge"
- AEAR (Abduktion-Elevation-AußenRotation), auch AER-Test genannt (Abb. 2.5)
  - führt zu einer Provokation der Enge costoclaviculär und unter M. pectoralis minor
  - modifizierter Adson-Test: Adson-Manöver (Kinn heben, Kopf nach ipsilateral und Inspiration)+AER: Symptome treten innerhalb von <60 s auf

Weitere **Provokationstests** des TOS allgemein sind:

- **Hyperabduktionstest nach Wright:** Hierbei kommt es zu einem Pulsverlust am Handgelenk bei 180° abduziertem (eleviertem) und außenrotiertem Arm.
- **Lasegue-Test des Arms:** Prinzip ist eine Schmerzprovokation bei abduziertem Arm und gleichzeitiger Neigung des Kopfes zur kontralateralen Seite.
- **Roos-Manöver:** Hierbei werden die Schultern nach hinten gezogen, die Ellenbogen auf Schulterhöhe angehoben und repetitive Faustschlüsse durchgeführt. Ein TOS manifestiert sich typischerweise durch ein Kribbelgefühl in den Händen.

Klinische Tests und schmerzprovozierende bzw. auslösende Bewegungen sind zwar erste Hinweise auf ein TOS, aber nicht beweisend. Weitere Untersuchungsverfahren inclusive nichtinvasiver bzw. invasiver Bildgebung sind im Anschluss meistens notwendig und indiziert.

2.1.7 Diagnostik

- Sonographie
- Röntgen
- MR Weichteile
- elektrophysiologische Untersuchung
- MRA in Provokationsstellung

Eine Diagnosesicherung ist bei arteriellen sowie venösen Thrombosen im Bereich der Achselhöhle mit hoher Sensitivität (richtig positiv) und Spezifität (richtig negativ) mittels **Sonographie** möglich. Hiermit kann auch eine Kompression der vaskulären Strukturen in Provokationsstellung nachgewiesen werden.

Die nächste diagnostische Maßnahme stellt die konventionelle **Röntgenaufnahme** dar. Hierbei können eine Halsrippe bei Verengung der Skalenuslücke, Kallusbildungen nach Claviculafraktur bei der costoclaviculären Kompression sowie Ossifikationen im Ansatzbereich des M. pectoralis minor am Prozesses coracoideus dargestellt werden. Oft zeigen sich hier allerdings keine Auffälligkeiten; die Darstellung von Halsrippen, einer prominenten ersten Rippe oder Ossifikationen/Pseudarthrosen fehlverheilter Claviculafrakturen ist selten. Häufiger sind eine trainingsbedingte Hypertrophie des M. scalenus anterior (Gewichtheber) und M. pectoralis minor (Schwimmer), beide aber röntgenlogisch nicht darstellbar.

Wenn dennoch der Verdacht auf ein TOS vorliegt, empfiehlt sich als nächstes die Durchführung einer **MR-Untersuchung** der oberen Thoraxapertur. Da das nervale Kompressionssyndrom die häufigste Manifestationsform darstellt, sollte zusätzlich standardmäßig auch eine **elektrophysiologische Untersuchung** durchgeführt werden. Hiermit können nervale Funktionsstörungen am zuverlässigsten nachgewiesen werden, mittels Bildgebung gelingt dies weniger gut. Dies liegt an der im Gegensatz zur Darstellung vaskulärer Strukturen schwierigeren Kontrastierungsmöglichkeiten nervaler Gewebeanteile.

Durch eine **MR-Angiographie** in Provokationsstellung, meist durch Elevation und Außenrotation des Armes, kann zudem auch noch eine Beurteilung der arteriellen Strukturen erfolgen.

2.1.8 Therapie

- **Konservativ**
  - physikalisch
  - ergotherapeutisch

- medikamentös
- Infiltration mit L.A. (Hydrodissektion)
- **Interventionell**
  - Aspiration
  - Lyse
- **Operativ**
  - Dekompression
  - Thrombektomie
  - arterielle/venöse Rekonstruktion

Es gibt keine randomisierten Studien zur Therapie des TOS. Folglich müssen Indikationen und Auswahl des Therapieverfahrens individuell, je nach subjektiver Beschwerdesymptomatik sowie in Abhängigkeit vom Patientenwunsch sorgfältig abgewogen und indiziert werden. Im Vordergrund steht die Reduktion der Schmerzsymptomatik.

Zur Auswahl stehen

- konservative
- interventionelle sowie
- operative Verfahren.

2.1.8.1 Konservativ

Konservative Maßnahmen zielen auf eine Schmerzreduktion und sind insbesondere bei dem am häufigsten anzutreffenden nTOS indiziert. Aber auch begleitend bei dem vaskulären TOS sind konservative Maßnahmen sinnvoll und, wann immer möglich, anzuwenden. Es handelt sich hierbei um eine Kombination aus **physikalischen** und **ergotherapeutischen** Maßnahmen sowie einer **medikamentösen** Therapie.

Zu den **physikalischen** Maßnahmen gehören

- Wärmeanwendungen
- Fango-Behandlungen
- Wasser-Therapie

Zu den **ergotherapeutischen** Maßnahmen gehören

- Physiotherapie
- Massagen
- Haltetraining
- Kräftigung und Dehnung der Schultermuskulatur
- Vermeiden von Überkopfarbeiten

Zur **medikamentösen** Therapie gehören

- Gabe von Schmerzmitteln, insbesondere
  - Gabe von Heparin oder Antikoagulantien bei einer Thrombose der Vena subclavia oder axillaris.
  - Nichtsteroidale entzündungshemmende Antiphlogistika und
  - niedrig dosierte trizyklische Antidepressiva werden empfohlen. Letztere sind aus zwei Gründen als positiv zu bewerten:
    1. Sie erleichtern das Überwinden depressiver Verstimmungen, die aufgrund des chronischen Verlaufes sowie der für den Patienten oft langen Leidensgeschichte bei schwieriger Diagnosestellung (oft jahrelange Unklarheit über Genese des Beschwerden) regelhaft auftreten.
    2. Sie führen gezielt zu einer Reduktion neurogener Schmerzen, insbesondere der beim neurogenen TOS typischerweise auftretenden Dysästhesien.

Zu erwähnen ist auch die minimalinvasive **Hydrodissektion** des infraclaviculären (costoclaviculären) Areals, z. B. bei Ossifikationen nach konservativer oder auch operativer Behandlung von Claviculafrakturen mit resultierender Einengung des infraclaviculären Raumes. Bei der **Hydrodissektion** handelt es sich um die Infiltration mit Lokalanästhetika, welche sehr schonend und unter ambulanten Bedingungen durchgeführt werden kann. Dieses Vorgehen weist zufriedenstellende Kurzzeitergebnisse auf, erwartungsgemäß ist sein Effekt aber nur von kurzer Dauer (Ver Hoef und Clearfield 2022).

2.1.8.2 Interventionell

Die interventionelle Therapie beinhaltet eine kathetergesteuerte **Aspiration** oder **Lyse** von frischen thrombotischen Verschlüssen, insbesondere im venösen Gefäßsystem. Hier hat die interventionelle Therapie nach wie vor eine Bedeutung, da die Lysetherapie einer Venenthrombose der operativen **Thrombektomie** heutzutage eindeutig und weit verbreitet vorgezogen wird. Begründen lässt sich dies durch die deutlich verminderte Komplikationsrate, insbesondere im Hinblick auf schwerwiegende Zwischenfälle.

Eine weitere Anwendung ist die **Lysetherapie** arterieller Embolisationen, insbesondere bei Vorliegen von Aneurysmata der A. subclavia mit Parietalthromben. Nach erfolgreicher Lysetherapie der Peripherie sollten allerdings baldmöglichst, in aller Regel unter elektiven Bedingungen, die operative Ausschaltung des Aneurysma und die arterielle Rekonstruktion erfolgen (Keskin et al. 2020).

2.1.8.3 Operativ

Bei der operativen Behandlung geht es primär um die **Dekompression** der betroffenen Strukturen. Da sich die bereits oben erwähnten Prädilektionsstellen auf drei Ebenen befinden, nämlich

1. im Bereich der **Skalenuslücke** (zwischen M. scalenus anterior und medius),
2. auf Höhe der oberen Thoraxapertur bzw. **unterhalb der Clavicula** (costoclaviculär) und
3. auf Höhe des Processus coracoideus bzw. **unter dem M. pectoralis minor,**

kommen dort entsprechende Resektionen zum Tragen.

Eine Resektion der Skalenusmuskulatur gehört nicht zum üblichen OP-Verfahren. Hierbei wäre das Risiko von Begleitverletzungen sehr groß (z. B. Läsion des N. accessorius, der auf dem M. scalenus anterior verläuft, oder des Ductus thoracicus). Allerdings kann das **Ablösen des Muskels** von der ersten Rippe erfolgen und hierbei zu einer erfolgreichen Dekompression beitragen. Eine funktionelle Beeinträchtigung wird selten beobachtet. Zudem führen Halsrippen in aller Regel zu einer Kompression im Bereich des Skalenusdreiecks. Das Vorgehen der Wahl bei **Halsrippen** ist deren Resektion, was von supraclaviculär oder auch transaxillär erfolgen kann.

Eine **Resektion der ersten Rippe** gehört ebenfalls zu den operativen Therapieoptionen beim TOS, insbesondere bei Kompressionen costoclaviculär. Über den transaxillären Zugang lässt sich die 1. Rippe komplett entfernen, zudem ist simultan eine **arterielle Rekonstruktion** oder **venöse Thrombektomie** mit guter Übersicht möglich.

2.1.9 Prognose

- Gut
- Selten ernsthafte Komplikationen
  - akute Ischämie
  - Apoplex cerebri
  - Dissektion
- Gefährdung der Extremität äußerst selten
  - sehr gute Offenheitsraten arterieller Rekonstruktionen

Die **Prognose** des TOS ist prinzipiell **gut.** Eine extremitäten- oder gar lebensbedrohliche Situation entsteht praktisch nie. Dennoch kommt es nicht selten zu einem chronischen Verlauf, insbesondere bei dem **nTOS.** Dies ist für die betroffenen Patienten und ihre Angehörige regelhaft sehr belastend. Viele fühlen sich hilflos und nicht ernst genommen, da die Beschwerden typischerweise auch unspezifisch und undulierend sind.

Aber auch nach operativen Eingriffen und erfolgreicher Dekompression sind weiterhin bestehende oder rezidivierend auftretende neuropathische Beschwerden keine Seltenheit.

Nach einem Follow-up nach 6 Monaten ist der Großteil (ca. 90 %) der operativ behandelten Patienten mit einem TOS beschwerdefrei, wohingegen nach 24 Monaten 30–60 % über (zumindest passager) wiederkehrende Beschwerden berichten.

Das aTOS führt nur in Ausnahmefällen zu einer **akuten Ischämie.** Eine Bedrohung der Extremität besteht daher in aller Regel nicht. Allerdings kann es bei **zerebraler Mitbeteiligung** durchaus schwerwiegende Folgen haben. Insbesondere im Falle einer Beteiligung der rechten A. subclavia bis zum Abgang kann die zusätzliche Ausbildung einer **Dissektion** oder eines Aneurysmas zum **Schlaganfall** führen. Dies lässt sich durch den gemeinsamen Abgang der A. carotis communis und der A. subclavia rechts aus dem Truncus brachiocephalicus erklären (Lee und Hines 2007).

Arterielle Rekonstruktionen beim aTOS, vornehmlich der A. subclavia, sind äußerst selten notwendig. Stenosen oder Aneurysmata stellen in dieser Lokalisation und insbesondere kompressionsbedingt eine absolute Rarität dar. Die Offenheitsraten von nahezu 100 % sind hervorragend, die Komplikationsrate ist mit unter 5 % sehr gering. Plexusläsionen sind in der Mehrzahl passager und konservativ gut behandelbar. Pleuraläsionen und das Auftreten eines Pneumothorax sind ebenfalls in der Mehrzahl der Fälle durch die Einlage einer Thoraxdrainage erfolgreich therapierbar. Extremitäten- oder lebensbedrohliche Komplikationen treten so gut wie nie auf (Davidovic et al. 2003).

2.2 Quadrilaterales Space-Syndrom (QSS)

2.2.1 Definition

- Kompression von A. circumflexa humeri posterior und N. axillaris
- In viereckiger Lücke zwischen M. teres major, minor, triceps humeri (lange Sehne) und Humerusschaft

Beim QSS handelt es sich um eine Kompression des N. axillaris sowie der A. circumflexa humeri posterior (ACHP) (Ast der A. axillaris) im Bereich der Schulter in einer viereckigen anatomischen Knochen-/Muskellücke (Abb. 2.6) zwischen

- kranial: M. teres minor,
- kaudal: M. teres major,
- medial: M. triceps brachii (lange Sehne) und
- lateral: Humerusschaft.

2.2 Quadrilaterales Space-Syndrom (QSS)

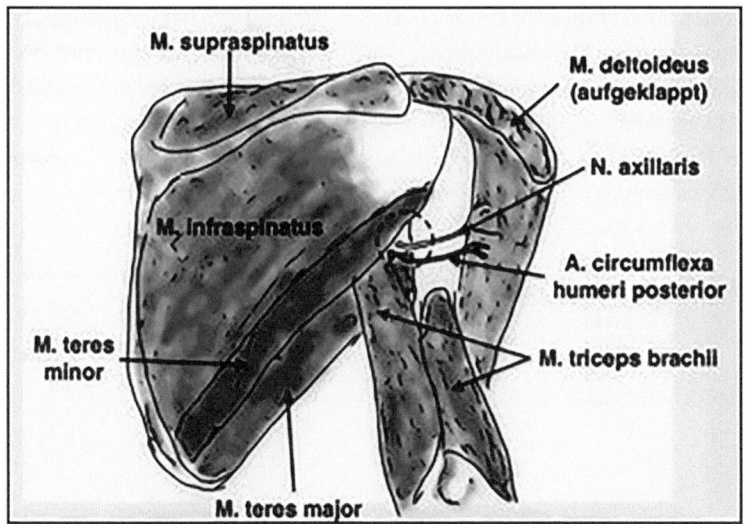

Abb. 2.6 Schematische Darstellung der Muskel-/Knochenlücke (kreismarkiert) beim QSS

2.2.2 Epidemiologie

- Äußerst selten
- Ca. 85 Fallberichte in der Weltliteratur

Die Erstbeschreibung erfolgte durch Cahill und Palmer im Jahr 1983 (Cahill und Palmer 1983). Das QSS ist ein sehr seltenes Krankheitsbild, von dem bisher nur **ca. 85 Fälle** in der Weltliteratur beschrieben wurden (Charmode et al. 2023). Man geht allerdings von einer nicht unerheblichen Dunkelziffer aus. Insbesondere arterielle Kompressionserscheinungen sind oft durch eine unspezifische Beschwerdesymptomatik gekennzeichnet, was die Diagnose erschwert. Nervale Kompressionen werden meist einfacher und zeitnah erkannt, tendenziell sogar eher überdiagnostiziert.

2.2.3 Risikogruppen

- Junge Männer (20.–35. Lebensjahr)
- Risikosportarten
  - Ballsportarten: Volley-, Basket-, Baseball

Am häufigsten sind **junge Männer** zwischen 20 und 35 Jahren betroffen, die aktiv **Volley-, Basket- oder Baseball** spielen. Auch **Schwimmer, Reckturner** und **Klettersportler** gehören zur Risikogruppe. Allgemein sind Sportarten, bei denen es zu einer besonderen Beanspruchung des Schultergelenks durch Elevation, Rotation und Abduktion kommt, als Risikofaktoren zu nennen. Berufsgruppen, bei denen das „Überkopfarbeiten" im Vordergrund steht, gehören ebenfalls zu den Risikofaktoren.

2.2.4 Ätiologie und Pathomechanismus

- Muskelhypertrophie
- Schultertraumata
  - Fehlverheilung
  - Kallusbildungen
- Chronisch degenerative Veränderungen

Einengungen des viereckigen Raumes, der durch Muskelzüge und den Humerus begrenzt wird, entstehen durch eine **Muskelhypertrophie,** fibrotische und stringierende Bänder. Stattgehabte **Schultertraumata** (Luxationen, Subluxationen) können ebenfalls ursächlich gewesen sein, wenn es durch eine **Fehlverheilung,** Bildung von **Kallus** oder **Pseudarthrosen** nach Humerusfraktur zur Verengung des viereckigen Raumes kommt und eine entsprechende Kompressionssymptomatik resultiert. Oft ist dem Patienten allerdings ein vorheriges Trauma nicht bewusst erinnerlich, weshalb explizit danach gefragt werden sollte. Allerdings sind auch **chronische** sowie **degenerative Ursachen** differenzialdiagnostisch zu berücksichtigen (Flynn et al. 2018).

2.2.5 Einteilung und Klassifikation

- Neurogen/vaskulär
- Akut/chronisch
- Angeboren/erworben

Aufgrund der Seltenheit des Krankheitsbildes gibt es keine gängige oder verbreitete Einteilung bzw. Klassifikation. Die Einteilung kann anhand unterschiedlicher Charakteristika erfolgen, wobei im klinischen Alltag Grundlage für Klassifikationen meistens die Art der komprimierten Struktur ist. Aber auch der Entstehungsmechanismus sowie die

Ätiologie sind wichtig und werden nicht selten als Grundlage für eine Einteilung verwendet. Gebräuchliche und nützliche Einteilungen wären z. B.:

- nach der betroffenen Struktur in neurogen oder vaskulär (arteriell/venös),
- nach dem zeitlichen Entstehungsmechanismus in akut oder chronisch sowie
- nach der Ätiologie in angeboren oder erworben.

2.2.6 Symptome und Untersuchungsbefunde

- Schmerzauslösung in **Provokationsstellung:** ABER = **Ab**duktion-**E**levation-**A**ußen**r**otation
  - Schwächegefühl
  - Schulterschmerz
  - Parästhesien Schulter/Arm/Hand
  - livide Verfärbungen Hand/Finger

Um die Symptome auszulösen, kann der Patient in die **Provokationsstellung** (**ABER** = **Ab**duktion-**E**levation-**A**ußen**r**otation) gebracht werden. Typische Symptome sind ein unspezifisches **Schwächegefühl,** lokalisierte sowie ausstrahlende **Schmerzen** im hinteren Schulterbereich und **Parästhesien** am lateralen Arm, die insbesondere bei nervaler Kompression beobachtet werden. **Taubheits-** und **Kältegefühle** sind eher selten und auf eine arterielle Beteiligung zurückzuführen. In den äußerst seltenen Fällen, in denen es zu einem thrombotischen Verschluss der ACHP gekommen ist, wurden typischerweise ein Kältegefühl in den Fingern mit livider Verfärbung beschrieben (Brown et al. 2015).

2.2.7 Diagnostik

- Anamnese
- Sonographie
- Nervenfunktionsprüfung
- Röntgen
- MRT
- DSA

Vordergründig ist eine sorgfältige **Anamneseerhebung.** Hier schildern die betroffenen Patienten typischerweise Schulter- und dorsale Oberarmschmerzen, die bis in die Hand ausstrahlen. Die Symptome sind allerdings in aller Regel so unspezifisch, dass eine Vielzahl an Differenzialdiagnosen infrage kommt und weiter abgeklärt werden sollte.

Mit der **Sonographie,** insbesondere im Duplexmodus, können Stenosen sowie Aneurysmata der ACHP dargestellt werden (Hangge et al. 2018). Dies ist allerdings extrem selten, viel häufiger kommt es zu einer Affektion des Nerven. Eine morphologische Darstellung von Nervengewebe ist in aller Regel nicht möglich. Bei Verdacht auf eine nervale Kompression bzw. Läsion werden daher Nervenfunktionsprüfung durchgeführt. Im Falle von Auffälligkeiten, meist veränderte **Nervenleitgeschwindigkeiten,** kann zumindest die Verdachtsdiagnose eines QSS gestellt werden.

Röntgenologisch ist es möglich, Ossifikationen im Bereich der Scapula sowie des proximalen Humerus zu diagnostizieren.

Eine **Magnetresonanztomographie (MRT)** wird empfohlen, um **Weichteilveränderungen** sowie ggf. ein **Denervationsödem** zu visualisieren. Ein unauffälliger Befund im MRT schließt ein QSS allerdings nicht aus. Typische Befunde können auch noch eine **Hypo-** bzw. **Atrophie** des **M. teres minor oder major** sein.

Eine **konventionelle Angiographie in Subtraktionstechnik** (Digitale Subtraktionsangiographie, DSA) ist seit breiter Verfügbarkeit der Schnittbildgebung nur noch selten indiziert. Allerdings ermöglicht sie eine hervorragende Darstellung der arteriellen Strukturen sowie peripherer Embolisationen. Die Darstellung von Aneurysmata ist mit der DSA allerdings nur möglich, wenn keine Parietalthromben vorliegen.

2.2.8 Therapie

- **Konservativ**
  - Krankengymnastik
  - Massagen
  - physikalische Therapie
  - Schmerztherapie
  - Infiltration mit L.A.
- **Interventionell**
  - Lysetherapie arteriell/venös
  - Coil-Embolisation von Aneurysmata
- **Operativ**
  - Dekompression
  - Gefäßrekonstruktion

2.2.8.1 Konservativ

Zur konservativen Therapie des QSS gehören die **Krankengymnastik** mit Dehnübungen und gezielter Muskelkräftigung, **Massagen,** die **physikalische Therapie** mittels Kälte- und Wärmeanwendungen sowie die **medikamentöse** Anwendung von Muskelrelaxanzien und Schmerzmitteln. Teilweise werden auch nichtsteroidale Antiphlogistika sowie Glukokortikoide empfohlen. Zudem kann durch eine perineurale ultraschallkontrollierte **Injektion von Lokalanästhetika** sowie **Steroiden** in vielen Fällen eine Symptomlinderung (zumindest vorübergehend) erzielt werden. Ein konservativer Therapieversuch sollte unbedingt initial unternommen werden und, wenn möglich und tolerabel, für mindestens 6 Monate konsequent fortgesetzt werden (Hangge et al. 2018).

Wenn konservative Maßnahmen ohne Erfolg bleiben, kann eine **invasive** Therapie notwendig werden. Hierzu gehören sowohl **interventionelle** als auch **operative** Maßnahmen. Bei arteriellen und venösen Symptomen sollten vor operativen Maßnahmen unbedingt andere **Differenzialdiagnosen** (TOS, Paget-von-Schroetter-Syndrom) ausgeschlossen werden.

2.2.8.2 Interventionell

Zu den interventionellen Verfahren gehören die **Coil-Embolisation** von Aneurysmata sowie die **intraarterielle Lysetherapie.** Die berichteten Ergebnisse hierüber sind zufriedenstellend, stammen aufgrund der Seltenheit dieses Erkrankungsbildes aber aus einigen wenigen Zentren (Reekers und Koedam 1998).

2.2.8.3 Operativ

Bei den operativen Verfahren steht die Dekompression im Vordergrund. Insbesondere bei nervalen Kompressionserscheinungen liefert diese oft erfolgsversprechende Ergebnisse. Bei der **operativen Dekompression** ist es wichtig, alle potenziell stringierenden Muskel- und Sehnenzügel sowie fibröse Bandstrukturen zu durchtrennen. Eine exakte Darstellung des **N. axillaris** sowie der **ACHP** sind essenziell. Dies gelingt am besten in Außenrotations- und Abduktionsstellung des Armes.

Eine **operative Rekonstruktion** der ACHP kann in Ausnahmefällen notwendig werden, z. B. wenn ein kurzstreckiger Verschluss oder ein thrombosiertes Aneurysma vorliegen. Aufgrund des dünnen Kalibers der Arterie sind Rekonstruktionen allerdings mit einem **hohen Frühverschlussrisiko** assoziiert. Wenn sich daher intraoperativ nach Arteriotomie ein sehr guter Rückstrom zeigt, kann die **einfache Ligatur** erwogen werden. Hierdurch können die OP-Zeit sowie das Komplikationsrisiko reduziert werden.

Postoperativ sollte der Arm für kurze Zeit in einer Schlinge fixiert werden, wobei dies allenfalls für wenige Tage sinnvoll ist. Besser ist die frühzeitige Aufnahme einer krankengymnastischen Behandlung mit passiven und aktiven Bewegungsübungen. Hierdurch können Verwachsungen im OP-Gebiet verhindert werden, und die Athleten können frühzeitig wieder mit dem Training beginnen.

2.2.9 Prognose

- Gut
- Aber selten spontane Rückbildung
- Frühzeitige Dekompression kann Folgeschäden verhindern
- Mehrzahl der Patienten kann sportliche Karriere fortsetzen

Mit einer **spontanen Rückbildung** der Symptomatik ist in Fällen einer arteriellen Mitbeteiligung sehr selten zu rechnen. Im Idealfall sollte eine **rechtzeitige Dekompression** vor Auftreten von arteriellen oder nervalen Schädigungen erfolgen. Nach der operativen Dekompression, mit oder ohne arterielle Rekonstruktion, können die meisten Athleten ihre sportliche und insbesondere professionelle Karriere wieder aufnehmen.

2.3 Hypothenar-Hammer-Syndrom

2.3.1 Definition

- Kompressionsbedingte Schädigung der A. ulnaris durch Nutzung des Hypothenars als Hammer
- Erstbeschreibung durch Rosen (1934)
- Namensgebung durch Bonn (1970)

Beim Hypothenar-Hammer-Syndrom (HHS) handelt es sich um eine kompressionsbedingte Schädigung der A. ulnaris bzw. des ulnaren Anteils des Hohlhandbogens durch Nutzung des Hypothenars als Hammer. Die Erstbeschreibung erfolgte 1934 durch von Rosen, als er bei einem Fabrikarbeiter eine Thrombosierung der A. ulnaris diagnostizierte und ursächlich hierfür eine repetitive traumatische Kompression vermutete. Erst mehr als 30 Jahre später wurde dann im Jahre 1970 durch Conn der Begriff des HHS eingeführt (Conn et al. 1970).

2.3.2 Epidemiologie

- <0,1 % in Normalbevölkerung
- Ca. 1–2 % ursächlich bei digitaler Ischämie
- Bis zu 20 % bei exponierten Berufs- und Sportgruppen

2.3 Hypothenar-Hammer-Syndrom

Aufgrund der Seltenheit des Erkrankungsbildes gibt es keine genauen Daten über die Prävalenz und Inzidenz in der Normalbevölkerung. In einer Kohortenstudie, in welche 1300 Patienten mit mutmaßlicher digitaler Ischämie eingeschlossen wurden, zeigte sich eine Inzidenz des HHS von 1,6 % (Ferris et al. 2000).

Bei exponierten Sport- und Berufsgruppen wie Schlossern, Drehern, Volley- oder Baseballspielern geht man von einer Prävalenz von bis zu 20 % aus (Little und Ferguson 1972).

2.3.3 Risikogruppen

- Beruf
  - Schlosser
  - Dreher
  - Straßenbau („Rüttler")
- Sport
  - Volleyball
  - Baseball
  - Mountainbike
  - Motocross
  - Kampfsport (Karate, Judo, Taekwondo)

Neben den bereits genannten gefährdeten **Berufsgruppen** gehören bestimmte Sportarten zu den potenziellen Risikofaktoren eines HHS. Am häufigsten in der Literatur sind **Baseballspieler** betroffen (Heitmann et al. 2002). Aber auch andere Ballsportarten wie **Volley-, Basket-, Hand-** und **Fußball** (Torwartspieler) sind in diesem Zusammenhang zu nennen (Ferris et al. 2000; Ablett und Hackett 2008). Des Weiteren gibt es Berichte über betroffene Radfahrer, allerdings weniger Rennrad-, sondern vielmehr **Mountainbike-Fahrer** (Applegate und Spiegel 1995). Dies ist begründet durch die typische Lenkerhaltung beim Mountainbike-Fahren, zudem durch die mechanische Belastung beim Fahren über unbefestigte Wege. Daher gehören des Weiteren auch **Motocross-Fahrer** zu den Risikogruppen (Menon et al. 1997). Beim **Kampfsport** gehören vor allem Karate, Judo und Taekwondo zu gefährdeten Sportarten (Müller et al. 1996).

2.3.4 Ätiologie und Pathomechanismus

- Kompression der Arterie
- Fixierung im Canalis ulnaris (Guyon'scher Kanal), dadurch Anfälligkeit für Kompression

Die A. ulnaris und insbesondere der Ramus palmaris superficialis, der den oberflächlichen Hohlhandbogen speist, sind in ihrem Verlauf im Canalis ulnaris (Guyon'scher Kanal) auf eine Länge von 1–2 cm relativ stark im Bindegewebe fixiert und daher anfällig für repetitive Kompression (Seldén et al. 2016). Der Guyon'sche Kanal ist begrenzt durch (Abb. 2.7):

- palmar: Ligamentum carpi palmare (Verdickung der Unterarmfaszie im Bereich des Handgelenks)
- dorsal: Retinaculum flexorum
- ulnar: Os pisiforme
- radial: Hamulus ossis hamati

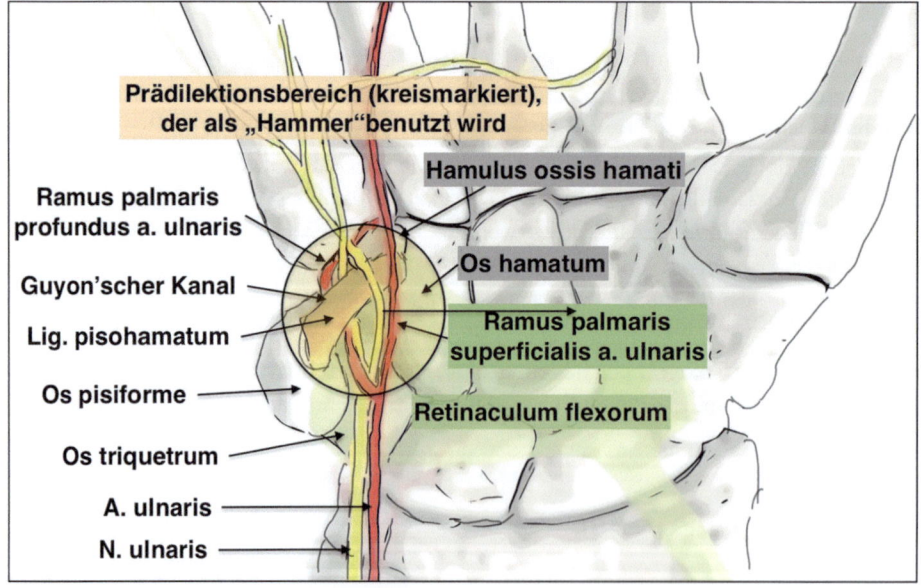

Abb. 2.7 HHS-Schematische Darstellung der Anatomie des Handgelenks und Prädilektionsstelle des Hypothenar-Hammer-Syndroms

2.3 Hypothenar-Hammer-Syndrom

Durch die repetitive Kompression können folgende Veränderungen an der Arterie entstehen (Carter et al. 2012; Heitmann et al. 2002; Pineda et al. 1985):

- Wandverdickung und herabgesetzte Elastizität
- intraarterielle Thrombusbildung
- Embolisation in die Interdigitalarterien
- reaktiver Vasospasmus

2.3.5 Einteilung und Klassifikation

- **Nach zeitlichem Verlauf**
    - akut
    - chronisch
- **Nach Begleiterkrankungen**
    - mit/ohne Arteriosklerose
    - mit/ohne rheumatoide Grunderkrankung (Raynaud-Syndrom)
- **Nach Komplikationen**
    - Ischämie
    - Thrombosierung
    - Embolie
    - Aneurysma

Aufgrund der Seltenheit der Erkrankung gibt es keine klassische Einteilung, dennoch kann aufgrund der klinischen Symptomatik eine Einteilung in **akut** und **chronisch** vorgenommen werden.

Prinzipiell handelt es sich um eine Unterform der peripheren arteriellen Verschlusskrankheit, die nicht durch die **Arteriosklerose** verursacht ist. Es handelt sich um eine chronische Schädigung der Arterienwand, die allerdings lange Zeit unbemerkt bleibt bzw. nicht diagnostiziert wird. Eine **rheumatoide Grunderkrankung** ist prinzipiell möglich, dann sollte diese differenzialdiagnostisch ausgeschlossen werden. Oft wird allerdings erst beim Auftreten akuter Komplikationen (**Ischämie, Thrombosierung, Embolisationen**) oder fortgeschrittenen Wandschädigungen (**Aneurysma**) die korrekte Diagnose gestellt.

Bei entsprechender beruflicher Exposition erfolgt die Anerkennung als **Berufskrankheit**, z. B. bei Schlossern, Drehern oder Straßenbauarbeitern.

2.3.6 Symptome und Untersuchungsbefunde

- Schmerzen
- Kältegefühl
- Livide oder blasse Verfärbung der Finger 3–5
- Reduzierte Sensibilität der Finger 3–5
- Pulsierende Schwellung bei Aneurysmabildung

Typischerweise zeigen sich **Ischämiesymptome** der ulnaren Finger, meist akral im Bereich des 3.–5. Fingers (Heitmann et al. 2002). Patienten berichten häufig über ein **Kältegefühl, Gefühlsstörungen** sowie brennende **Schmerzen** der Finger. Im fortgeschrittenen Stadium können auch akrale **Ulcera** entstehen.

Weitere typische Zeichen sind **Verfärbungen** der betroffenen Finger, die je nach Stadium und Umgebungsbedingungen weißlich, blass, livide oder rötlich imponieren. Da diese Hautverfärbungen aber typischerweise einseitig im Bereich der dominanten Hand auftreten, wird dies oft auch als **asymmetrisches Raynaud-Phänomen** bezeichnet. Differenzialdiagnostisch muss an ein primäres Raynaud-Syndrom gedacht und dieses ausgeschlossen werden. Auch Sensibilitätsstörungen im Bereich der Fingerendglieder sind typisch und werden nicht selten als Karpaltunnelsyndrom fehldiagnostiziert.

Letztlich kann durch die repetitive Kompression und arterielle Wandschädigung auch ein **Aneurysma** entstehen, welches als pulsierende Schwellung tastbar ist. Dieses ist allein durch die Anamnese und körperliche Untersuchung zu diagnostizieren und wird selten übersehen.

2.3.7 Diagnostik

- Klinische Untersuchung (Allen-Test)
- Sonographie
- Fingeroszillographie
- MR- oder CT-Angiographie
- Selektive Angiographie

Hauptbestandteil der Diagnostik ist die **klinische Untersuchung,** ggf. kann zusätzlich eine Belastungsuntersuchung (Kälteexposition, Kompression Hypothenar, Allen-Test) hilfreich sein. Livide Verfärbungen einzelner Finger, insbesondere nach Provokation, sind eher selten, aber wegweisend.

Die arterielle **Sonographie** ist als weitere Untersuchung zu nennen, wobei die größeren zuführenden Arterien bis zum Handgelenk in aller Regel unauffällig zur Darstellung kommen. Die Darstellung der Gefäße an der Hand kann selbst für den erfahrenen „Sonographeur" technisch schwierig sein, die Interdigital- sowie Digitalarterien lassen sich besser und zuverlässiger mit der Doppler-Stiftsonde darstellen. Ein Aneurysma im Handgelenksbereich hingegen ist in aller Regel vielfach bereits mit bloßem Auge sicht- und gut tastbar.

Die **Fingeroszillographie** ist ein wichtiges nichtinvasives Diagnostikum, aber oft unspezifisch und nicht beweisend.

An weiteren bildgebenden Verfahren sind die **MR- und CT-Angiographie** zu nennen, wobei hiermit allerdings die peripheren kleinkalibrigen Arterien nur unzureichend darstellbar sind.

Die **selektive Angiographie** gilt als Goldstandard, hierdurch können Stenosierungen und Verschlüsse bis auf Höhe der Fingerbeeren dargestellt werden. Zudem können die typische Korkenzieherkonfiguration und periphere Embolisationen veranschaulicht werden.

2.3.8 Therapie

- **Konservativ**
  - Schutzkleidung
  - Hautschutz
  - Auslöser vermeiden
  - Schmerzmedikation, -salben
  - vasoaktive Medikation
  - Nikotinkarenz
- **Interventionell**
  - Lyse
  - Applikation von Vasodilatantien
- **Operativ**
  - Ligatur
  - Aneurysmaresektion
  - Interponat/Bypass

2.3.8.1 Konservativ

Die Therapie ist meist konservativ. Hierzu gehört insbesondere das Tragen von **Schutzkleidung,** sowohl bei beruflicher als auch bei sportlicher Exposition. Eine arbeitsmedizinische Betreuung ist bei Risikogruppen unbedingt zu empfehlen, um Folgeschäden zu vermeiden. Oft sind Schutzvorrichtungen an den Maschinen und Geräten vorgeschrieben und präventiv sehr effektiv einsetzbar. Das Gleiche gilt bei Risikosportarten, hier gehören zusätzliche Schoner, z. B. schützende Handschuhe oder Handgelenkschoner für Volleyballspieler, zum konservativen Repertoire. Auch ein entsprechender **Hautschutz** vor und nach Belastungssituationen durch spezielle rückfettende Salben, gründliche Hautpflege und Hygienemaßnahmen wird erfolgreich angewendet. Zudem wird das **Vermeiden von Auslösern** durch entsprechendes Haltungstraining empfohlen, ist aber in der Regel kaum durchführbar, selten praktikabel und weit weniger effektiv als entsprechende Schutzkleidung. Eine symptomatische Behandlung mittels **Schmerzmedikation** und Anwendung von **schmerzstillenden Salben** kann hilfreich sein, steht in seiner Bedeutung aber deutlich hinter präventiven Maßnahmen.

Um eine Vasodilatation zu erreichen bzw. eine Vasokonstriktion zu vermeiden und hierdurch letztlich die periphere arterielle Perfusion zu verbessern, werden **vasoaktive Medikamente** teilweise sehr erfolgreich eingesetzt. Hierzu gehören vor allem Calciumantagonisten und die Prostaglandin-Infusionstherapie, ein dauerhafter Erfolg ist allerdings selten zu verzeichnen.

Die strikte **Nikotinkarenz** als Empfehlung soll nicht unerwähnt bleiben, spielt bei Leistungssportlern aufgrund der Seltenheit des Nikotinabusus in dieser Risikogruppe jedoch eine untergeordnete Rolle. Bei beruflich exponierten Patienten sollte die Nikotinanamnese und ggf. notwendige Entwöhnungsprogramme allerdings unbedingt veranlasst werden. Hierdurch lässt sich eine Potenzierung der Risikofaktoren für vaskuläre Komplikationen vermeiden.

2.3.8.2 Interventionell

Die interventionelle Therapie kann bei akuten Verschlüssen angewendet werden, hier ist insbesondere die **Lysetherapie** zu nennen. Während der Intervention kann zudem auch eine lokale Applikation von **Vasodilatantien** erfolgen, um die periphere Perfusion zu verbessern. Dies ist allerdings lediglich symptomatisch und selten von dauerhaften Erfolg. Eine Applikation von Vasodilatantien während der diagnostischen Angiographie wird angewendet, um eine Vasokonstruktion, z. B. im Rahmen eines Raynaud-Syndroms, festzustellen bzw. auszuschließen.

2.3.8.3 Operativ

Die operative Therapie ist eine absolute Rarität und kann beim embolisierenden Aneurysma in Ausnahmefällen indiziert sein. Die einfache **Ligatur** und **Resektion** ohne Rekonstruktion oder die zusätzliche Anlage eines **Veneninterponat** sind mögliche Versorgungsformen (Klitscher et al. 2005). Die Resektion eines Aneurysmas ohne Gefäßrekonstruktion ist in aller Regel aufgrund der äußerst guten Kollateralisation über den Hohlhandbogen ausreichend, nur in seltenen Fällen wird eine arterielle Rekonstruktion notwendig sein. Die Offenheitsraten von diesen sehr dünnlumigen Interpositionen ist erfahrungs- und erwartungsgemäß äußerst gering.

2.3.9 Prognose

- Gut (keine Gefährdung der Extremität)
- Schwierigkeit stellt verzögerte Diagnosestellung dar

Die Prognose ist **gut,** eine Gefährdung der Extremität besteht in aller Regel nicht. Da die Diagnostik allerdings mitunter sehr schwierig ist und die Erkrankung oft übersehen bzw. fehl- oder nichtdiagnostiziert wird, besteht hier eher eine Gefährdung im Sinne der **Verschleppung** der Diagnose und Verzögerung der Therapie. Umso wichtiger sind Prävention und Kenntnis der Erkrankung.

2.4 Sportassoziierte Thrombose der V. axillaris und subclavia (Paget-von-Schroetter-Syndrom)

2.4.1 Definition

- Akute anstrengungs- und kompressionsbedingte Thrombose der V. subclavia und/oder axillaris
- Synonym: Arm-/Schultergürtelvenenthrombose

Definitionsgemäß handelt es sich beim **Paget-von-Schroetter-Syndrom** um eine akute Thrombose der Venen der oberen Extremität. Sie entsteht typischerweise nach körperlicher Belastung (anstrengendes Arbeiten oder Hochleistungssport) und wird deshalb auch als **Thrombose par effort** bezeichnet (Saleem und Baril 2023). Das Synonym **Arm- und Schultergürtelvenenthrombose** wird ebenfalls häufig verwendet.

2.4.2 Epidemiologie

- Erstbeschreibung 1855 (Paget/Schroetter)
- Inzidenz 1–2/100.000/Jahr
- Mann: Frau = 2:1
- Altersgipfel: 20–30 Jahre
- Rechts > links

Die „Thrombose par effort" wurde von dem englischen Chirurgen Sir James Paget (1855) und dem österreichischen Internisten Leopold Schroetter Ritter von Kristelli (1884) **erstbeschrieben.** Der englische Chirurg Hughes hat 1949 den Begriff „Paget-von-Schroetter-Syndrom" geprägt (Hughes 1948).

Bei der Thrombose par effort handelt es sich um eine sehr seltene Erkrankung mit einer geschätzten **Inzidenz** von ein bis zwei pro 100.000 pro Jahr. **Männer** haben ein doppelt so hohes Erkrankungsrisiko wie Frauen, der Altersgipfel liegt im **zweiten** bis **dritten Lebensjahrzehnt.** Am häufigsten sind die V. subclavia sowie axillaris betroffen, wobei hier die **rechte** Seite deutlich überwiegt. Seltener kommt es zu einer Beteiligung der V. brachiocephalica oder V. cava superior. Auch ein Befall der oberflächlichen Armvenen stellt die Ausnahme dar, bei ihrem Auftreten empfiehlt sich eine Thrombophilie-Diagnostik.

2.4.3 Risikogruppen

- Anatomische Engstellen prädestinieren
- Angeboren (Halsrippe, abnorme Muskelverläufe)
- Erworben (Muskelhypertrophie, Kallusbildung nach Frakturen)
- Athleten
  - Überkopf-Ballsportarten
    Basketball
    Baseball
    Volleyball
    Golf
  - Kampfsportler
  - Kletterer
  - Schwimmer
  - Gewichtheber
- Gerüstbauer
- Saxophonspieler

Grundsätzlich sind Menschen mit **anatomischen Engstellen** im Bereich der oberen Thoraxapertur besonders gefährdet, Schulter- bzw. Armvenenthrombosen zu entwickeln.

Diese Engstellen können angeboren oder, was häufiger ist, erworben sein und werden unter dem Oberbegriff **Thoracic-Outlet-Syndrom (TOS)** subsumiert.

Zu den seltenen **angeborenen** Ursachen zählt vor allem die **Halsrippe,** aber auch **Anomalien der Muskel- und Sehnenansätze,** insbesondere der M. scaleni, des M. subclavicularis oder des costoclaviculären Ligaments (Urschel und Patel 2008). Da die Vene vor dem M. scalenus anterior über die erste Rippe zieht, ist sie insbesondere durch

2.4 Sportassoziierte Thrombose der V. axillaris und subclavia ...

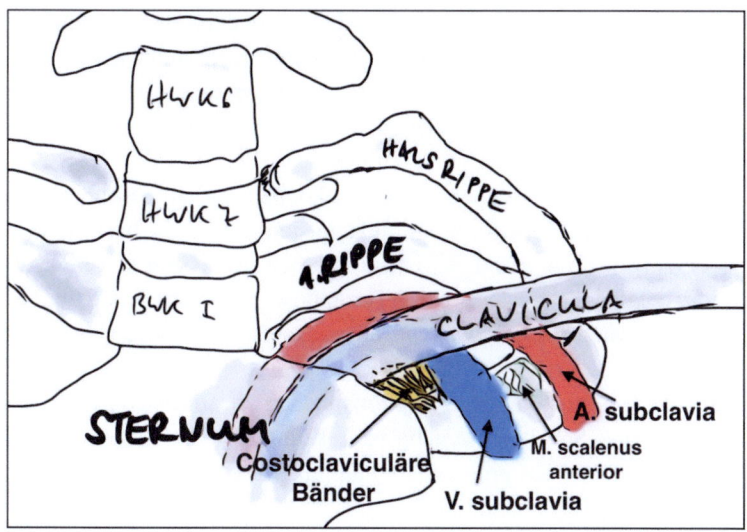

Abb. 2.8 Schematische Darstellung potentieller Engstellen im Verlauf der V. subclavia beim Paget-von-Schroetter Syndrom

Veränderungen der costoligamentären Bandstrukturen sowie Elevationsbewegungen des Armes besonders gefährdet (Abb. 2.8). Im Gegensatz zur Vene verläuft die Arterie dorsal des Ansatzes des M. scalenus anterior über die 1. Rippe und wird eher durch eine Halsrippe (von dorsal kommend) komprimiert.

Weit überwiegend handelt es sich um **erworbene** Ursachen in Form von trainingsbedingter **Muskelhypertrophie,** traumatisch bedingter **Pseudarthrose** oder überschießenden **Kallusbildungen** nach fehlverheilten Frakturen. Insbesondere Engstellen zwischen hypertrophen Skalenusmuskeln sind hier zu nennen. Auch Engstellen im subcoracoidalen Raum zwischen dem Processus coracoideus und dem Ansatz des M. pectoralis minor sind bei **Muskelhypertrophie** den trainingsbedingten erworbenen Ursachen zuzuschreiben, schmerzauslösende Bewegungen sind die Hyperabduktion des Armes. Insbesondere Athleten, welche trainingsbedingt eine ausgeprägte Muskulatur der oberen Extremität entwickeln, gehören zu den Risikopatienten.

Zu den Risikosportarten, bei denen die Thrombose par effort häufiger auftritt, gehören demnach vor allem **Überkopf-Ballsportarten** wie Basket-, Base- und Volleyball. Auch bei **Kampf-** und **Klettersportlern** sowie **Schwimmern** und **Gewichthebern** wird sie häufiger beobachtet (Saleem und Baril 2023). Des Weiteren gibt es zunehmend Berichte über Erkrankungsfälle bei Radrennfahrern. Bei dieser beinbetonten Sportart wird ätiologisch die lange Beugung des Oberkörpers in aerodynamischer Position angeschuldigt (Sancho-González et al. 2017).

Aber auch fehl- bzw. nicht verheilte **Rippenfrakturen** können ein venöses Abstromproblem verursachen und eine Thrombose provozieren. Bereits erwähnte

Risikosportarten, bei denen die obere Extremität besonders belastet wird, gehen zum einen häufiger mit Rippenfrakturen einher und führen zum anderen aufgrund der fortgesetzten bzw. teilweise zu früh eingesetzten Wiederbelastung oft zu knöchernen Fehlverheilungen und Pseudarthrosen. Daher gehören oben genannte Sportler zur Risikogruppe einer Thrombose par effort.

Auch außerhalb der sportlichen Aktivität können durch besondere Belastungssituationen Thrombosen der oberen Extremität entstehen, so z. B. **beruflich bedingt** bei **Gerüstbauern** aufgrund der ständigen Überkopfarbeit. Auch gibt es vereinzelt Berichte über Freizeitaktivitäten als Auslöser einer Thrombose par effort, z. B. beim Werfen von Raketen und Feuerwerkskörpern während eines exzessiven Silvesterfeuerwerks (Lazea und Asavoaie 2019).

Auch Berichte von betroffenen **Saxophonspielern** sind interessant, da hierbei aber weniger die Arm- und Schulterbewegung bzw. Kompression entscheidend waren, sondern eher die Atmung und das prolongierte und repetitive Valsalva-Manöver verantwortlich zu sein scheinen (Weaver et al. 2019).

2.4.4 Ätiologie und Pathomechanismus

- **Virchow'sche Trias**
  1. Gefäßinnenwand
  2. Blutflussveränderung
  3. Blutzusammensetzung
- **Kompression der Venenwand**
  - Stenosierung → Blutflussveränderung
  - Unregelmäßigkeiten Intima → **Gefäßwandveränderungen**
- **Anstrengungsbedingte Exsikkose**
  - als zusätzlicher Trigger
  - bewirkt Veränderungen der **Blutzusammensetzung**

Die **Virchow'sche Trias** beschreibt die drei Hauptrisikofaktoren einer Thrombose, nämlich Veränderungen

1. der Blutzusammensetzung,
2. der Flussgeschwindigkeit und/oder
3. der Gefäßinnenwand.

Bei traumatischen Gefäßläsionen ist die Gefäßwandveränderung der hauptsächliche bzw. einzige Risikofaktor für die Thromboseentstehung. Die Ätiologie bei der sport-

2.4 Sportassoziierte Thrombose der V. axillaris und subclavia ...

assoziierten anstrengungsbedingten Thrombose ist in aller Regel multifaktoriell, die **Kompression** steht allerdings im Vordergrund. Durch die stetige Kompression kann eine Verdickung und Fibrosierung der Venenwand mit nachfolgender Stenosierung entstehen. Hierdurch kommt es zur Veränderung des Blutflusses. Neben der Fibrosierung kann es durch die chronische repetitive Belastung auch zu Veränderungen der Gefäßinnenwand kommen. Im Sinne der **Virchow'schen Trias** liegen somit eine Gefäßwandveränderung sowie Turbulenzen des Blutflusses als Risikofaktoren für die Thromboseentstehung vor.

Neben der Kompression als Hauptursache, der normalerweise anatomischen Ursachen zugrunde liegen, wird zunehmend auch eine **Exsikkose** als weiterer Risikofaktor der anstrengungsbedingten Thrombose im Bereich der oberen Extremität vermutet. Pathophysiologisch ausschlaggebend ist hier, erneut mit Bezug auf die Virchow'sche Trias, die Veränderung der Blutzusammensetzung und resultierende **Hyperkoagulabilität.** Normalerweise genügt eine isolierte Exsikkose nicht, um eine Thrombose der Schulter-/Armvenen zu verursachen. Die Kombination aus Exsikkose und Kompression kann allerdings einen nicht unerheblichen Risikofaktor darstellen. Dies trifft insbesondere für Ausdauersportarten zu, bei denen die obere Extremität kaum belastet und für längere Zeit in gebeugter Position gehalten wird. Hier ist z. B. das Radrennfahren zu nennen. Aber auch Langstreckenschwimmer können aufgrund des gestörten Flüssigkeitshaushaltes und der extremen Belastung der obere Extremität eine Thrombose entwickeln.

2.4.5 Symptome und Untersuchungsbefunde

- Armschwellung
- Schmerzen
- Spannung
- Sichtbare Kollateralvenen („Urschel-Zeichen")
- Livide Verfärbung der Hand/Finger
- Dyspnoe (bei Lungenembolie)

Typisches und im Vordergrund stehendes Symptom einer anstrengungsbedingten Thrombose ist die ausgeprägte **Armschwellung,** welche oft teigig imponiert und durch auf Druck entstehende Dellen charakterisiert ist. Die meisten Patienten weisen mehr oder weniger stark ausgeprägte **Schmerzen** auf, nur ein geringer Bruchteil von weniger als 5 % ist schmerzarm oder gar beschwerdefrei. Das **Spannungsgefühl** ist die am häufigsten beklagte Beschwerdesymptomatik.

Des Weiteren fällt oft eine bereits äußerlich sichtbare Umfangsdifferenz auf, teilweise mit **verstärkter Venenzeichnung** im Schulterbereich und präpectoral. Diese verstärkte Darstellung von erweiterten **Kollateralvenen** präpectoral und im Schulterbereich wird

Abb. 2.9 Klinische Inspektion zeigt kräftige Kollateralvenen (Urschel-Zeichen) präpectoral bei thrombotischem Verschluss der V. subclavia

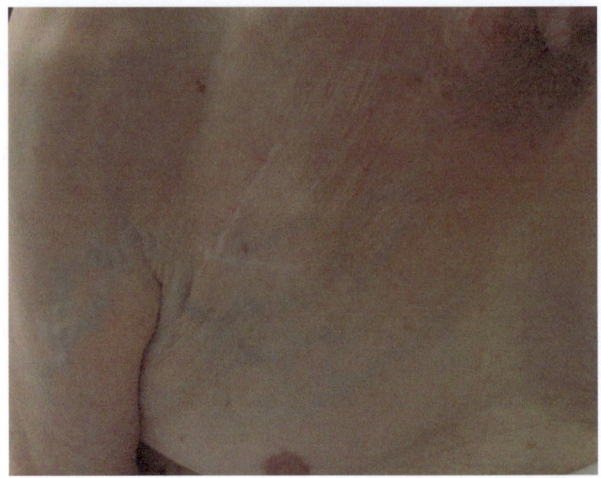

nach einem seiner Erstbeschreiber „**Urschel-Zeichen**" genannt (Abb. 2.9) (Urschel und Razzuk 1991).

Auch ein Druckschmerz über dem Venenverlauf ist typisch, hier verstärkt in der Achselhöhle und am proximalen Oberarm. **Livide Verfärbungen** der Finger bzw. des Armes mit Kribbelparästhesien in den Händen treten auch auf, sind allerdings deutlich seltener. Eine begleitende **Lungenembolie** gehört ebenfalls zu den seltenen Komplikationen und würde mit **Luftnot** einhergehen. Noch seltener ist ein begleitender arterieller Verschluss des Armes, der durch fehlende Pulse und eine kühle Extremität auffallen würde. In diesem Fall müsste dann allerdings auch an eine **Phlegmasia coerulea dolens** als Ursache der Ischämie gedacht werden. Hierbei zeigt sich klinisch eine venöse Gangrän im Bereich der Akren, allerdings ist dies extrem selten. Bei einer **Phlegmasia coerulea dolens** im Bereich der oberen Extremität, über die es in der Weltliteratur nur wenige Fallberichte gibt, sollte unbedingt an eine maligne Grunderkrankung oder eine ausgeprägte angeborene bzw. erworbene Thrombophilie gedacht werden (Chandrasekar et al. 1993).

2.4.6 Einteilung und Klassifikation

- **Nach Ätiologie**
  - primäres Paget-von-Schroetter-Syndrom (klassische Thrombose par effort)
  - sekundäres Paget-von-Schroetter-Syndrom (venöses TOS)

- **Nach Anzahl der Ereignisse**
  - Ersterereignis
  - Rezidiv
  - sporadisch/familiär (= mit Thrombophilie)

Das Paget-von-Schroetter-Syndrom kann aufgrund anatomischer Auffälligkeiten im Bereich der oberen Thoraxapertur, subsumiert unter dem Begriff Thoracic-Outlet-Syndrom (TOS), auftreten. Dann spricht man von einem **sekundären Paget-von-Schroetter-Syndrom.** Beim **primären Paget-von-Schroetter-Syndrom,** bei dem keinerlei Auffälligkeiten in der oberen Thoraxapertur bestehen, ist am häufigsten die **Thrombose par effort** zu nennen. Diese entsteht bei körperlicher Anstrengung und ausgeprägter Belastung des Armes (z. B. Wurfsportarten, Tennis, Volleyball oder Gewichtestemmen), eine anatomische Komponente besteht dennoch häufig zusätzlich.

Beim sekundären Paget-von-Schroetter-Syndrom handelt es sich genau genommen um ein **venöses TOS,** wobei die Engstellen auf unterschiedlicher Höhe lokalisiert sein können, von proximal nach distal:

1. Cervical im Bereich der Skalenusmuskulatur und ihrer Lücken (Skalenus-Syndrom). Hier liegt oft eine muskuläre Hypertrophie bei Sportlern vor.
2. Zwischen Clavicula und 1. Rippe (Costoclavicular-Syndrom = eigentliches TOS). In aller Regel liegen hier anatomische Ursachen (Halsrippe, prominente erste Rippe, Kallusbildung nach Claviculafraktur) vor.
3. Unterhalb des Ansatzes des M. pectoris minor (Hyperabduktionssyndrom). Auch hier liegt in den meisten Fällen eine muskuläre Hypertrophie bei Athleten vor.

Am häufigsten kommt es zu einer Kompressionserscheinung der Nerven (neurogenes TOS), seltener der Venen (venöses TOS) und nur in Ausnahmefällen der Arterien (arterielles TOS). Es ist also keine Seltenheit, dass Patienten mit einem Paget-von-Schroetter-Syndrom über eine typische neurologische Beschwerdesymptomatik aufgrund einer persistierenden Kompression des Plexus brachialis oder axillaris im Rahmen einer gezielten Anamneseerhebung berichten. Insbesondere Dys- und Hypästhesien im Bereich der Hand werden hier erwähnt.

Die Mehrzahl der Patienten mit einer Thrombose par effort hatten in der Vorgeschichte noch keine Thrombose der Armvenen, weshalb es sich in aller Regel um das **erste Ereignis** handelt. **Rezidivierende** Thrombosen der Schulter- und Armvenen bei Sportlern können einerseits Hinweis auf eine **Thrombophilie** sein, dem bei hinreichendem Verdacht nachgegangen werden sollte. Insbesondere bei rezidivierenden Thrombosen in unterschiedlichen Lokalisationen (z. B. auch bei zusätzlicher Beteiligung des tiefen Venensystems der Beine) wird nach Abschluss der Antikoagulationsbehandlung eine Thrombophilie-Abklärung empfohlen. Unter laufender Antikoagulation (insbesondere mit Phenprocoumon, aber auch bei den NOAKs) liefern viele Gerinnungstest nicht verwertbare Ergebnisse. Es kann sich aber auch um den Folgezustand nach einer unzureichenden Thrombosetherapie sowie eine mangelhafte Wiederöffnung der tiefen Venen handeln. Weitere Risikofaktoren für rezidivierende Thrombosen bei Athleten sind das fortgesetzte Training mit resultierender Persistenz der haltungsbedingten Kompression sowie eine fortbestehende oder gar weiter zunehmende muskuläre Hypertrophie.

2.4.7 Diagnostik

- Wells-Score
- Labordiagnostik (D-Dimere)
- Sonographie (Kompressionssonographie und Atemmodulation)
- Ggf. Röntgen der oberen Thoraxapertur (bei V. a. ossäre Anomalien)
- CT mit Kontrastmittel
- MR-Phlebographie

Im Vordergrund steht unter anderem die Erhebung des **Wells-Scores** (äquivalent zu den Thrombosen der unteren Extremität). Auch hier gilt: Wenn der Wert >2 ist, sollten weitere Untersuchungsmethoden folgen, da die klinische Wahrscheinlichkeit für das Vorliegen einer Thrombose groß ist.

Zu der weiteren Diagnostik gehört die Bestimmung der **Laborparameter,** insbesondere **D-Dimere, Blutbild und Gerinnung.** Von einer unkritischen Bestimmung der D-Dimere ist abzuraten, denn erhöhte D-Dimere besitzen kaum Informationsgehalt. Eine Erhöhung der D-Dimere kann bei vielen Erkrankungen und Zuständen auftreten, u. a. auch postoperativ oder -traumatisch. Erhöhte D-Dimere sind daher kein Beweis für das Vorliegen einer Thrombose, vielmehr werden Patienten und Mediziner hierdurch verunsichert. Anders ist es mit normwertigen („negativen") D-Dimeren, da diese eine hohe Aussagekraft hinsichtlich des Ausschlusses einer Thrombose haben. Folglich empfiehlt es sich, die Bestimmung der D-Dimere nur dann zu veranlassen, wenn der Wells-Score <2 und somit die klinische Wahrscheinlichkeit für das Vorliegen einer Thrombose sehr gering ist. Dann kann durch einen negativen D-Dimere-Test eine Thrombose mit fast 100 %iger Wahrscheinlichkeit ausgeschlossen werden (Hach-Wunderle 2015).

Die **Sonographie** im Bereich der oberen Extremität lässt sich relativ schnell und einfach durchführen. Eine frische Thrombose im Bereich der V. axillaris bzw. subclavia lässt sich gut darstellen. Schwieriger wird es mit der Darstellung der V. brachiocephalica, die nach intrathorakal zieht und kaum noch schallbar ist. Hier lässt sich indirekt durch die Darstellung der VJI und ihr Flussprofil eine nachgeschaltete Thrombose mit großer Wahrscheinlichkeit ausschließen. Wenn die VJI unauffällig sowie thrombosefrei zur Darstellung kommt und ein atemmoduliertes Flusssignal aufweist, ist eine zentrale

Thrombose sehr unwahrscheinlich und eine weiterführende Diagnostik erübrigt sich in den meisten Fällen. Bei fehlender Atemmodulation hingegen kann eine nachgeschaltete Ausdehnung der Thrombose nach zentral nicht ausgeschlossen werden, weshalb sich die Durchführung einer weiterführenden Diagnostik empfiehlt. Wenn keine Kontraindikationen bestehen, ist der **CT-Phlebographie** der Vorzug zu geben, da die Aussagekraft sehr groß ist. Alternativ kann auch eine **MR-Darstellung** erfolgen. Die Untersuchungsdauer ist allerdings deutlich länger und die Aussagekraft der venösen Strombahn und Wandverhältnisse eingeschränkt. Sie weist aber erhebliche Vorteile bei der Beurteilung der Weichteile (Nerven, Muskulatur, Sehnen, Bänder) auf. Zudem ist auch die verminderte Strahlenbelastung ein nicht zu vernachlässigender Vorteil, insbesondere bei jungen Athleten in fortpflanzungsfähigem Lebensalter.

Die Durchführung einer **Röntgenuntersuchung** der oberen Thoraxapertur kann ergänzend zur Sonographie oder MR-Diagnostik bei V. a. ossäre Auffälligkeiten (Halsrippe, Ossifikationen der 1. Rippe, Kallus der Clavicula) erfolgen, einen zusätzlichen Informationsgewinn zur CT-Untersuchung liefert sie allerdings selten.

2.4.8 Therapie

- **Konservativ**
  - Kompressionstherapie
    elastokompressive Wickelung
    Medizinischer Kompressionsstrumpf Klasse II
    Dauer mindestens 6 Monate (besser länger, sonst Gefahr PTS)
  - Therapeutische Antikoagulation
    unfraktioniertes Heparin in therapeutischer Dosierung
    niedermolekulares Heparin gewichtsadaptiert
    orale Antikoagulantien (Phenprocoumon, Rivaroxaban, Apixaban)
    Dauer insgesamt 3–6 Monate
- **Interventionell**
  - Lyse mit PTA/Stent
  - zunehmend großzügigere Indikationsstellung
  - Risiken: Blutung, Perforation, Lungenembolie, Rezidiv
- **Operativ**
  - bei fulminanter Lungenembolie (extrem selten)
  - bei Passagehindernis (Halsrippe, Exostosen 1. Rippe/Clavicula)
  - bei massiver Stauungsproblematik unter konservativer Therapie
  - Vorgehen Dekompression: Entfernung von Halsrippen und Resektion von Exostosen
  - Vorgehen venöse Rekonstruktion: Thrombektomie, venöses Interponat oder Bypass

2.4.8.1 Konservativ

Wichtigste therapeutische Maßnahmen sind die **Kompressionstherapie** sowie die **Antikoagulation**.

Bei der **Kompressionstherapie** empfiehlt sich zunächst die **elastokompressive Wicklung** bis zum Abschwellen, danach das Anpassen eines medizinischen **Kompressionsstrumpfes** der Klasse II nach Maß. Die Dauer der Kompressionstherapie hängt entscheidend von den subjektiv geäußerten Beschwerden ab, sollte aber mindestens 3 Monate betragen. Hierdurch kann das Risiko eines **postthrombotischen Syndroms (PTS)** vermindert werden, auch wenn es an der oberen Extremität selten auftritt. Das PTS an der oberen Extremität führt selbst bei geringer Ausprägung zu einer deutlichen Einschränkung der Lebensqualität und wurde in Studien bei 7–48 % der Patienten beschrieben. Dies sollte dem Patienten unbedingt erklärt und verdeutlicht werden, um die Bedeutung seiner Compliance bezüglich der teilweise als unangenehm empfundenen Kompressionstherapie zu unterstreichen.

Die **Antikoagulation** orientiert sich nach den Behandlungsempfehlungen von Thrombosen im Bereich der unteren Extremität. Initial wird in aller Regel **Heparin** in therapeutischer Dosierung verabreicht, im Krankenhaus teilweise auch perfusorgesteuert unfraktioniertes Heparin. Dies hat den Vorteil der besseren Steuerbarkeit und der möglichen Antagonisierung mit Protamin bei Überdosierung und Blutungskomplikationen. Unter ambulanten Bedingungen wird in aller Regel ein niedermolekulares Heparin in therapeutischer Dosierung gewichtsadaptiert verabreicht. Anschließend sollte allerdings, wenn keine Kontraindikation wie z. B. eine Tumorerkrankung, ein kürzlich zurückliegender größerer chirurgischer Eingriff oder eine gastrointestinale Blutungsanamnese vorliegen, baldmöglichst mit einer oralen Antikoagulation begonnen werden. Früher wurde hierfür fast ausschließlich Phenprocoumon (Marcumar®) verwendet, aktuell wird immer häufiger eines der neuen (direkten) oralen Antikoagulantien (NOAKs) wie

- Rivaroxaban (Xarelto®),
- Dabigatran (Pradaxa®) und
- Apixaban (Eliquis®)

verschrieben.

Die Dosierung dieser oralen Antikoagulantien ist unterschiedlich in Abhängigkeit von dem verabreichten Präparat, die Applikation erfolgt ausschließlich **oral** in Tablettenform ein- bis zweimal täglich. Die Dosierung unterscheidet sich bei normalgewichtigen nierengesunden Patienten nicht, bei sehr schlanken bzw. stark übergewichtigen Patienten oder bei bekannter Niereninsuffizienz ist teilweise eine Dosisanpassung notwendig. Dennoch sind regelmäßige Laborkontrollen wie bei Phenprocoumon bei den NOAKs nicht notwendig, was als ein großer Vorteil anzusehen ist.

Die Dosierung von **Rivaroxaban (Xarelto®)** ist in den ersten 20 Tagen nach Diagnosestellung zweimal täglich 15 mg, ab Tag 21 einmal täglich 20 mg.

Dabigatran (Pradaxa®) wird grundsätzlich zweimal täglich in einer Dosierung von 150 mg verabreicht, bei sehr schlanken oder älteren Patienten über 75 Jahre 110 mg zweimal täglich. Apixaban (Eliquis®) wird ebenfalls zweimal täglich verabreicht, in der ersten Woche nach Diagnosestellung 10 mg früh und abends, ab dem 8. Tag 5 mg 1-0-1.

Die Dauer der **oralen Antikoagulation** sollte 3 Monate nicht unterschreiten, aber auch nicht kritiklos über 6 Monate hinaus verlängert werden. Eine zu kurze Antikoagulationsdauer erhöht das Risiko eines PTS, eine unnötig verlängerte kann zu Blutungskomplikationen, Leber- und Nierenfunktionsstörungen sowie einer Osteoporose führen.

2.4.8.2 Interventionell

Da es sich häufig um junge Patienten handelt, wird die Indikation zur interventionellen Therapie mittels **Fibrinolyse** (meist recombinant tissue Plasminogen Activator, rtPA) in Kombination mit einer **perkutanen Angioplastie** zunehmend großzügiger gestellt. In Studien konnte hier eine Verminderung des Risikos eines PTS gezeigt werden. Allerdings sollte auch das Komplikationsrisiko bedacht und in der Therapieentscheidung berücksichtigt werden. Erwähnenswert sind hier Blutungen und Gefäßwandperforationen sowie Lungenembolien unter pharmakomechanischer Lysetherapie, die mitunter fulminant verlaufen können. Dieses Risiko ist bei der rein kathetergesteuerten Thrombolyse geringer, weshalb die pharmakomechanischen Verfahren Patienten mit einer hohen Thrombuslast vorbehalten werden sollten.

2.4.8.3 Operativ

Prinzipiell kann bei akuten Thrombosen mit ausgeprägter Stauungssymptomatik auch eine **chirurgische Thrombektomie** durchgeführt werden. Die Indikation zur isolierten Thrombektomie wird sehr selten gestellt, aber großzügiger im Rahmen eines dekomprimierenden Eingriffs durchgeführt. So kann bei Entfernung einer Halsrippe bzw. der ersten Rippe sowie von Exostosen einer fehlverheilten Claviculafraktur während des dekomprimierenden Eingriffs auch eine venöse Thrombektomie erfolgen. Dies sollte allerdings baldmöglichst, **spätestens 6 Wochen nach Diagnosestellung der Thrombose,** erfolgen. Andernfalls wäre das Risiko eines Reverschlusses sehr groß, da der Erfolg der Thrombektomie ganz entscheidend vom Alter der Thrombose abhängt. Je länger der Abstand zwischen Erstdiagnose und operativer Thrombektomie, desto schwieriger wird die vollständige Entfernung des Thrombus. Hier kann teilweise die Anlage einer **arteriovenösen Fistel** erwogen werden, um den Fluss in der thrombektomierten Vene zu verbessern und somit das Risiko eines Sofortverschlusses zu reduzieren. Bei älteren Verschlüssen sollte allerdings großzügig die Indikation zur Bypassrekonstruktion gestellt werden. Bei derartigen venösen Rekonstruktionen handelt es sich um äußerst seltene operative Eingriffe. Dies ist einerseits durch die meist erfolgreiche konservative Therapie mit partieller oder vollständiger Rekanalisation der Thrombose und fehlender operativer Rekonstruktionsindikation zurückzuführen. Aber auch die (meist berechtigte) Zurückhaltung vieler Chirurgen aufgrund des fraglichen Benefits einer derartigen

Rekonstruktion spielt hier eine wichtige Rolle. Bei nicht vorhandenem autologem Ersatzmaterial sollte keine venöse Rekonstruktion erfolgen, da die Ergebnisse nach Implantation eines alloplastischen Bypasses äußerst unbefriedigend und mit einer hohen Komplikationsrate einhergehen. Dies kann bei komplexem Verlauf mit Bypassinfekt mitunter sogar zu einer Gefährdung der Extremität führen.

2.4.9 Prognose

- Gut
- Meist vollständige Rekanalisation
- Rezidivgefahr bei
  - verbliebener/zunehmender Einengung
  - unerkannter/unbehandelter Thrombophilie

Insgesamt ist die Prognose eines venösen Verschlusses im Bereich der oberen Extremität sehr gut, die Rekanalisationsrate ist relativ hoch. Das Risiko eines typischen PTS, wie es im Bereich der unteren Extremität häufig anzutreffen ist, ist relativ gering. Allerdings gehen häufig bereits gering ausgeprägte Beschwerden mit einer starken Beeinträchtigung der Lebensqualität einher, was bei der Indikationsstellung zu sämtlichen Maßnahmen berücksichtigt werden sollte. Zudem ist bei bekannten und nicht behandelten Passagenproblemen im Bereich der oberen Thoraxapertur wie z. B. einer Halsrippe oder Claviculaossifikationen mit einer hohen Rezidivrate zu rechnen. Daher sollte diesen Patienten frühzeitigen und großzügig die operative Dekompression empfohlen werden. Außerdem sei an dieser Stelle nochmals die Bedeutung der Thrombophilie betont, welche bei nicht adäquater Diagnostik und Therapie in aller Regel mit einer erhöhten Rezidivrate und durchaus schwerwiegenden Verläufen inclusive einem erhöhten Risiko des PTS einhergeht.

Literatur

Ablett CT, Hackett LA (2008) Hypothenar hammer syndrome: case reports and brief review. Clin Med Res 6:3–8

Applegate KE, Spiegel P (1995) Ulnar artery occlusion in mountain bikers, a report of two cases. J Sports Med Phys Fitness 35:232–234

Arthur LG, Teich S, Hogan M, Caniano DA, Smead W (2008) Pediatric thoracic outlet syndrome: a disorder with serious vascular complications. J Pediatr Surg 43:1089–1094

Brown SA, Doolittle DA, Bohanon CJ, Jayaraj A, Naidu SG, Huettl EA, Renfree KJ, Oderich GS, Bjarnason H, Gloviczki P, Wysokinski WE, McPhail IR (2015 Mar) Quadrilateral space syndrome: the Mayo Clinic experience with a new classification system and case series. Mayo Clin

Proc 90(3):382–394. https://doi.org/10.1016/j.mayocp.2014.12.012. Epub 2015 Jan 31 PMID: 25649966

Cahill BR, Palmer RE (1983) Quadrilateral space syndrome. J Hand Surg 8(1):65–69

Carter PM, Hollinshead PA, Desmond JS (2013 Jul) Hypothenar hammer syndrome: case report and review. J Emerg Med 45(1):22–25. https://doi.org/10.1016/j.jemermed.2012.11.100. Epub 2013 Apr 12 PMID: 23588077

Chandra V, Little C, Lee JT (2014 Oct) Thoracic outlet syndrome in high-performance athletes. J Vasc Surg 60(4):1012–1017; discussion 1017–1018. https://doi.org/10.1016/j.jvs.2014.04.013. Epub 2014 May 14. PMID: 24835692

Chandrasekar R, Nott DM, Enabi L, Bakran A, Harris PL (1993 Jul) Upper limb venous gangrene, a lethal condition. Eur J Vasc Surg 7(4):475–477. https://doi.org/10.1016/s0950-821x(05)80273-7. PMID: 8359310

Charmode S, Sharma S, Kushwaha S, Mehra S, Philip S, Janagal R, Amrutiya P (2023 Jan 27) Quadrangular Space Syndrome: a systematic review of surgical and medical therapeutic advances. J Public Health Afr. 14(1):2239. https://doi.org/10.4081/jphia.2023.2239.PMID:36798848; PMCID:PMC9926560

Conn J, Bergan JJ, Bell JL (1970) Hypothenar hammer syndrome: Posttraumatic digital ischemia. Surgery 68(6):1122–1128

Cooper A, Travers B (1817) On Exostosis. In: Cooper A, Travers B (Hrsg) Surgical essays. Cox and Son, Longman, Hunt, Rees, Orme Brown, London Constable, Edinburgh, Smith and Son, Glasgow, Hodges and Mc Arthur, Dublin S 21–24

Cory T (2009) Peripheral Nerve Injuries Attributable to Sport and Recreation. Phys Med Rehabil Clin N Am 20(1):77–100

Davidovic L, Kostic D, Jakovljevic N et al (2003) Vascular Thoracic Outlet Syndrome. World J Surg 27:545–550. https://doi.org/10.1007/s00268-003-6808-z

de Mooij T, Duncan AA, Kakar S (2015 Feb) Vascular injuries in the upper extremity in athletes. Hand Clin 31(1):39–52. https://doi.org/10.1016/j.hcl.2014.09.004. Epub 2014 Nov 25 PMID: 25455355

Dengler NF, Pedro MT, Kretschmer T, Heinen C, Rosahl SK, Antoniadis G (2022) Neurogenic thoracic outlet syndrome – presentation, diagnosis, and treatment. Dtsch Arztebl Int 119:735–742. https://doi.org/10.3238/arztebl.m2022.0296

Ferris BL, Taylor LM Jr, Oyama K, McLafferty RB, Edwards JM, Moneta GL et al (2000) Hypothenar hammer syndrome: proposed etiology. J Vasc Surg 31:104–113

Flynn LS, Wright TW, King JJ (2018) Quadrilateral space syndrome: a review. J Shoulder Elb Surg. 27(5):950–956

Foley JM, Finlayson H, Travlos A (2012 Nov 7) A review of thoracic outlet syndrome and the possible role of botulinum toxin in the treatment of this syndrome. Toxins (Basel). 4(11):1223–1235. https://doi.org/10.3390/toxins4111223.PMID:23202313;PMCID:PMC3509705

Hach-Wunderle V (2015) Diagnostik und Therapie der Venenthrombose und der Lungenembolie. AWMF Leitlinien-Register Nr 065/002

Hangge PT, Breen I, Albadawi H, Knuttinen MG, Naidu SG, Oklu R (2018 Apr 21) Quadrilateral Space Syndrome: Diagnosis and Clinical Management. J Clin Med 7(4):86. https://doi.org/10.3390/jcm7040086.PMID:29690525;PMCID:PMC5920460

Heitmann C, Pelzer M, Tränkle M, Sauerbier M, Germann G (2002 Sep) Das hypothenar-hammer-syndrom [The hypothenar hammer syndrome]. Unfallchirurg 105(9):833–6. German. https://doi.org/10.1007/s00113-002-0434-3. PMID: 12232742

Huang J, Lauer J, Zurkiya O (2021 Oct) Arterial thoracic outlet syndrome. Cardiovasc Diagn Ther. 11(5):1118–1124. https://doi.org/10.21037/cdt-20-149.PMID:34815963;PMCID:PMC8569270

Hughes ES (1948 Oct) Venous obstruction in the upper extremity. Br J Surg 36(142):155–163. https://doi.org/10.1002/bjs.18003614206. PMID: 18895122

Hussain MA, Aljabri B, Al-Omran M (2016 Spring) Vascular thoracic outlet syndrome. Semin Thorac Cardiovasc Surg 28(1):151–157. https://doi.org/10.1053/j.semtcvs.2015.10.008. Epub 2015 Oct 28. PMID: 27568153

Illig KA, Rodriguez-Zoppi E (2021 Feb) How Common Is Thoracic Outlet Syndrome? Thorac Surg Clin 31(1):11–17. https://doi.org/10.1016/j.thorsurg.2020.09.001. PMID: 33220767

Keskin B, Balaban İ, Tanyeri S, Karaduman A, Karagöz A (2020 Apr) Infrequent origin of a peripheral embolism: arterial thoracic outlet syndrome in a young woman. Turk Kardiyol Dern Ars 48(3):309–311. English. https://doi.org/10.5543/tkda.2019.59056. PMID: 32281956

Klitscher D, Müller LP, Rudig L et al (2005) Das „progrediente" Hypothenar-Hammer-Syndrom. Chirurg 76:1175–1180. https://doi.org/10.1007/s00104-005-1087-x

Koknel TG (2005) Thoracic outlet syndrome. Agri 17:5–9

Lazea C, Asavoaie C (2019 Jul) Paget-Schroetter-Syndrome in a teenager after throwing firecrackers – A case report. Niger J Clin Pract 22(7):1022–1025. https://doi.org/10.4103/njcp.njcp_230_18. PMID: 31293271

Lee TS, Hines GL (2007 Jun–Jul) Cerebral embolic stroke and arm ischemia in a teenager with arterial thoracic outlet syndrome: a case report. Vasc Endovascular Surg 41(3):254–257. https://doi.org/10.1177/1538574407299780. PMID: 17595394

Lindgren KA, Leino E, Manninen H (1992) Cervical rotation lateral flexion test in brachialgia. Arch Phys Med Rehabil 73:735–737

Little JM, Ferguson DA (1972 Nov) The incidence of the hypothenar hammer syndrome. Arch Surg 105(5):684–685. https://doi.org/10.1001/archsurg.1972.04180110009004. PMID: 5081541

Machanic BI, Sanders RJ (2008) Medial antebrachial cutaneous nerve measurements to diagnose neurogenic thoracic outlet syndrome. Ann Vasc Surg 22:248–254

Melby SJ, Vedantham S, Narra VR, Paletta GA Jr, Khoo- Summers L, Driskill M, et al (2008) Comprehensive surgical management of the competitive athlete with effort thrombosis of the subclavian vein (Paget-Schroetter-Syndrome). J Vasc Surg. 47:809–20; discussion 821

Menon KV, Insall RL, Ignotus PI (1997 Nov) Motor cycling and finger ischaemia. Eur J Vasc Endovasc Surg 14(5):410–412. https://doi.org/10.1016/s1078-5884(97)80295-x. PMID: 9413386

Müller LP, Rudig L, Kreitner KF, Degreif J (1996) Hypothenar hammer syndrome in sports. Knee Surg Sports Traumatol Arthrosc 4(3):167–170. https://doi.org/10.1007/BF01577412. PMID: 8961234.ä

Peet RM, Henriksen JD, Anderson TP, Martin GM (1956 May 2) Thoracic-outlet syndrome: evaluation of a therapeutic exercise program. Proc Staff Meet Mayo Clin 31(9):281–287 PMID: 13323047

Pineda CJ, Weisman MH, Bookstein JJ, Saltzstein SL (1985) Hypothenar Hammer Syndrome, Form of reversible Raynaud's Phenomenon. Am J of Med 79:561–570

Reekers JA, Koedam N (1998 May–Jun) Re: Volleyball-related ischemia of the hand. Cardiovasc Intervent Radiol 21(3):261. https://doi.org/10.1007/s002709900259. PMID: 9626450

Rigberg DA, Gelabert H (2009) The management of thoracic outlet syndrome in teenaged patients. Ann Vasc Surg 23:335–340

Saleem T, Baril DT (2023 Jan) Paget-Schroetter-Syndrome. [Updated 2023 Apr 26]. In: StatPearls [Internet], Treasure Island (FL), StatPearls Publishing. https://www.ncbi.nlm.nih.gov/books/NBK482416/

Sancho-González I, Bonilla-Hernández MV, Ibañez-Muñoz D, Vicente-Campos D, Chicharro JL (2017 May) Upper extremity deep vein thrombosis in a triathlete: again intense endurance exercise as a thrombogenic risk. Am J Emerg Med 35(5):808.e1-808.e3. https://doi.org/10.1016/j.ajem.2016.12.023. Epub 2016 Dec 13 PMID: 27988251

Sanders RJ (2008 May) Thoracic outlet syndrome. J Neurosurg Spine 8(5):497; author reply 497–498. https://doi.org/10.3171/SPI/2008/8/5/497. PMID: 18447701

Seldén A, Hermiz F, Östlund B (2016 Oct 7) Hammarsjuka är ovanligt – eller bara ett ovanligt förbisett tillstånd – Effektiv behandling finns – skärpt differentialdiagnostik är motiverad [Hypothenar hammer syndrome is rare – or simply an unusually overlooked condition]. Lakartidningen 113:DYCP. Swedish. PMID: 27727416

Smith ST, Valentine RJ (1899–1906) Thoracic outlet syndrome: arterial. Rutherford's Vascular Surgery, 7. Aufl.

Urschel HC Jr, Patel AN (2008 Jul) Surgery remains the most effective treatment for Paget-Schroetter-Syndrome: 50 years' experience. Ann Thorac Surg 86(1):254–260; discussion 260. https://doi.org/10.1016/j.athoracsur.2008.03.021. Erratum in: Ann Thorac Surg. 2008 Nov;86(5):1726. PMID: 18573433

Urschel HC Jr, Razzuk MA (1991 Dec) Improved management of the Paget-Schroetter-Syndrome secondary to thoracic outlet compression. Ann Thorac Surg 52(6):1217–1221. https://doi.org/10.1016/0003-4975(91)90004-a. PMID: 1755673

Ver Hoef JM, Clearfield D (2022 Sep 16) Hydrodissection for the Treatment of Vascular Thoracic Outlet Syndrome. Cureus. 14(9):e29229. https://doi.org/10.7759/cureus.29229.PMID:36277577;PMCID:PMC9578509

Weaver LA, Kanter CR, Costantino TG (2019 Mar) Effort thrombosis provoked by saxophone performance. J Emerg Med 56(3):323–326. https://doi.org/10.1016/j.jemermed.2018.12.003. Epub 2019 Jan 9 PMID: 30638648

Yang J, Letts M (1996) Thoracic outlet syndrome in children. J Pediatr Orthop 16:514–517

Zerwes S, Demharter J, Vollert K et al (2018) Chirurgische Therapie eines thoracic outlet syndroms (TOS) bei Fehlanlage der ersten Rippe bei einem 10-jährigen Kind. Gefässchirurgie 23:541–544. https://doi.org/10.1007/s00772-018-0407-7

Chronisch-sportassoziierte Gefäßerkrankungen der unteren Extremität

3

> **Zusammenfassung**
>
> Im Bereich der unteren Extremität werden, von proximal nach distal, die iliakale Endofibrose, das Adduktorenkanal-Syndrom, das popliteale Entrapment-Syndrom (PAES) und schließlich die sportassoziierte Thrombose der Beinvenen dargestellt. Die häufigste Erkrankung ist die iliakale Endofibrose, die zugleich auch eine sehr hohe Dunkelziffer aufweist. Kenntnisse dieses Krankheitsbilds sind essenziell, um die Diagnose frühzeitig stellen und weitere Maßnahmen indizieren zu können. Hauptrisikosportart ist das Radrennfahren, des Weiteren Langdistanz-Triathlon. Das Adduktorenkanal-Syndrom ist eine absolute Rarität und primär bei Langstreckenläufern anzutreffen. Beim poplitealen Entrapment-Syndrom handelt es sich häufig um eine anatomische Normvariante, seltener um ein funktionelles Entrapment-Syndrom bei ausgeprägter Muskelhypertrophie. Die sportassoziierte Thrombose der Beinvenen wird am häufigsten anstrengungsbedingt, teilweise aber auch durch lange Anfahrten und weite Reisewege vor Wettkämpfen verursacht.

3.1 Iliakale Endofibrose

3.1.1 Definition

- Sportassoziierte stenosierende arterielle Erkrankung der Beckenschlagadern
- Meist im Bereich der Iliakalbifurkation und der A. iliaca externa lokalisiert

© Der/die Autor(en), exklusiv lizenziert an Springer-Verlag GmbH, DE, ein Teil von Springer Nature 2024
S. Regus, *Sportassoziierte Gefäßerkrankungen und Gefäßtraumata*,
https://doi.org/10.1007/978-3-662-69666-8_3

Die iliakale Endofibrose (IE) ist eine stenosierende Erkrankung der Beckenschlagadern und gehört definitionsgemäß zum Erkrankungsbild der peripheren arteriellen Verschlusskrankheit (pAVK). Der IE liegen aber, im Gegensatz zur Arteriosklerose als der häufigsten Form der pAVK, keine Gefäßverkalkungen bzw. Lipideinlagerungen zugrunde. Vielmehr handelt es sich um eine Verdickung bzw. Fibrosierung der Intima betroffener Arterien, welche hauptsächlich im Bereich der A. iliaca externa beobachtet wird.

3.1.2 Epidemiologie

- Seltene Erkrankung
- Inzidenz geschätzt in Normalbevölkerung 1:100.000/Jahr
- Prävalenz unter Profi-Radrennfahrern 10–20 %
- Präferenz der linken Seite (80–90 %)
- Hohe Dunkelziffer

Die Erkrankung ist sehr selten und wurde 1985 erstmals bei einem professionellen Radrennfahrer und Tour-de-France-Teilnehmer beschrieben (Walder 1985). Seither gibt es knapp über 100 wissenschaftliche Publikationen, zum größten Teil in Form von Fallberichten und kleinen Fallserien. Mehr als die Hälfte der Publikationen wurde in den letzten 10 Jahren veröffentlicht.

Bei der iliakalen Endofibrose handelt es sich zwar um eine sehr seltene Erkrankung, deren Inzidenz in der Gesamtbevölkerung nicht zuverlässig angegeben werden kann. Schätzungen zufolge liegt sie insgesamt bei ca. 1:100.000 pro Jahr. Es gibt aber Vermutungen und Hinweise darauf, dass die Prävalenz unter professionellen Radrennfahrern bei 10–20 % liegt (Schep et al. 2002a). Zudem zeigt sich eine Präferenz der linken Seite mit 80–90 %, wobei die Ursachen hierfür nicht geklärt sind (Schep et al. 2002b).

Da die Symptome unspezifisch sind und bei diesem außergewöhnlich athletischen Patientengut viele wahrscheinlichere Differenzialdiagnosen aus dem muskuloskeletalen Bereich existieren, muss von einer hohen Dunkelziffer ausgegangen werden.

3.1.3 Risikogruppen

- Radrennfahrer
- Triathleten
- Langstreckenläufer
- Fußballspieler

Typische Risikogruppen sind hochambitionierte Radrennfahrer und Langdistanz-Triathleten. Die jährliche Fahrleistung beträgt nicht selten mehr als 10.000 km. Es gibt eine deutliche Geschlechterpräferenz, wobei Männer weit häufiger betroffen sind als Frauen. Allerdings zeigt sich mittlerweile auch eine deutliche Zunahme an weiblichen Patienten, was mit der stetig steigenden Zahl an Langdistanz-Triathletinnen korreliert. Dieser Tatsache ist auch eine Aufteilung der jährlichen Langdistanz-Weltmeisterschaften auf Hawaii im Wechsel mit Nizza geschuldet. So treten seit 2023 Frauen und Männer im jährlichen Wechsel getrennt auf Hawaii oder Nizza an.

Auch wenn die überwiegende Mehrzahl der Patienten aus dem Radsportbereich kommt, gibt es vermehrt auch Berichte über andere Sportarten, bei denen die iliakale Endofibrose beobachtet wurde. So gibt es beispielsweise Fallberichte über Fuß-, Hand- und Basketballspieler, aber auch bei Marathonläufern, Skifahrern und Golfspielern wurde sie beschrieben. Ein kardiovaskuläres Risikoprofil liegt in aller Regel allerdings nicht vor.

3.1.4 Ätiologie und Pathomechanismus

- Mechanische Belastung durch Aeroposition
- Hypertrophie M. psoas (trainingsbedingt)
- Elongation/Kinking A. iliaca externa
- Mikroläsionen Intima und Media
- Hypertrophie von Bindegewebszellen

Durch die repetitive Beuge- und Streckbewegung im Hüftgelenk kommt es zu einer **mechanischen Belastung** der A. iliaca communis und externa, wobei sich die Hauptbelastungszone im Bereich der Iliakalbifurkation befindet.

Entscheidend in der Pathogenese ist nach aktuellem Kenntnisstand die druckbedingte Belastung der Gefäßwand. Diese entsteht durch die oft **trainingsbedingte Psoashypertrophie,** welche durch das Kinking aufgrund der ständigen Beuge- und Streckbewegung des Hüftgelenks noch verstärkt wird.

Aber auch die **arterielle Hyperperfusion** aufgrund des vermehrten Blutflusses im Wettkampf und unter trainingsbedingter Belastung kann zu einer mechanischen Belastung der Intima führen und den Pathogeneseprozess der iliakalen Endofibrose verstärken. Insbesondere das adaptive **Kinking** und die **Elongation** der Arterien scheinen hier eine zusätzliche Rolle zu spielen (Abb. 3.1).

Es werden traumatisch bedingte **Mikroläsionen** beobachtet, die zu der typischen reaktiven **Hypertrophie von Bindegewebszellen** in der Gefäßwand führen. Hieraus resultieren stenosierende Prozesse, die sich allerdings grundlegend von den arteriosklerotischen Veränderungen unterscheiden.

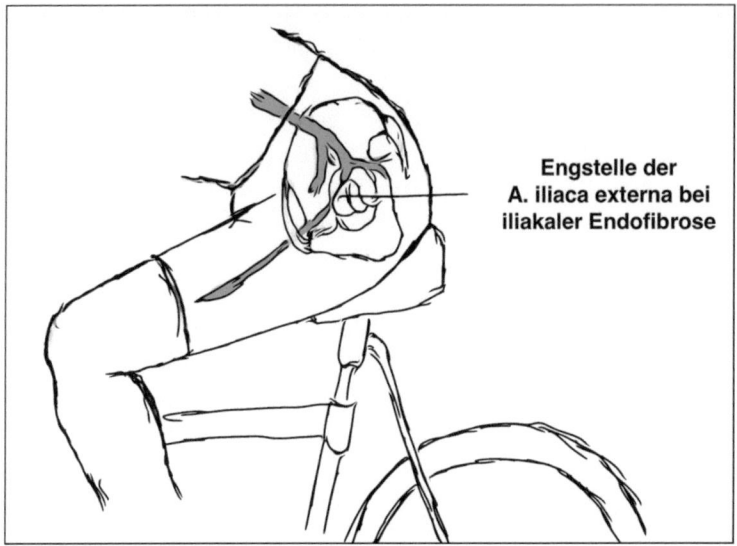

Abb. 3.1 Schematische Darstellung der Provokationsstellung einer iliakalen Endofibrose bei Radrennfahrern

3.1.5 Einteilung und Klassifikation

- Nach dem betroffenen Gefäß
  - A. iliaca externa mit Iliakalgabel (am häufigsten)
  - A. iliaca communis (seltener)
  - A. iliaca interna (seltener)
  - A. femoralis communis (sehr selten)

Eine typische Einteilung der iliakalen Endofibrose existiert nicht. Wichtigstes Unterscheidungskriterium ist sicherlich die **Lokalisation,** wobei am häufigsten die A. iliaca externa sowie die Iliakalgabel betroffen sind. Seltener kommt es zur Beteiligung der A. iliaca communis, äußerst selten ist die A. femoralis communis betroffen.

3.1.6 Symptome und Untersuchungsbefunde

- Belastungsabhängige Muskelschmerzen (Wettkampf, hartes Training)
- Oft einseitig (links >> rechts)

3.1 Iliakale Endofibrose

- Bevorzugt Gesäß- und Oberschenkelmuskulatur, z. T. auch Wade und Fuß
- Völlige Symptomfreiheit in Ruhe
- Unauffälliger Pulsstatus in Ruhe, daher schwierige Diagnose und lange Latenz bis zur korrekten Diagnosestellung

Auffällig werden betroffene Athleten durch belastungsabhängige Gesäß- und Oberschenkelschmerzen, welche in aller Regel nur im Wettkampf oder während eines harten Trainings auftreten. Unter Ruhebedingungen und während des Grundlagentrainings sind die Athleten typischerweise beschwerdefrei.

Bevorzugt betroffen ist die Gesäß- und Oberschenkelmuskulatur, aber auch über Waden- und Fußschmerzen wird berichtet. Die linke Seite ist weitaus häufiger betroffen als die rechte. Die Ursachen hierfür sind nicht bekannt und können nur vermutet werden. Auf der rechten Seite liegt zwischen dem M. psoas major und den Iliakalarterien die Vena Iliaca, auf der linken Seite verlaufen die Arterien direkt auf dem Muskel, die Vene

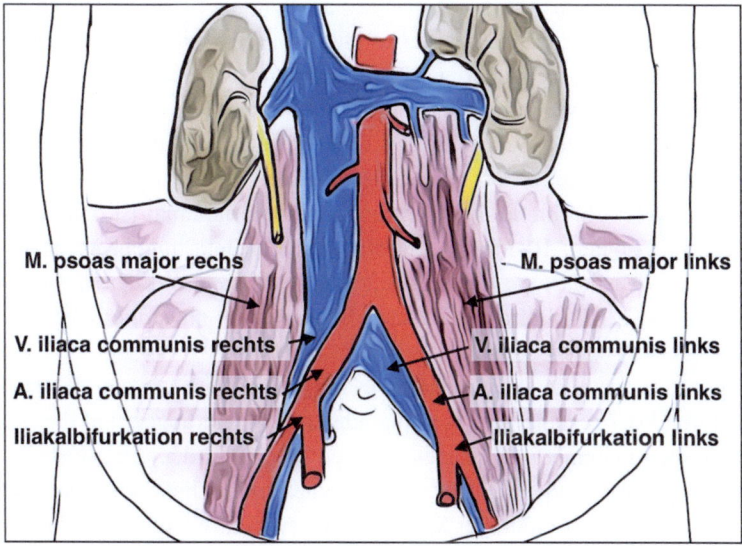

Abb. 3.2 Schematische Darstellung der Beckenanatomie und der schützenden Wirkung der rechten V. iliaca vor Kompression durch den M. psoas major

liegt medial davon (Abb. 3.2).

3.1.7 Diagnostik

> - Pulsstatus und Knöchel-Arm-Dopplerindex (Ankle Brachial Index, ABI) unter Ruhebedingungen meist unauffällig
> - ABI-Abfall nach maximaler Belastung auf <0,66 gilt als beweisend
> - Duplexsonographie
> - MR-Angiographie

Der Untersuchungsbefund unter Ruhebedingungen ist in aller Regel unauffällig, die Patienten haben fast ausnahmslos kräftig tastbare Fußpulse und einen normwertigen **Knöchel-Arm-Dopplerindex (Ankle Brachial Index, ABI)** mit Werten zwischen 0,9 und 1,2. Dies gilt für die Mehrzahl der Gefäßmediziner, vornehmlich Angiologen und Gefäßchirurgen, zunächst als Entwarnung. Hieraus resultiert allerdings die Gefahr, Endofibroseläsionen zu übersehen, weshalb bei hinreichendem Verdacht und entsprechender Risikokonstellation grundsätzlich die Durchführung eines Belastungstests empfohlen wird. Erst die Bestimmung des **ABI nach maximaler Belastung** ist wegweisend und gilt ab einem Abfall auf weniger als **0,66** als beweisend für eine IE (aber eine weitere Bildgebung ist unbedingt zu empfehlen). Dies kann so erklärt werden, dass die für die IE typischen geringgradigen Stenosen unter Ruhebedingungen keine hämodynamische Relevanz besitzen, daher die tastbaren Fußpulse und regelhaft normwertiger ABI. Erst unter maximaler Belastung entstehen eine Durchblutungseinschränkung der Arbeitsmuskulatur (Gesäß, Ober- und Unterschenkel) und eine hieraus resultierende Vasodilatation, welche während der Belastungssituation maximal ist, aber auch darüber hinaus reicht. Prinzip der ABI-Messung nach maximaler Belastung ist es daher, direkt im Anschluss an die Ausbelastung die Messung durchzuführen und den zeitlichen Verlauf zu dokumentieren. Ein Abfall des ABI nach Belastung ist physiologisch, Werte < 0,66 sind allerdings abklärungsbedürftig.

Die **Duplexsonographie** kann ebenfalls wichtige Hinweise auf eine IE liefern, ist allerdings aufgrund der regelhaft nur geringgradigen Stenosierungen und der erschwerten Untersuchungsbedingungen im kleinen Becken (Bereich der Iliakalgabel) nur eingeschränkt anwendbar. Zudem besteht hier eine außerordentliche Untersucherabhängigkeit. Dennoch seien die Vorteile der Sonographie erwähnt, nämlich die einfache Durchführbarkeit einer funktionellen Untersuchung. Dies ist insbesondere in Beugestellung des Hüftgelenks bedeutsam, da hier die durch die IE hervorgerufenen Stenosen verstärkt werden. Des Weiteren wurden beim einigen Patienten mit einer IE Spasmen der betroffenen Arterien nach Belastung beschrieben, welche ebenfalls mittels Sonographie gut dargestellt werden können. In diesen Fällen gilt die Ultraschalluntersuchung als primäres Diagnostikum der Wahl.

3.1 Iliakale Endofibrose

Abb. 3.3 MRA präoperativ mit Darstellung der längerstreckigen Stenosierung der A. iliaca externa links (Anfang und Ende mit Pfeilen markiert) bei einem 48-jährigen Langdistanz-Triathleten mit V. a. iliakale Endofibrose bds

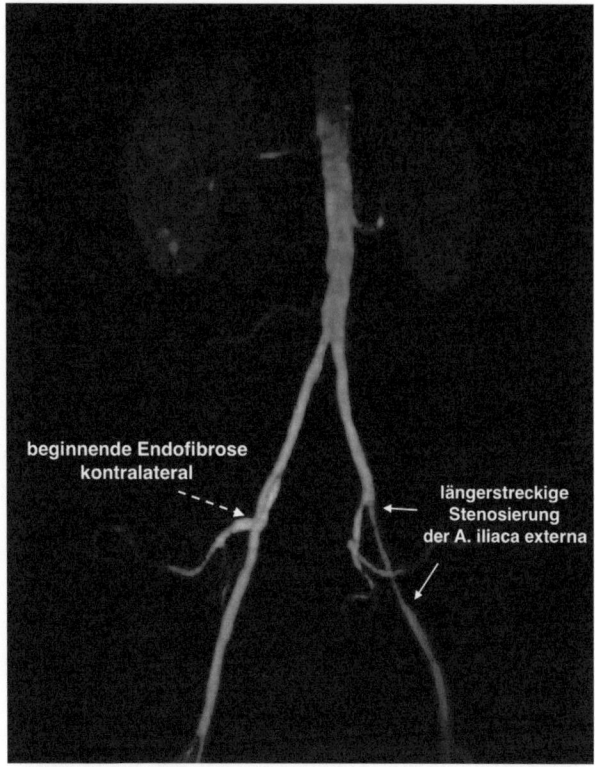

Bei unklaren Befunden und vielfach zur operativen Therapieplanung empfiehlt sich allerdings eine Schichtbildgebung, wobei hier die **MR-Angiographie** zu favorisieren ist (Abb. 3.3). Mit diesem aussagekräftigen Untersuchungsverfahren kann objektivierbar und exakt eine Beurteilung der Gefäßwand, aber auch des durchflossenen Gefäßlumens erfolgen. Es kann regelhaft eine Wandverdickung festgestellt werden, wobei die Befunde allerdings auch hier oft so geringgradig ausgeprägt sind, dass eine Beurteilung nur durch erfahrene Radiologen mit Kenntnissen über typische morphologische Befunde der IE erfolgen sollte. Andernfalls kann es leicht zu Fehldiagnosen kommen.

3.1.8 Therapie

- **Konservativ:** selten zufriedenstellend
    - Haltungstraining, Bikefitting
    - Wechsel Sportart
    - Ende Profisport

- **Interventionell:** schlechte Erfolgsrate
  - PTA/Stent
  - Lyse bei akutem Verschluss
- **Operativ:** gilt als „Goldstandard"
  - Release = Lösen/Durchtrennung von einengenden Strukturen
  - Endofibrosektomie und Patchplastik
  - Resektion und Reanastomosierung
  - Interponat/Bypass

3.1.8.1 Konservative Therapie

Wenn der Patient es toleriert, wird die konservative Therapie zunächst favorisiert. Dies führt allerdings häufig zu einer Aufgabe des Profisports, was von vielen (insbesondere den häufig hochambitionierten) Athleten selten als akzeptable Lösung angenommen wird.

3.1.8.2 Interventionell

Als nächste Therapieoptionen wären die interventionellen Verfahren zu diskutieren, insbesondere aufgrund der im Vergleich zu operativen Rekonstruktionen weniger invasiven Vorgehensweise. Allerdings sind die Ergebnisse nach Angioplastie und insbesondere Stentimplantation ernüchternd. Aufgrund der verbleibenden und nichtbehandelten externen Kompression kommt es nach der interventionellen Therapie oft zu Rezidiven sowie Komplikationen (z. B. Stentbrüchen und -verschlüssen). Daher sollte die operative Rekonstruktion der interventionellen Therapie vorgezogen werden. Es gibt allerdings auch Patienten, welche die operative Therapie ablehnen und dennoch einen invasiven Therapiewunsch haben. In solchen Fällen kann nach ausführlicher Risikoaufklärung eine interventionelle Therapie veranlasst werden. Das Rezidivrisiko betrug bei einer Follow-up-Studie von 10 Patienten 30 % nach 9 Monaten, dennoch blieben hier erstaunlicherweise 7 Athleten auch nach 8 Jahren durchschnittlicher Nachuntersuchung beschwerdefrei. Unklar ist allerdings, ob und auf welchem Level die sportliche Karriere fortgesetzt wurde und warum der Anteil der Frauen mit 80 % ungewöhnlich hoch war (Sharifi et al. 2024).

3.1.8.3 Operativ

Bei der operativen Therapie wird die Entfernung der verdickten Gefäßinnenwand (Endofibrosektomie) inclusive Rekonstruktion mittels Patchplastik favorisiert (Abb. 3.4, 3.5, 3.6, 3.7 und 3.8).

Bei Komplikationen wie beispielsweise dem arteriellen Verschluss oder der akuten **Dissektion** kann es auch notwendig werden, den betroffenen Gefäßanteil zu resezieren und mit einem Interponat oder einer Y-Prothese zu ersetzen (Abb. 3.9, 3.10, 3.11, 3.12, 3.13, 3.14 und 3.15).

3.1 Iliakale Endofibrose

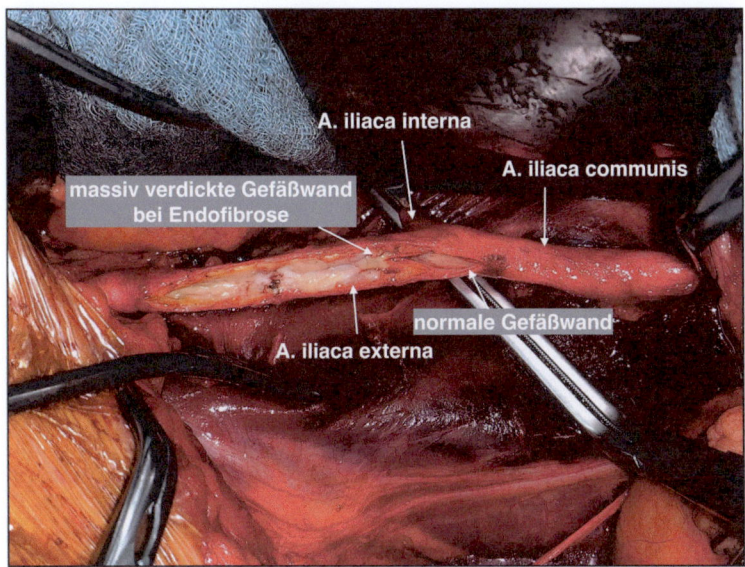

Abb. 3.4 Intraoperativer Situs vor Durchführung der Endofibrosektomie

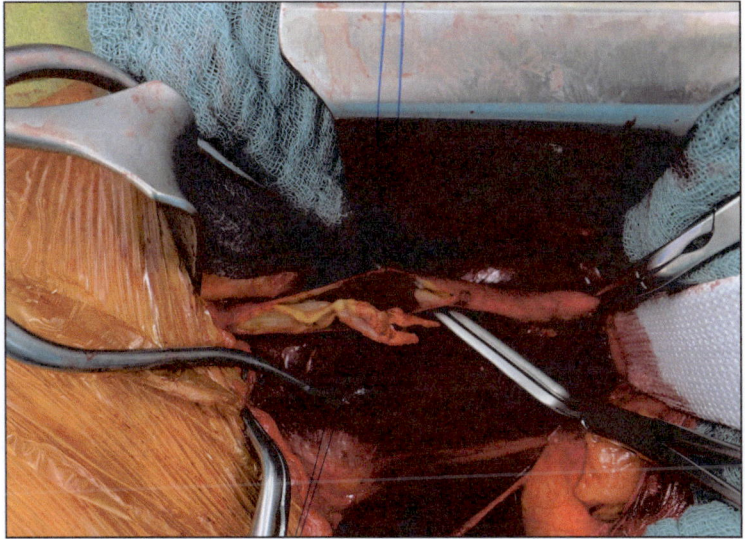

Abb. 3.5 Intraoperativer Situs während der Endofibrosektomie

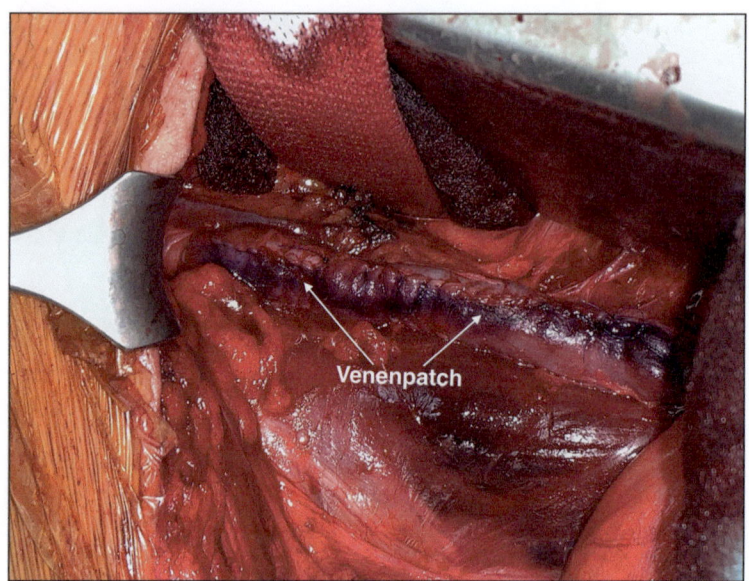

Abb. 3.6 Intraoperativer Befund nach Herstellung der autologen Patchplastik mit einem Segment der Vena saphena magna

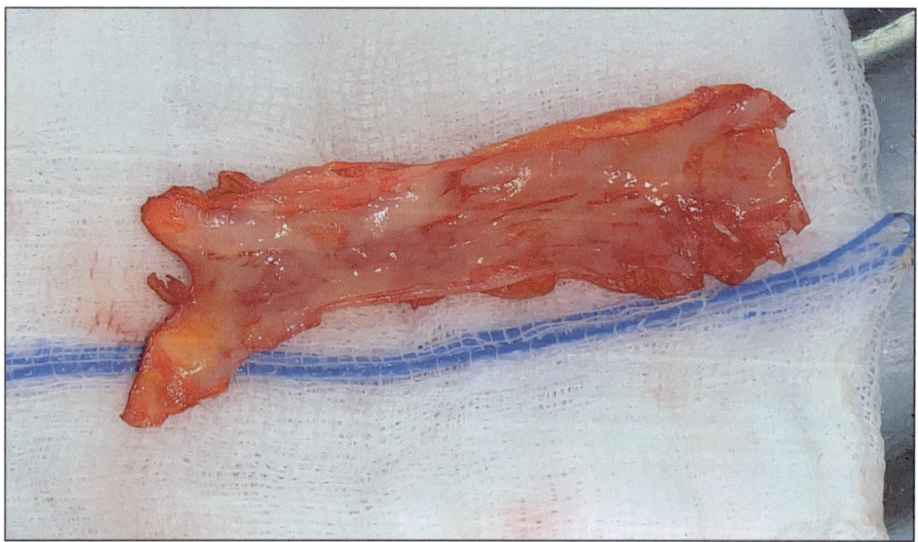

Abb. 3.7 Makroskopisches Präparat des entfernten Endofibrosezylinders

3.1 Iliakale Endofibrose

Abb. 3.8 MRA postoperativ nach Venenpatchplastik links. Beachte die nun sichtbare Stenosierung auf der rechten Seite

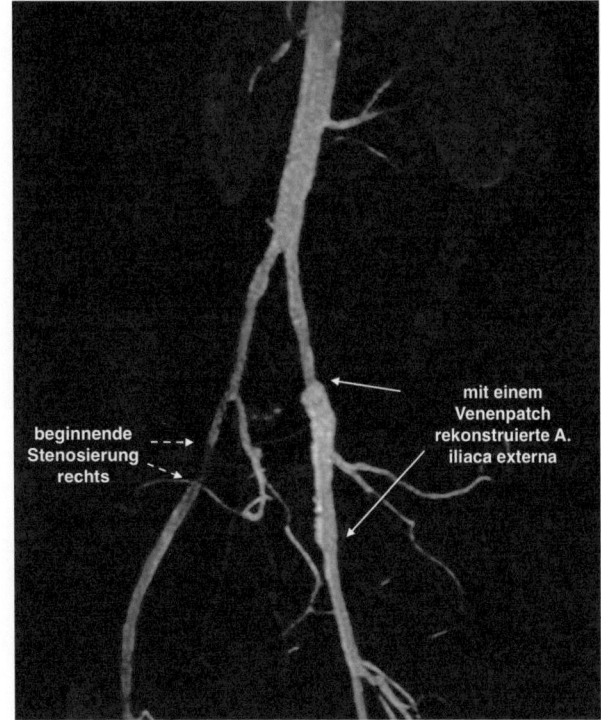

Abb. 3.9 CTA einer akuten kurzstreckigen Dissektion der linken A. iliaca communis bei iliakaler Endofibrose

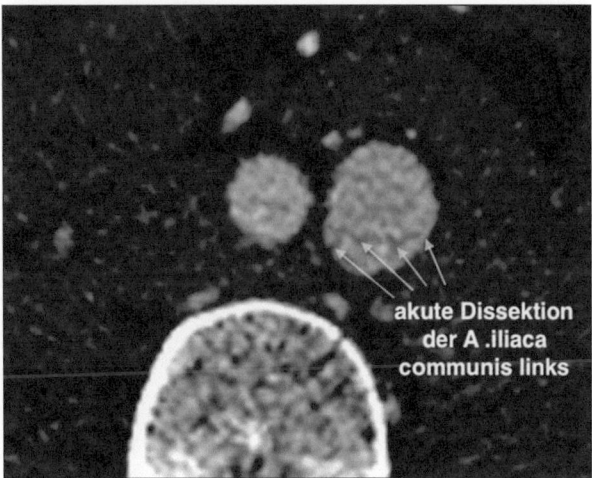

Abb. 3.10 Makroskopisches OP-Präparat zeigt die Dissektion mit Aufteilung in das wahre (Pinzette) und falsche Gefäßlumen (Pfeil)

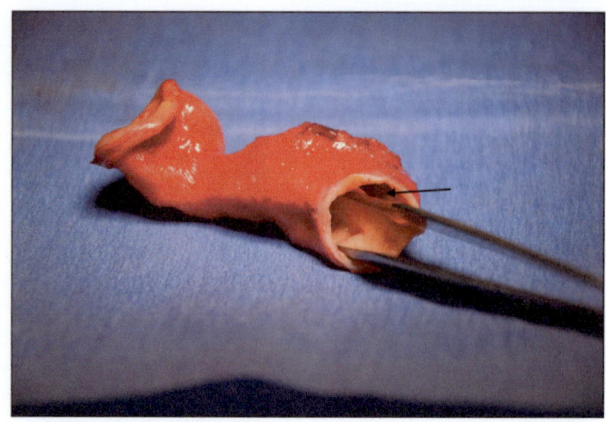

Abb. 3.11 Intraoperativer Situs der iliakalen Y-Prothese. Stern: A. iliaca communis, gestrichelter Pfeil: A. iliaca externa, durchgehender Pfeil: A. iliaca interna

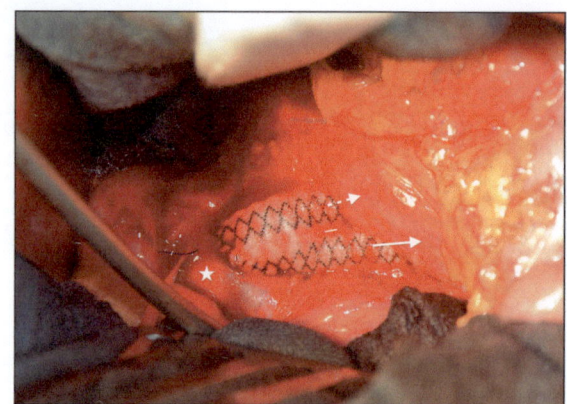

Abb. 3.12 Hier sieht man die iliakalen Anastomosen der Y-Rekonstruktion bei akuter Dissektion der A. iliaca communis aufgrund einer Endofibrose

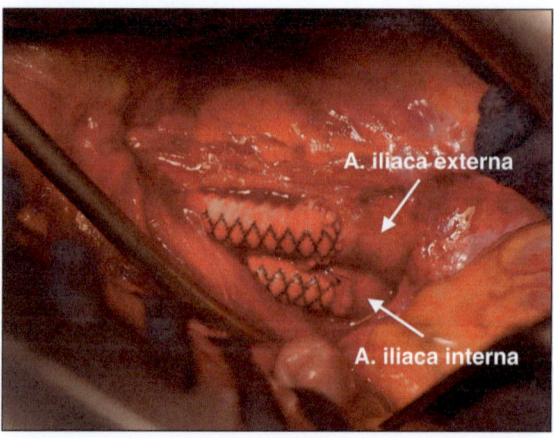

Abb. 3.13 Histologisches Präparat in der Übersicht

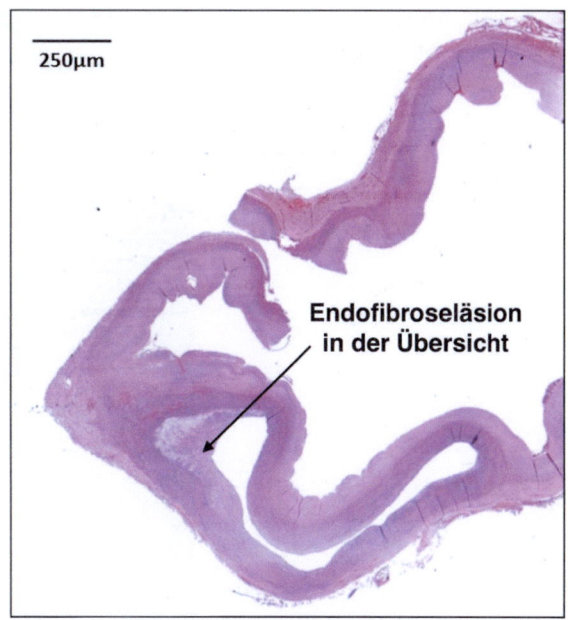

Abb. 3.14 Hier ist das Endofibrose-Areal stark vergrößert dargestellt und die ausgeprägte Intimaverdickung sichtbar

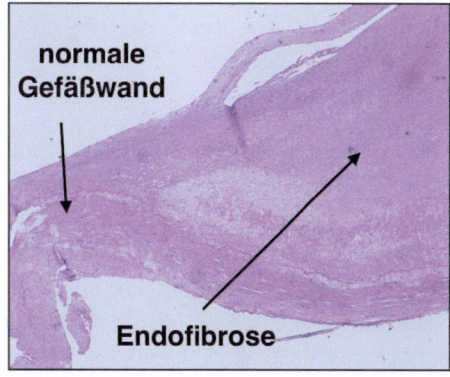

3.1.9 Prognose

- Gut, da keine Bedrohung für Extremität oder Leben
- Erfolgsrate nach OP > 90 %
- Schwierige Diagnose, daher vermutlich hohe Dunkelziffer
- Professionelle Karriere gefährdet

Abb. 3.15 MRA postoperativ zeigt stenosefrei perfundierte iliakale Y-Prothese

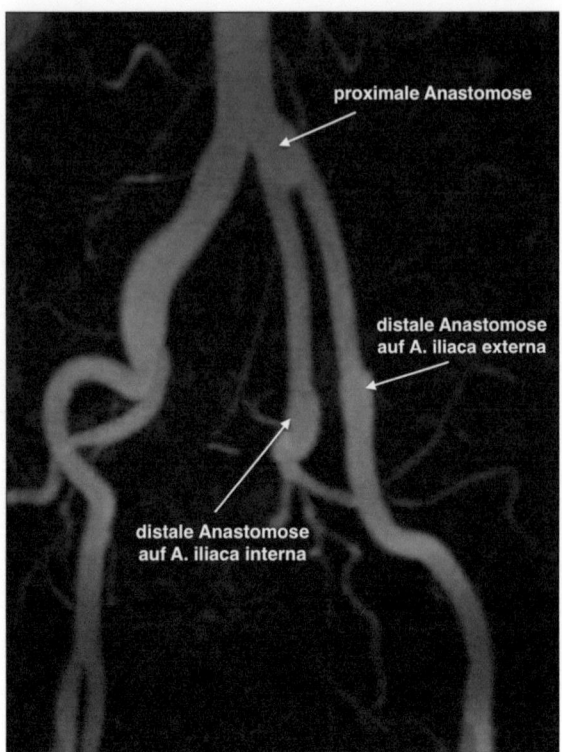

Die Prognose ist prinzipiell sehr **gut,** insbesondere da es sich um keine extremitäten- oder gar lebensbedrohliche Erkrankung handelt. Die Mehrzahl der konservativ behandelten Patienten, die die Sportart wechseln oder die Intensität reduzieren, kann zeitlebens einen uneingeschränkten Alltag führen. Bei professionellen Hochleistungsathleten, die ihre Karriere nicht aufgeben wollen, sind die Ergebnisse der **operativen Versorgung** deutlich besser als nach endovaskulären Verfahren. Die **Erfolgsrate** nach der operativen Gefäßrekonstruktion liegt bei **> 90 %,** wohingegen das Rezidivrisiko nach der Angioplastie mit Stentimplantation sehr hoch ist. Das Schwierigste und die Prognose am meisten Beeinflussende ist die Herausforderung der korrekten Diagnosestellung. Die **Dunkelziffer** wird aufgrund der unspezifischen Symptomatik nach wie vor als sehr hoch eingeschätzt. Unerkannte Erkrankungsfälle, Fehldiagnosen und -behandlungen führen oft zu einem Progress der Gefäßwandveränderungen, was zu Komplikationen (z. B. dem akuten Verschluss mit resultierender Ischämie) führen kann. Diese ernst zu nehmenden **Komplikationen** können die Prognose negativ beeinflussen und das Ende einer vielversprechenden **Profikarriere** sein.

3.2 Adduktorenkanal-Syndrom

3.2.1 Definition

- Kompression der A. femoralis superficialis auf Höhe des Adduktorenkanals
- Synonyme: Hunterkanal-Syndrom, Entrapment-Syndrom der A. femoralis

Beim Adduktorenkanal-Syndrom (AKS), welches auch Hunterkanal-Syndrom oder Entrapment der A. femoralis genannt wird, handelt es sich um eine stenosierende Erkrankung der A. femoralis (AFS) auf Höhe des Adduktorenkanals. Es sollte allerdings eine klare Abgrenzung zu arteriosklerotischen Läsionen getroffen werden, wobei die Prädilektionsstelle sowohl bei der pAVK als auch beim AKS auf Höhe des Adduktorenkanals liegt.

3.2.2 Epidemiologie

- Extrem selten
- < 30 Publikationen in Weltliteratur

Das Adduktorenkanal-Syndrom ist eine sehr **seltene** Erkrankung, über die in der Weltliteratur kaum und wenn, dann lediglich in Form von Kasuistiken berichtet wurde. Die Zahl an Publikationen liegt im unteren zweistelligen Bereich bei unter 30.

3.2.3 Risikogruppen

- Männer > Frauen
- Langstreckenläufer
- Skilangläufer
- Fußballspieler
- Hockeyspieler

Bei den betroffenen Patienten handelt es sich meistens um sportliche, durchtrainierte Athleten mit kräftig ausgebildeter Oberschenkelmuskulatur. Es scheint eine gewisse **Geschlechterpräferenz** zu bestehen, wobei Männer häufiger betroffen sind als Frauen.

Eine statistische Relevanz kann in Anbetracht der geringen Fallzahlen allerdings nicht gesichert werden.

Hunter als Erstbeschreiber dieses Krankheitsbildes im Jahre 1950 berichtete nur über männliche Patienten und hat diese Geschlechterdominanz auf die Anatomie zurückgeführt (Palma 1952). Er argumentierte, dass Frauen aufgrund des physiologischerweise weiter ausladenden Beckenknochens einen schrägeren Verlauf des Femurs haben. Zudem haben Frauen oft (nicht immer!) eine geringer ausgeprägte Muskelmasse und folglich auch schwächere Sehnenzügel. Er schloss deshalb daraus, dass der Hunterkanal bei Frauen physiologischerweise deutlich weiter ist als bei Männern und sie nicht an einem AKS leiden können. Mittlerweile gibt es allerdings auch Berichte über betroffene Frauen, sodass diese Aussage von Hunter revidiert worden ist.

Laufsportler sind die Hauptrisikogruppe, weshalb die Erkrankung auch **Jogger-Krankheit** genannt wird. Aber auch andere Sportler wie Radrennfahrer, Fußballspieler oder Skilangläufer können betroffen sein. Allgemein handelt es sich um Athleten mit kräftig ausgebildeter Oberschenkelmuskulatur, aber auch posttraumatische Fälle sind beschrieben. So gibt es u. a. einen interessanten Fallbericht über einen 19-jährigen Hockeyspieler, der im Anschluss an eine konservativ behandelte, nicht dislozierte Fraktur des Trochanter minor einen chronischen Verschluss der A. femoralis superficialis (AFS) auf Höhe des Adduktorenkanals im Sinne eines AKS entwickelt hat (Agrawal et al. 2023).

3.2.4 Ätiologie und Pathomechanismus

- Adduktorenkanal als anatomische Engstelle
- Trainingsbedingte Hypertrophie der Adduktorenmuskulatur
- Repetitive Kompression der A. femoralis superficialis auf Höhe des Adduktorenkanals

Es handelt sich beim **Adduktorenkanal** um eine ca. 6 cm lange anatomische Lücke in der Adduktorenmuskulatur, durch welche das Gefäßnervenbündel (A. und V. femoralis sowie N. saphenus) von der Ventral- auf die Dorsalseite des Oberschenkels gelangt. Insbesondere bei muskelstarken Menschen kann die physiologischerweise vorliegende Kompression sehr ausgeprägt sein, weshalb es in der Folge zu Schädigungen des Gefäßnervenbündels kommt. Am häufigsten ist hierbei die AFS betroffen. Es kann aber zusätzlich oder isoliert auch die V. femoralis superficialis mit in den Verschlussprozess einbezogen sein (Sapienza et al. 2014).

Die Kompression der AFS erfolgt von lateral durch den M. vastus medialis, von medial durch den M. adductor longus und von ventral durch den M. sartorius (Abb. 3.16 und 3.17).

3.2 Adduktorenkanal-Syndrom

Abb. 3.16 Schematische Darstellung der Anatomie des Adduktorenkanals

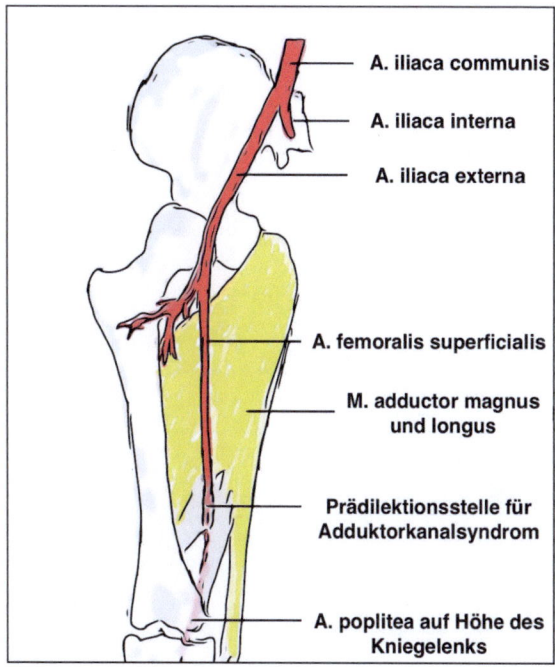

3.2.5 Einteilung und Klassifikation

- Nach betroffener Struktur:
  - arteriell
  - venös
  - nerval

Aufgrund der Seltenheit das Erkrankungsbildes gibt es keine Einteilung. Allerdings sollte zumindest die Unterscheidung in ein arterielles sowie venöses Kompressionssyndrom erfolgen. Da der Nervus saphenus den Adduktorenkanal frühzeitig verlässt und selten betroffen ist, zählt ein nervales Kompressionssyndrom in dieser Lokalisation zur absoluten Rarität.

3.2.6 Symptome und Untersuchungsbefunde

- **Chronisch** (oft nicht erkannt)
  - belastungsabhängige Schmerzen in der Wade
  - Leistungseinbuße bei Langstreckenläufern

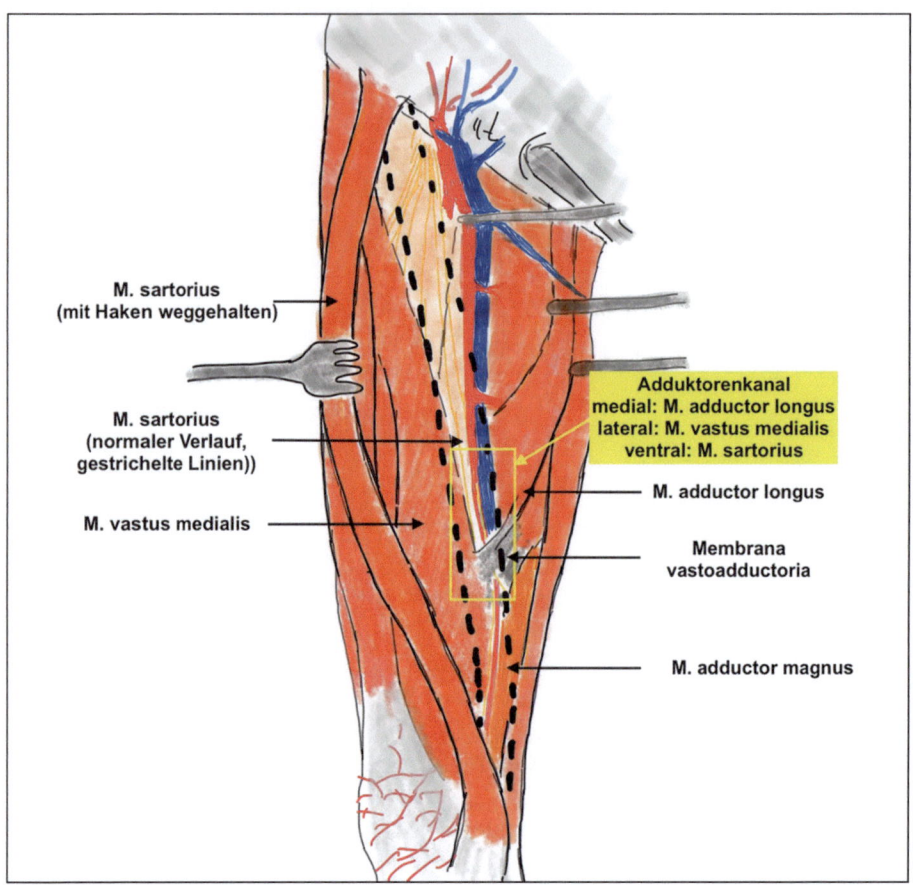

Abb. 3.17 Schematische Darstellung der Prädilektionsstelle des Adduktorenkanal-Syndroms

- **Akut** (arterieller Verschluss)
  - Schmerzen und Kältegefühl
  - reduzierte Sensomotorik am betroffenen Fuß

Die Symptome des AKS können **belastungsabhängige Oberschenkel- oder Wadenschmerzen** sein, ein nicht unerheblicher Teil der Fallberichte handelt allerdings auch von akuten Komplikationen im Sinne von Verschlüssen und einer hieraus resultierenden **kritischen Extremitätenischämie.** Nicht selten treten derartige akute Komplikationen während eines Wettkampfes oder harten Trainings auf.

Die Symptome im **chronischen Stadium** entsprechen den Beschwerden, die von Patienten mit einer pAVK geschildert werden. Allerdings weisen sie meist eine deutlich mildere Ausprägung ihrer Beschwerden bei einer weitaus längeren Laufstrecke auf. So berichten Patienten mit einer arteriosklerotisch bedingten Stenose der AFS auf Höhe des Adduktorenkanals typischerweise über belastungsabhängige Wadenschmerzen nach einer schmerzfreien Gehstrecke von 100–200 m. Patienten mit einer kompressionsbedingten Engstelle der AFS berichten üblicherweise über eine Reduktion der Laufleistung und einen sportlichen Leistungseinbruch, wobei im Alltag im chronischen Stadium in aller Regel keine Einschränkungen vorliegen und dieser problemlos gemeistert werden kann.

Anders verhält es sich im **akuten Stadium der kritischen Extremitätenischämie.** Hier haben die Patienten meist eine akute Schmerzsymptomatik mit Kältegefühl im Bereich der betroffenen Extremität. Auch wird oft über eine akut einsetzende Reduktion und Herabsetzung der Sensomotorik des betroffenen Fußes berichtet. Typischerweise ereignet sich ein derartiges Akutereignis während einer maximalen Belastungssituation oder im Wettkampf.

3.2.7 Diagnostik

- Untersuchung (Pulsstatus, Sensomotorik)
- Bestimmung Ankle Brachial Index (ABI)
- Sonographie
- CT- bzw. MR-Angiographie
- Selektive Angiographie in Interventionsbereitschaft (Lyse, PTA)

Zur primären Diagnostik gehört die klinische Untersuchung, insbesondere die Erhebung des **Pulsstatus** sowie die Prüfung der **Sensomotorik.** Auch die Bestimmung des **Knöchel-Arm-Dopplerindex (= Ankle Brachial Index, ABI)** gehört zur Basisdiagnostik. Weitere wichtige Untersuchungen sind die arterielle **Duplex- und Dopplersonographie** sowie im Bedarfsfall die weiterführende Diagnostik mittels **MR- oder CT-Angiographie.** Die Vorteile der **MR-Angiographie** bei den jungen Athleten sind die fehlende Strahlenbelastung und der Verzicht auf jodhaltiges Kontrastmittel (Abb. 3.18). Nachteilig hingegen ist die schwierigere Beurteilbarkeit der Gefäßwand und der umgebenden Strukturen.

Eine **selektive Angiographie** ist nach flächendeckender Einführung und Verfügbarkeit der Schnittbildgebung nur noch sehr selten indiziert, fast ausnahmslos in

Abb. 3.18 MRA-Übersicht bei einer Patientin mit einem chronischen Adduktorenkanal-Syndrom rechts und ausgeprägter Kollateralisierung über die A. profunda femoris

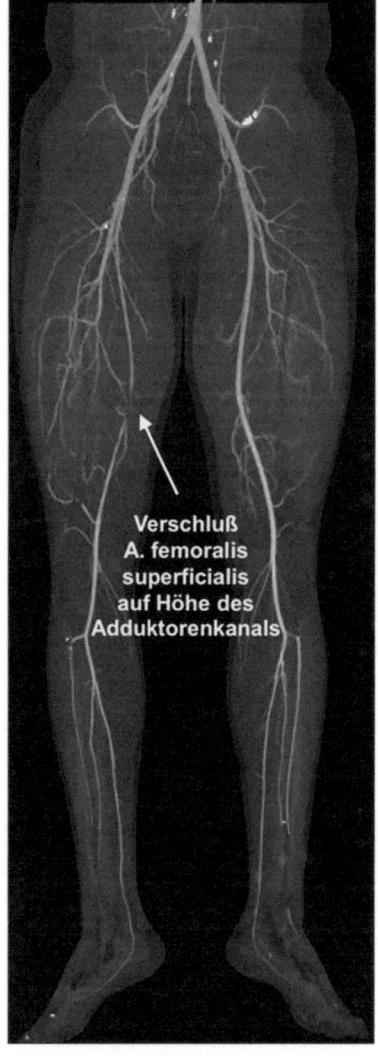

Kombination mit interventionellen Verfahren wie der intraarteriellen Lysetherapie oder der perkutanen Ballonangioplastie. Allerdings wird auch zur Planung einer interventionellen Rekanalisation häufig vorher eine CT- oder MR-Angiographie durchgeführt. In der selektiven angiographischen Darstellung lassen sich die Stenosen inclusive der Kollateralisation sehr gut darstellen (Abb. 3.19).

3.2 Adduktorenkanal-Syndrom

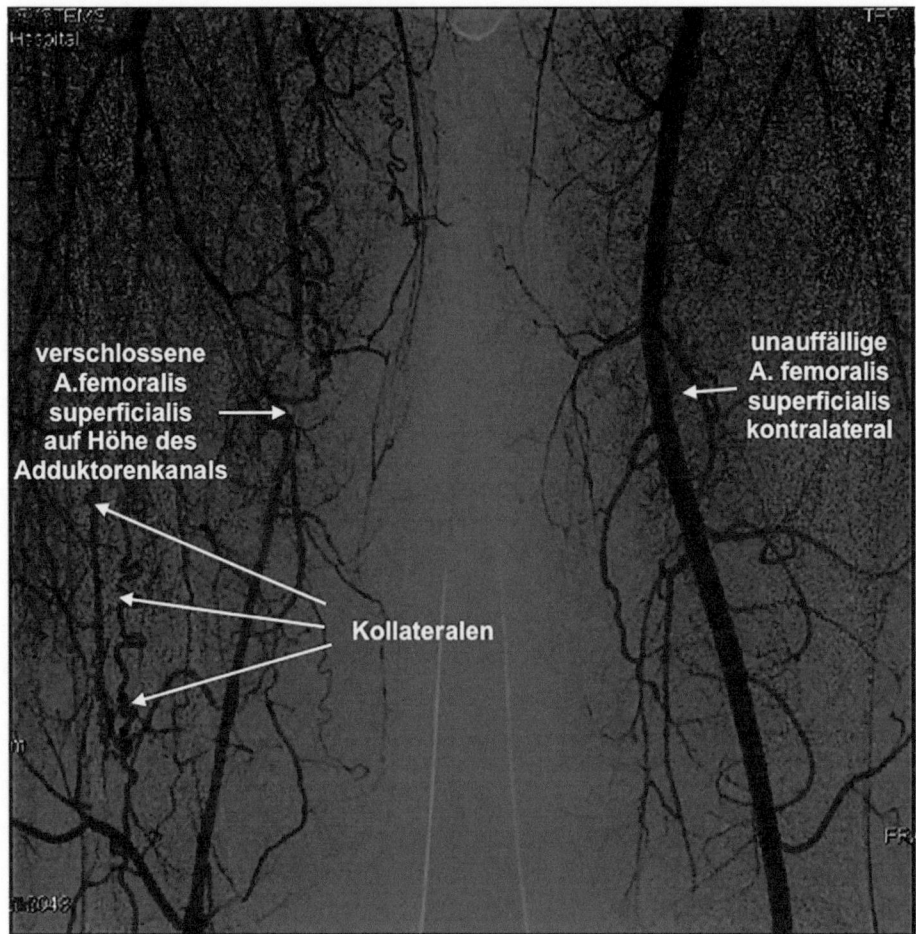

Abb. 3.19 Klassische angiographische Darstellung einer Stenose der A. femoralis superficialis rechts auf Höhe des Adduktorenkanals bei einem Adduktorenkanal-Syndrom mit kräftiger Kollateralisierung

3.2.8 Therapie

- **Konservativ**
  - Sportpause
  - Wechsel der Sportart
  - Physiotherapie
  - Muskelrelaxation

- **Interventionell**
  - PTA
  - Aspirationsthrombektomie
  - Lyse
- **Operativ**
  - Thrombektomie
  - Patchplastik
  - Bypassanlage
  - Anlage eines Interponats
  - Fasziotomie (Eröffnung aller 4 Kompartimente)

3.2.8.1 Konservativ

Zur symptomatischen (konservativen) Therapie gehört die **Muskelrelaxation**, z. B. mit Mydocalm® (Tolperison) 3 × 50 mg/d. Außerdem wird eine **Sportpause** empfohlen, die durchaus 12 Wochen (oder länger) betragen kann. Ein **Wechsel der Sportart** kann ebenfalls zu den Therapieempfehlungen gehören, wird von den Athleten allerdings selten akzeptiert. Insbesondere bei professionellen Langstreckenläufern würde dies immerhin mit einer Gefährdung der Karriere einhergehen. Auch die **intensive Krankengymnastik** zur Muskeldehnung und -lockerung gehört zu den Therapiemaßnahmen, führt allerdings selten zu einem dauerhaften Therapieerfolg.

3.2.8.2 Interventionell

Da die Ursache der Erkrankung eine externe Kompression ist, sollte diese im Idealfall chirurgisch beseitigt werden. Aus diesem Grund sind interventionelle Therapieverfahren selten indiziert, insbesondere von einer **Stentimplantation** wird dringend abgeraten. Letzterer kann durch die repetitive Kompression knicken oder brechen, was zu einem akuten Verschluss mit äußerst kompliziertem Verlauf führen kann (Abb. 3.20). Eine einfache **Ballonangioplastie** hat zwar nicht das Risiko eines nachfolgenden Stentverschlusses, führt allerdings selten zum gewünschten Erfolg.

Im akuten Verschluss mit arterieller Thrombose proximal und distal kann eine interventionelle Therapie mittels **Aspirationsthrombektomie** oder **Lysetherapie** allerdings durchaus sinnvoll und erfolgsversprechend sein. Da die Lysetherapie aber meist zeitaufwendiger ist als die operative Thrombektomie, ist dies nur im Falle einer kompensierten Ischämie vertretbar (Abb. 3.21 und 3.22).

3.2.8.3 Operativ

Die operative Versorgung zur Überbrückung der Stenosierung im Adduktorenkanal, z. B. in Form eines **Bypasses** oder **Interponats,** sollte aber im Anschluss baldmöglichst elektiv erfolgen (Abb. 3.23, 3.24 und 3.25). Im Falle einer akute Ischämie mit ausgeprägter Symptomatik ist eine operative Thrombektomie inclusive Anlage eines Interponats ob-

3.2 Adduktorenkanal-Syndrom

Abb. 3.20 Angiographie eines 46-jährigen Triathleten mit einem AKS zeigt eine akut verschlossene A. femoralis superficialis bei Stentthrombose. Die stentgestützte Intervention erfolgte anamnestisch 6 Wochen vorher. Daraufhin erfolgte die notfallmäßige Bypassrekonstruktion mit Fasziotomie (siehe Abb. 33–35)

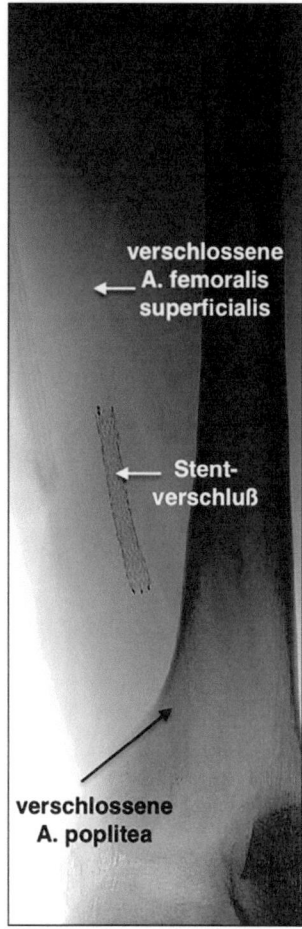

ligat, um die Ischämiedauer so kurz als möglich zu halten (Walensi 2017). Zur operativen Versorgung der akuten Ischämie, insbesondere bei ausgeprägter Symptomatik bzw. unklarer Ischämiedauer, gehört die Fasziotomie am Unterschenkel mit Eröffnung aller 4 Kompartimente zwingend hinzu.

3.2.9 Prognose

- Gut
- Extremität normalerweise nicht gefährdet
- Aufgabe von Profisport (Langstreckenlauf) kann notwendig werden

Abb. 3.21 Angiographie eines 38-jährigen Marathonläufers mit einer embolisierenden Stenose der A. femoralis superficialis (Pfeil) bei einem Adduktorenkanal-Syndrom

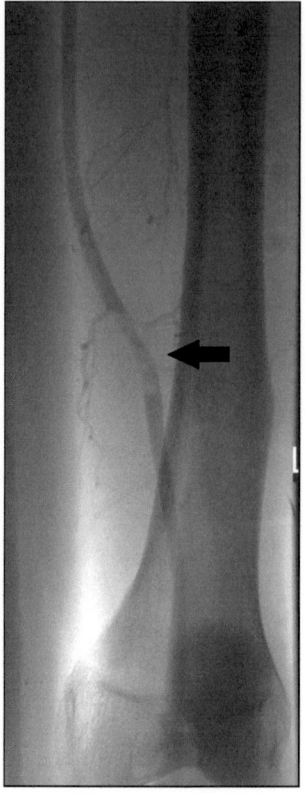

Bei rechtzeitiger Behandlung und damit Vermeidung von Komplikationen hat das Adduktorenkanal-Syndrom eine gute Prognose. Das Risiko des Extremitätenverlustes ist extrem gering. Allerdings kann auch die Aufgabe von intensivem Profisport (insbesondere dem Langstreckenlauf) notwendig werden.

3.3 Popliteales Entrapment-Syndrom (PAES)

3.3.1 Definition

- Kompression der A. poplitea auf Höhe der Kniekehle durch
  - anatomische Besonderheiten (= anatomisches PAES)
  - muskuläre Hypertrophie (= funktionelles PAES)

Abb. 3.22 Hier sieht man bei demselben Patienten die stattgehabte Embolisation in alle Unterschenkelarterien. Dies hat zu einer akuten kompensierten Ischämie geführt, woraufhin die Indikation zur Lysetherapie gestellt wurde

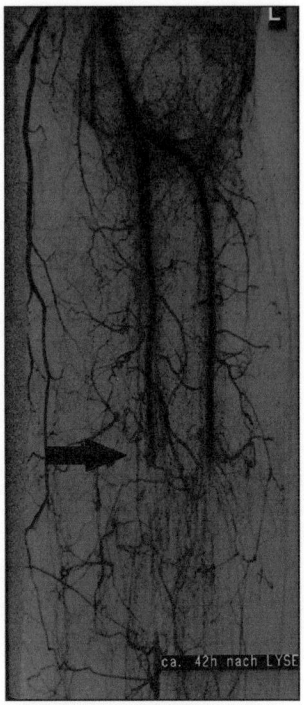

Beim poplitealen Entrapment-Syndrom (PAES) handelt es sich um eine kompressionsbedingte Schädigung der Arteria poplitea (AP), beim anatomischen hingegen um eine Anomalie der Muskelverläufe im Kniegelenk. Diese ist angeboren und daher unabhängig vom Fitnesszustand und Alter des Patienten. Charakteristisch für das funktionelle PAES ist die hypertrophierte Muskulatur bei normaler Anatomie (funktionelles PAES).

3.3.2 Epidemiologie

- Inzidenz 1–3 %
- Erstbeschreibung 1879 (Anderson Stuart)
- Seither ca. 400 Fallberichte

Die **Inzidenz** ist gering, die geschätzte Prävalenz aus Autopsiestudien liegt bei 1–3 %. Die **Erstbeschreibung** erfolgte 1879 durch den Medizinstudenten Anderson Stuart, dem bei der Sektion einer Leiche der im Seitenvergleich ungewöhnliche Verlauf der AP auffiel (Stuart 1879).

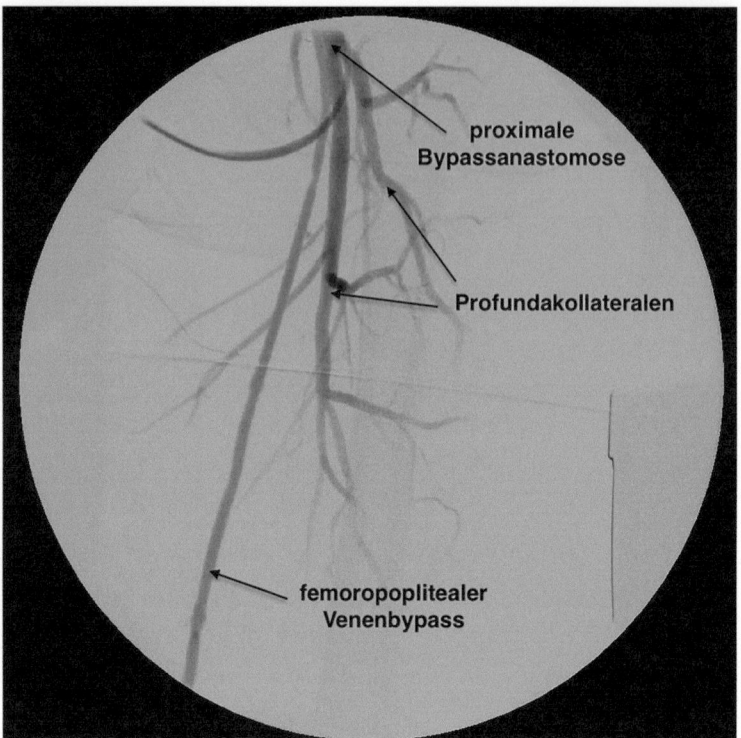

Abb. 3.23 Die intraoperative Angiographie des Patienten (Abb. 30) mit Darstellung der stenosefreien proximalen Anastomose eines femoropoplitealen Venenbypasses

Das PAES ist eine **sehr seltene Erkrankung,** insbesondere die erworbene Form als das sogenannte funktionelle PAES. Dennoch ist es in dem Kollektiv der jungen Patienten ohne kardiovaskuläre Risikofaktoren – hier sind insbesondere Athleten zu nennen – für fast die Hälfte der akuten arteriellen Verschlüsse bzw. chronisch stenosierenden Arterienerkrankungen verantwortlich (Turnipseed 2002). Seit der Erstbeschreibung im Jahr 1879 gibt es allerdings lediglich ca. 400 Publikationen und Fallberichte, was ein weiterer Hinweis für die Seltenheit des Erkrankungsbildes ist (Gokkus et al. 2014).

3.3.3 Risikogruppen

- Jung (2.–4. Lebensdekade)
- Männlich (Mann: Frau = 4:1)
- Läufer
- Fußballspieler

3.3 Popliteales Entrapment-Syndrom (PAES)

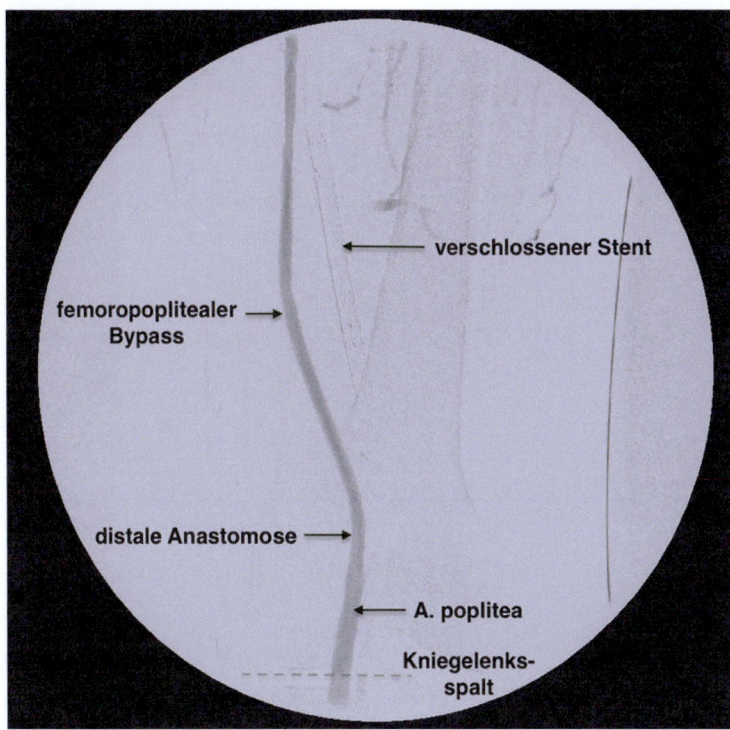

Abb. 3.24 Darstellung der stenosefreien distalen Anastomose eines femoropoplitealen Venenbypasses

Die Diagnose wird am häufigsten bei sportlich aktiven Männern in der **2.–4. Lebensdekade** gestellt. Dies gilt sowohl für das funktionelle als auch für das anatomische PAES. Da es sich beim anatomischen PAES um eine angeborene abnorme Kniegelenksanatomie handelt, könnte vermutet werden, dass die Diagnosestellung unabhängig vom Alter stattfinden müsste. Dennoch wird die Diagnose selten im fortgeschrittenen Lebensalter oder bei unsportlichen Menschen, sondern gewöhnlich beim sportlich aktiven Menschen gestellt. Dies kann dadurch erklärt werden, dass eine hypertrophe Muskulatur die angeborene Kniegelenksanomalie verstärken kann und andererseits eine gering ausgeprägte Muskulatur trotz abnormer Muskelverläufen keine hämodynamisch relevante Kompression der Arterie verursacht (Al-Tayef et al. 2021).

Mit einem Geschlechterverhältnis von 4:1 sind **Männer** deutlich häufiger betroffen als Frauen.

Wichtig in diesem Zusammenhang ist die Erwähnung von Risikosportarten, hierzu gehören vor allem der **Laufsport** sowie **Fußball.**

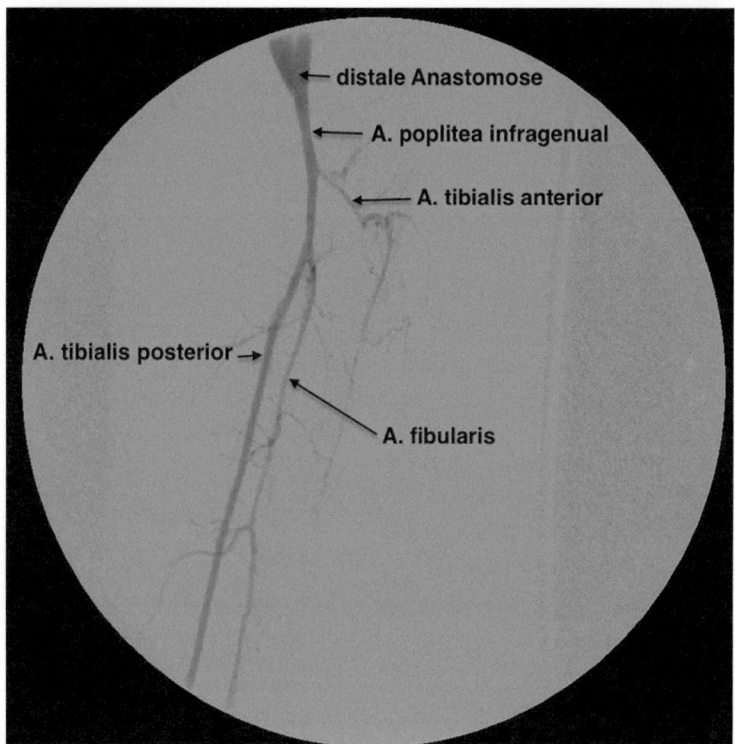

Abb. 3.25 Angiographie des peripheren Abstroms am Unterschenkel

3.3.4 Ätiologie und Pathomechanismus

- Repetitive Kompression der Arterie
- Intimaläsionen
- Reaktive Verdickungen der Gefäßwand
- Ausbildung intraarterieller Thromben

Durch die stetige mechanische Belastung der AP bei der Beugung des Kniegelenks kommt es zu rezidivierenden Intimaläsionen und resultierenden Vernarbungen. Makroskopisch werden eine Verdickung und Verhärtung der Gefäßwand beobachtet, histologisch erklärbar durch eine Fibrosierung der gesamten Arterienwand, vor allem der Intimaschicht. Aufgrund der Unebenheiten der Gefäßinnenwand ist die Ausbildung intraarterieller Thromben typisch und für eine Vielzahl an Komplikationen verantwortlich.

3.3.5 Einteilung und Klassifikation

- Nach **Love/Whelan** (= **Insua/Young**) in die Typen 1–4:
  1. medial des M. gastrocnemius
  2. A. poplitea verläuft medial des M. gastrocnemius (dieser setzt aber lateraler an als im Normalfall)
  3. Einengung durch akzessorische Muskelzügel bei normalem Verlauf der A. poplitea
  4. Einengung durch M. popliteus bei normalem Verlauf der A. poplitea
- Modifiziert durch **Rich** (= **Levien**) ergänzt durch die Typen 5 und 6:
  5. Beteiligung der V. poplitea
  6. Funktionelles Entrapment durch hypertrophe Muskulatur

Es gibt unterschiedliche Einteilungen und Klassifikationen. Wichtig ist sicherlich die Unterscheidung in anatomisches und funktionelles Entrapment-Syndrom: Beim anatomischen liegt eine abnorme Anatomie der Kniekehle vor, beim funktionellen eine hypertrophe Muskulatur. In den ursprünglichen Einteilungen wurde lediglich das ana-

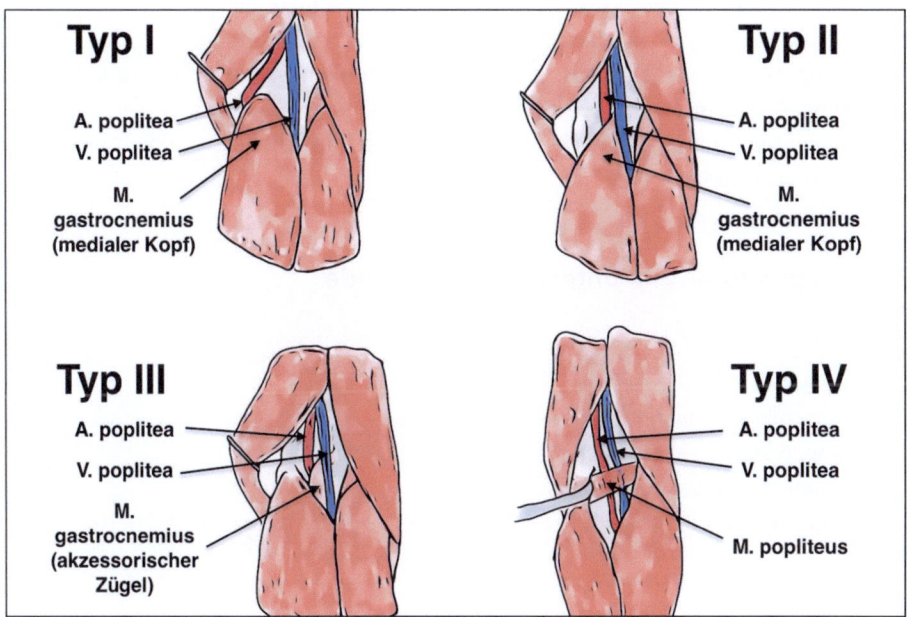

Abb. 3.26 Schematische Darstellung des PAES in die Typen I-IV

tomische Entrapment berücksichtigt. Es gibt mittlerweile zahlreiche Klassifikationen, die sich allerdings im Prinzip alle ähneln bzw. sich entsprechen.

Love und **Whelan** (Love und Whelan 1965) sind die Urheber der ursprünglichen und ersten Klassifikation in die **Typen 1–4.** Im Klinikalltag sowie der Literatur findet auch noch die Einteilung nach **Insua** und **Young** (Insua und Young 1970) Anwendung, die gleichbedeutend ist mit der Einteilung nach **Love** und **Whelan** (Abb. 3.26):

- Typ 1: Die AP verläuft medial des M. gastrocnemius.
- Typ 2: Die AP verläuft medial des M. gastrocnemius (dieser setzt aber lateraler an als im Normalfall).
- Typ 3: Einengung durch akzessorische Muskelzügel bei normalem Verlauf der AP
- Typ 4: Einengung durch M. popliteus bei normalem Verlauf der A. poplitea

Ergänzt sowie modifiziert wurde diese Klassifikation durch **Rich** (Rich und Hughes 1967) in 6 Typen, später auch noch nach **Levien** (Levien und Veller 1999), aber erneut gleichbedeutend:

- Typ 5: Beteiligung der V. poplitea
- Typ 6: Funktionelles Entrapment durch hypertrophe Muskulatur

Der Großteil der anatomischen Besonderheiten beim PAES lassen sich in eine der o. g. Klassifikationen einteilen. Allerdings gibt es auch die Meinung, dass die klassische Einteilung lückenhaft ist und fast die Hälfte der Fälle sich hierdurch nicht vollständig abbilden lässt. So können u. a. einem PAES zugrunde liegende Auffälligkeiten des lateralen M. gastrocnemius, des M. soleus, der lateralen Femurkondyle sowie perivaskulärer Fibrosierungen keinem der 6 Typen nach Rich zugeordnet werden (Jayaraj et al. 2022). Ob sich komplexere und umfangreichere Klassifikationen im Klinikalltag durchsetzen werden, bleibt abzuwarten.

3.3.6 Symptome und Untersuchungsbefunde

- Oft lange asymptomatisch
- Belastungsabhängige Wadenschmerzen
- Schmerzprovokation durch forcierte Kniebeugung
- Kältegefühl beim akuten Verschluss
- Störungen der Sensomotorik bei zusätzlicher nervaler Kompression

Typische Beschwerden einer poplitealen Kompression sind **belastungsabhängige Wadenschmerzen.** So berichten mitunter Fußballspieler über Schmerzen während des Trainings sowie im Wettkampf, die einseitig lokalisiert insbesondere im Wadenbereich liegen. Auch eine **Schmerzprovokation** durch forcierte Kniebeugung wird berichtet, was allerdings aufgrund der zahlreichen muskuloskelettalen Differenzialdiagnosen selten primär richtig interpretiert wird.

Das PAES bleibt allerdings oft auch lange Zeit **asymptomatisch,** weshalb die Diagnosestellung dann erst im Stadium des akuten oder subakuten Verschlusses gestellt wird. Aufgrund der meist sehr guten Kollateralisation kann selbst ein Verschluss der AP mit allenfalls milder Beschwerdesymptomatik einhergehen oder ebenfalls zunächst asymptomatisch sein. Im fortgeschrittenen Stadium oder bei einer **Embolisation** in die Peripherie hingegen können ausgeprägte Schmerzen, ein Kältegefühl im Fuß oder Sensibilitätsstörungen auftreten.

3.3.7 Diagnostik

- Klinische Untersuchung
- Bestimmung ABI
- Sonographie
- CT-/MR-Angiographie
- DSA (in Interventionsbereitschaft)

Die **klinische Untersuchung** in Ruheposition ist beim PAES in aller Regel unauffällig, Fußpulse sind regelmäßig kräftig tastbar. Lediglich in Provokationsstellung, also bei Beugung des Kniegelenks, kann mitunter die Schmerzsymptomatik ausgelöst bzw. eine Abschwächung der Fußpulse festgestellt werden.

Zur apparativen nichtinvasiven Diagnostik des PAES gehören die Bestimmung des **Knöchel-Arm-Dopplerindex (=ABI)** sowie die **Ultraschalluntersuchung.** Häufig werden allerdings auch hier unauffällige Befunde erhoben, insbesondere in liegender Position und Streckstellung des Kniegelenks. Teilweise kann allerdings in Beugeposition eine Reduktion des **ABI** festgestellt werden, häufig bleibt er allerdings auch in Provokationsstellung noch normal. Erst nach Durchführung von Belastungstests, z. B. schnelle Abfolge von Kniebeugen oder Ausbelastung auf dem Fahrradergometer, kommt es typischerweise zu einer Reduktion des ABI auf Werte <0,7.

Sonographisch zeigt sich bereits in Ruheposition, ob ein ungewöhnlicher Abstand zwischen Arterie und Vene vorliegt, welcher meist durch anatomische Varianten im Sinne von dazwischenliegenden Muskel- bzw. Szenenzügen verursacht wird. Letztere sind ausschlaggebendes anatomisches Korrelat für die Mehrzahl der Patienten, welche an einem PAES leiden. Beim funktionellen PAES zeigen sich hier keine Auffälligkeiten.

Als weiterführende Diagnostik wird häufig eine **CT-** oder **MR-Angiographie** durchgeführt, wobei die CT-Angiographie den Vorteil der zuverlässigeren Darstellung von Gefäßwand sowie durchflossenem Lumen aufweist, allerdings gravierende Nachteile wie Strahlenbelastung und potenzielle Kontrastmittel-Nebenwirkungen sowie Nierenfunktionsstörungen beinhaltet.

Die **konventionelle Angiographie** in Subtraktionstechnik **(DSA)** wird mittlerweile nur noch in Ausnahmefällen durchgeführt, u. a. dann, wenn eine simultane interventionelle Therapie (z. B. Lysetherapie oder Ballonangioplastie) geplant ist. Als reines Diagnostikum wurde die konventionelle Angiographie mittlerweile durch die Schnittbildgebung abgelöst, insbesondere im Hinblick auf die Invasivität dieser Diagnostik und das Risiko von Komplikationen wie Blutungen oder zusätzlichen Gefäßverletzungen im Bereich der Zugangsarterie.

3.3.8 Therapie

- **Konservativ**
  - beim funktionellen Entrapment
  - bei asymptomatischem/nicht beeinträchtigendem Verschluss mit Kollateralen
- **Interventionell**
  - Lyse beim akuten Verschluss
  - PTA/Aspirationsthrombektomie Unterschenkelarterien
  - meist als Bridging
- **Operativ**
  - Release (= Lösen von einengenden Muskel-/Sehnenanteilen)
  - Patchplastik bei kurzstreckigen Prozessen
  - Interponat bei längerstreckigen Verschlüssen
  - im Bedarfsfall Thrombektomie infragenual/crural
  - Fasziotomie am Unterschenkel bei akuter Ischämie obligat

3.3.8.1 Konservativ

Im Idealfall erfolgt die Therapie eines anatomischen PAES frühzeitig, bevor kompressionsbedingte Läsionen der Arterie entstanden sind. Ein konservatives Vorgehen beim anatomischen PAES sollte Ausnahmefällen vorbehalten werden. Hierzu gehören z. B. ältere Patienten mit erhöhtem Komplikationsrisiko, geringer Restlebenserwartung sowie Patienten, die einen operativen Eingriff prinzipiell ablehnen. Da die Diagnose eines PAES allerdings fast ausnahmslos bei jungen, aktiven Patienten gestellt wird, gehören oben erwähnte Indikationen für ein konservatives Vorgehen zur Ausnahme. Vorstellbar wäre aber auch der Zufallsbefund eines anatomischen PAES in der Bildgebung eines Senioren aus anderen Gründen, wobei auch hier in aller Regel keine Indikation für eine invasive Maßnahme besteht. Zum konservativen Vorgehen gehören die Vermeidung

3.3 Popliteales Entrapment-Syndrom (PAES)

auslösender Bewegungen und Belastungen sowie ggf. Wechsel der Sportart. Krankengymnastische oder ergotherapeutische Verfahren können passager Symptome lindern, eine Behandlung der Grunderkrankung ist hierdurch verständlicherweise nicht möglich.

3.3.8.2 Interventionell

Das interventionelle Vorgehen beinhaltet die **perkutane Ballonangioplastie,** die **Stentimplantation** sowie die intraarterielle **Lysebehandlung.** Aufgrund des hohen Rezidivrisikos wird von der Ballonangioplastie abgeraten, eine Stentimplantation ist bis auf Ausnahmefälle aufgrund des hohen Komplikationsrisikos kontraindiziert. Die Lysetherapie wird bei peripheren Embolisationen mitunter vor oder während der definitiven operativen Rekonstruktion mit guten Ergebnissen angewendet. Bei einer akuten wenig bzw. nicht kompensierten Ischämie kann die Dauer der intraarteriellen Lysebehandlung nicht abgewartet werden, wobei die **Aspirationsthrombektomie** oft zu einer schnelleren Rekanalisation führt. Bei frustranem Verlauf hingegen ist eine operative Thrombektomie dringlich indiziert.

3.3.8.3 Operativ

Oberstes Ziel der elektiven operativen Therapie ist das **Release,** also die Durchtrennung von komprimierenden Muskel- und Sehnenzügeln, bevor Folgeschäden an den Leitungsbahnen im Bereich der Kniekehle auftreten (Abb. 3.27).

Da die Diagnose des PAES allerdings meist erst dann gestellt wird, wenn bereits fortgeschrittene Schädigungen der AP vorliegen, muss diese in aller Regel zeitgleich mit der

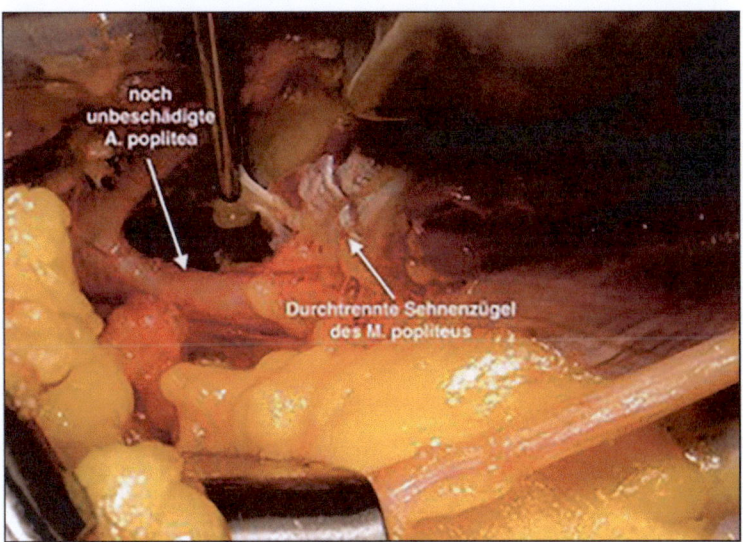

Abb. 3.27 Intraoperativer Situs eines einfachen Release der A. poplitea bei einem PAES durch abnorm verlaufenden M. popliteus (Typ 4 nach Whelan/Love)

Durchtrennung abnormer Muskel- und Bindegewebszügel operativ rekonstruiert werden. Dies kann teilweise durch eine **Endarteriektomie inclusive Patchplastik** erfolgen (Abb. 3.28, 3.29 und 3.30), meist muss allerdings ein **Interponat** oder **Bypass** angelegt werden.

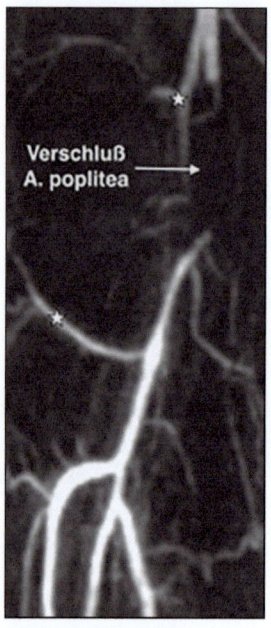

Abb. 3.28 MRA präoperativ bei akutem Verschluss der A. poplitea bei PAES mit kompensierter Ischämie. * = Kollateralen

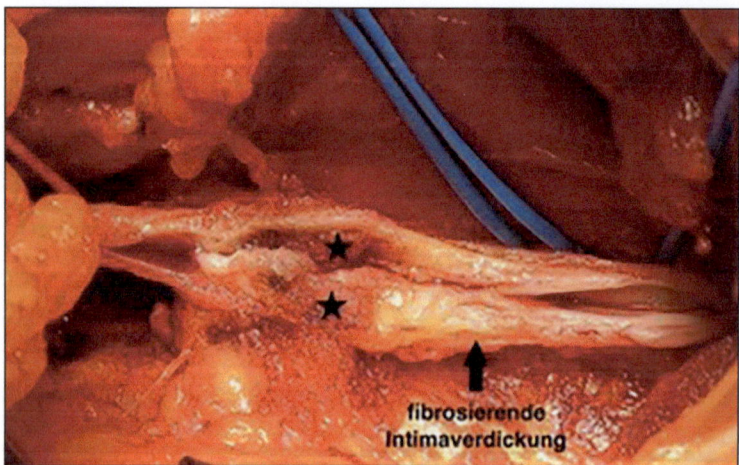

Abb. 3.29 Intraoperativer Befund eines poplitealen Entrapment-Syndroms (PAES) einer 47-jährigen Langstreckenläuferin mit akutem Verschluss und kompensierter Ischämie. * = intraarterielle Thromben

3.3 Popliteales Entrapment-Syndrom (PAES)

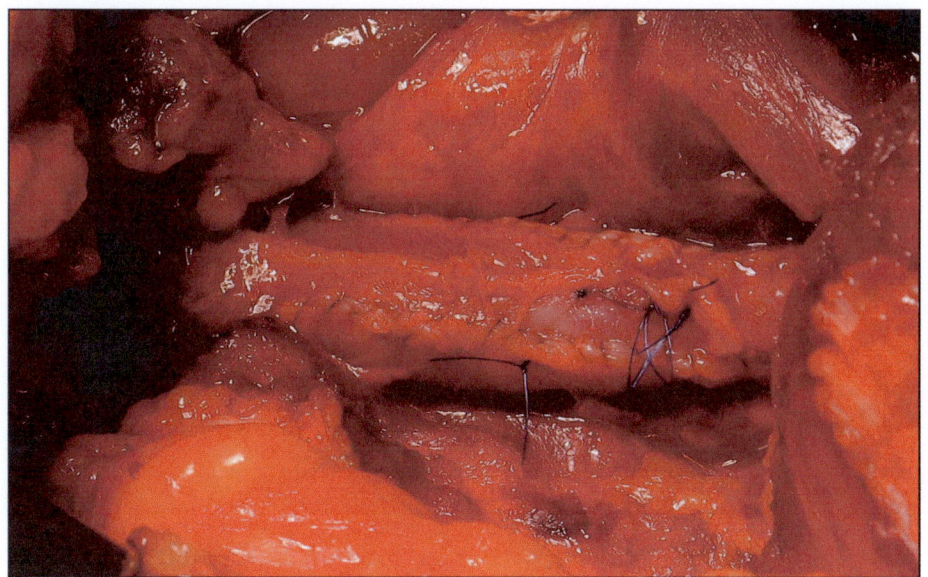

Abb. 3.30 Intraoperativer Situs nach Rekonstruktion der A. poplitea mit einem Venenpatch

Wann immer möglich, wird die Verwendung von **autologem** Material empfohlen. Hierfür kann entweder die VSM im Bereich des medialen Kniegelenks oder die VSP entnommen werden.

Alternativ kann bei ungeeigneter Venensituation im unmittelbaren OP-Gebiet auch die VSM vom Oberschenkel entnommen werden. Hier ist sie in aller Regel ausreichend kaliberstark und fast ausnahmslos für zumindest eine kurze Interposition geeignet.

Die **Notfallindikation** zur operativen Therapie muss bei einer akuten Ischämie unverzüglich gestellt werden, um die Ischämietoleranz des Gewebes zeitlich nicht zu überschreiten. Hierbei sollte neben der Rekonstruktion der stenosierten oder verschlossenen Apop nach den Prinzipien des elektiven Eingriffs in aller Regel zusätzlich noch eine **Thrombektomie infragenual oder crural** erfolgen, da periphere Embolisationen meist ursächlich für die akute Ischämiesymptomatik sind. Zudem empfiehlt es sich, die Indikation zur **Fasziotomie** am Unterschenkel sehr großzügig zu stellen, um das Rekonstruktionsergebnis nicht zu gefährden und den Beinerhalt zu gewährleisten.

3.3.9 Risikogruppen

- Risikosportarten
  - Klettern
  - Kontaktsportarten/Kampfsport
  - Leichtathletik
    Stabhochsprung
    Hürdenlauf
  - Motocross
  - Autorennfahren (Formel 1)
- Haushalt (Schnitt-/Stichverletzungen)
- Iatrogen
- Gewalt (Kriegsregionen)

3.3.10 Prognose

- Gut, wenn frühzeitig diagnostiziert und therapiert
- Extremität selten bedroht
- Komplexer beim akuten Verschluss
- Rezidivstenosen gehen mit schlechteren Prognosen einher

Die Prognose des PAES ist in aller Regel gut, die Gefahr eines Extremitätenverlustes äußerst gering. Dies liegt auch darin begründet, dass die AP häufig eine sehr gute Kollateralisation aufweist und es daher nur sehr selten zu einer akuten Ischämie kommt. Dennoch sollte die akute Ischämie (z. B. im Wettkampf) durch eine rechtzeitige Diagnose und Therapie unbedingt verhindert werden, da sie mit einem deutlich schlechteren Outcome und hohem Risiko der Gefährdung der Karriere eines Sportlers sowie einem Extremitätenverlust einhergeht. Im Idealfall sollte das PAES diagnostiziert werden, bevor arterielle Schädigungen entstehen. In diesen Fällen ist ein operatives Release von einengenden Strukturen ausreichend und eine arterielle Rekonstruktion nicht notwendig.

Rezidivstenosen nach interventioneller Therapie sind beschrieben, insbesondere nach Stentimplantation, und gehen mit einer schlechteren Prognose und erhöhtem Komplikationsrisiko einher. Auch nach operativen Rekonstruktionen können rezidivierende Ereignisse entstehen und ebenfalls zu einem komplizierteren Verlauf führen. Dennoch oder gerade deswegen bleibt die operative Therapie das Vorgehen der Wahl, wobei auch hier wieder die Notwendigkeit der frühzeitigen Behandlung betont werden muss.

3.4 Sportassoziierte Thrombose der Beinvenen

3.4.1 Definition

> Thrombose der Beinvenen, welche direkt oder indirekt durch sportliche Aktivitäten verursacht wird.

Unter sportassoziierten Thrombosen der Beinvenen versteht man solche, die in unmittelbarem Zusammenhang mit einer sportlicher Aktivität bzw. als Folgeerscheinung einer sportlichen Extrembelastung auftreten. Es geht also weit über die verletzungsbedingten Thrombosen hinaus. Im weiteren Sinne werden sämtliche Thrombosen unter diesen Begriff subsumiert, die vor (z. B. im Rahmen einer langen Anreise), während (aufgrund der Extrembelastung und Exsikkose) sowie im Nachhinein (aufgrund der Immobilisierung) auftreten.

3.4.2 Epidemiologie

- Inzidenz Normalbevölkerung 1:10.000
- Inzidenz Athleten 1–5/100.000

Die Inzidenz der Thrombose der tiefen Beinvenen (TBVT) in der Normalbevölkerung liegt bei 1:10.000, wobei hier das Alter einen bzw. den wichtigsten Risikofaktoren darzustellen scheint. Sportler sind insgesamt deutlich seltener betroffen und zudem schwierig als isolierte Kohorte zu erfassen. Die geschätzte Inzidenz der TVBT liegt hier bei **1–5/100.000**. Dies ist darauf zurückzuführen, dass Athleten typische Risikokonstellationen wie Immobilität, maligne Erkrankungen (paraneoplastische Thrombophilie) oder Adipositas in aller Regel nicht aufweisen.

3.4.3 Risikogruppen

- Langstreckenläufer
- Triathleten
- Fußballspieler
- Kraftsportler

Insbesondere bei **Langstreckenläufern** gibt es vermehrt Berichte über Thrombosen im Bereich der unteren Extremität, wobei hier in etwa der Hälfte der Fälle der Ober- sowie Unterschenkel betroffen waren (Hull et al. 2015). Die Mehrzahl der berichteten Fälle handelt von jungen, hochambitionierten Männern (Profisportler) zwischen dem 20. und 30. Lebensjahr. Mehr als zwei Drittel wiesen zusätzliche Risikofaktoren wie angeborene Gerinnungsstörungen oder kürzlich stattgehabte Traumata auf (Bishop et al. 2017). Betroffene Frauen nahmen in der Mehrzahl der Fälle hormonelle Kontrazeptiva ein und hatten ebenfalls eine thrombophile Grunderkrankung. Nikotinabusus sowie das May-Thurner-Syndrom waren bei beiden Geschlechtern selten ursächlich.

3.4.4 Ätiologie und Pathomechanismus

- Virchow'sche Trias = Veränderungen von
  1. Blutfluss (z. B. Immobilität durch Traumata, lange Anreisen)
  2. Gefäßwand (z. B. Traumata)
  3. Blutzusammensetzung (z. B. Exsikkose, Hormonpräparate, Thrombophilie)

Genau genommen gilt auch bei der Ätiologie der Thrombose des Sportlers die **Virchow'sche** Trias mit den drei Risikokonstellationen, nämlich:

1. Veränderungen des **Blutstroms** (z. B. Immobilität),
2. Veränderungen der **Gefäßwand** (z. B. Traumata),
3. Veränderungen der **Blutzusammensetzung** (z. B. Exsikkose, Hormonpräparate).

Immobilität gilt auch bei Langstreckenläufern als einer der Hauptrisikofaktoren für die Entstehung von Thrombosen im Bereich der unteren Extremität, was sicherlich auf den ersten Blick unverständlich erscheint. Läufer bewegen sich naturgemäß weit überdurchschnittlich viel, sodass hier mehrere Umstände für eine Bewegungseinschränkung ursächlich zu sein scheinen. Insbesondere Überbelastungen, Traumata und muskuläre bzw. ossäre Verletzungen können zu einer **schmerzbedingten Bewegungseinschränkung** führen, erschwert durch Hämatome und Schwellungen der verletzten Extremität. Auch **lange Anreisen zu Wettkämpfen** sind als Mobilitätseinschränkung bei Läufern zu nennen. Des Weiteren ist die trainings- und wettkampfbedingte **Exsikkose** ein wichtiger Risikofaktor für die Entstehung venöser Thrombosen, zudem die Einnahme **leistungsfördernder Präparate** wie Anabolika, Glukokortikoide oder Wachstumshormone (Lippi und Banfi 2011). Als seltene Ursache ist das venöse popliteale Entrapment-Syndrom zu nennen, welches bei muskelstarken Athleten zu beobachten ist und durch die trainingsbedingte Hypertrophie des M. triceps surae gehäuft bei Läufern und Fußballspielern auftritt (Gerkin et al. 1993).

Trotz aller oben genannten Risikofaktoren haben Athleten grundsätzlich ein sehr geringes Risiko, an einer Thrombose zu erkranken. Daher sollte betroffenen Athleten unbedingt nach Abschluss der meist notwendigen Antikoagulationstherapie eine **Thrombophilie-Abklärung** empfohlen werden. Dies ist insbesondere dann wichtig, wenn eine familiäre Belastung bekannt und vorbestehend ist (Grabowski et al. 2013; Aznar et al. 2000).

3.4.5 Symptome und Untersuchungsbefunde

- Ödematöse Schwellung
- Umfangsdifferenz
- Schmerzen
- Sichtbare Kollateralvenen
- Druckschmerz über Verlauf der tiefen Venen
- Dyspnoe (Lungenembolie)

Die Symptome und Untersuchungsbefunde einer venösen Thrombose bei Sportlern ähneln denen von Nicht-Athleten. Auch hier steht eine **ödematöse Schwellung** der betroffenen Extremität mit **Umfangsvermehrung** im Vordergrund. Zudem treten **Schmerzen** auf, sowohl bei Belastung durch die Schwellung und Spannung der Muskulatur, aber auch durch Druck auf thrombosierte oberflächliche und tiefe Venen. Ein weiteres typisches Zeichen ist die äußerlich sichtbare **verstärkte Venenzeichnung (Kollateralvenen)**. Diese ist im akuten Stadium neben der Schwellung ein wichtiger klinischer Hinweis für eine Thrombose, im chronischen Stadium sprechen verstärkt sichtbare Kollateralvenen für eine nur unzureichend erfolgte Rekanalisierung des tiefen Venensystems.

Ein **Druckschmerz** über dem Verlauf der tiefen Venen ist ein weiteres wichtiges Symptom, welches bei eingehender Untersuchung oft zu erheben ist. Eine ungewöhnliche Ermüdbarkeit und **Dyspnoe** treten glücklicherweise selten auf, können allerdings Hinweis für eine Lungenembolie sein.

3.4.6 Einteilung und Klassifikation

- Nach Lokalisation (obere > untere Extremität)
- Nach Begleiterscheinungen (mit/ohne Lungenembolie)
- Nach Vorgeschichte (mit/ohne auslösendes Ereignis)
- Nach Anzahl der Ereignisse (Erst-/Rezidivereignis)

3.4.6.1 Nach Lokalisation

Die wichtigste und im klinischen Alltag am häufigsten benutzte Klassifikation orientiert sich an der Lokalisation betroffener Venen. Venöse Thrombosen in der Allgemeinbevölkerung ohne Bezug zu sportlicher Aktivität sind zum größten Teil im Bereich der unteren Extremität lokalisiert. Im Gegensatz hierzu sind sportassoziierte Venenthrombosen allerdings häufiger im Bereich der **oberen Extremität** anzutreffen. In > 95 % der Fälle sind die V. subclavia oder axillaris betroffen, was meist durch anatomische Engstellen verursacht wird (Hilberg et al. 2021). Erworbene Engstellen in diesem Bereich sind oft auf trainingsbedingte Muskelhypertrophien zurückzuführen, weshalb Gewichtheber, Turner sowie Ballsportler zur typischen Risikogruppe gehören. Insbesondere Engstellen zwischen hypertrophen Skalenusmuskeln sind hier zu nennen. Auch Engstellen im subkorakoidalen Raum zwischen dem Processus coracoideus und dem Ansatz des M. pectoralis minor sind bei Muskelhypertrophie den trainingsbedingten erworbenen Ursachen zuzuschreiben und werden entsprechend häufiger bei Schwimmern beschrieben.

3.4.6.2 Nach Begleiterkrankungen

Eine weitere Klassifikation orientiert sich an Begleiterkrankungen, vornehmlich der **Lungenembolie (LE)**. Diese stellt die gefürchtetste Komplikation jeder venösen Thrombose dar. Die Mehrzahl der Thrombosen bei Athleten verläuft ohne die Komplikation einer LE, wobei sie nicht unterschätzt werden sollte. Zudem ist die Diagnostik aufgrund der häufigen Differenzialdiagnosen meist erschwert und kann verschleiert sein. Nur bei hinreichendem Verdacht auf eine LE ist eine weiterführende Diagnostik mittels LE-CT gerechtfertigt, liefert dann aber eindeutige Ergebnisse.

Zur typische Symptomatik der LE gehören neben Husten und Atemnot der Thoraxschmerz sowie eine Tachykardie. Differenzialdiagnostisch sind hier vordergründig sportassoziierte Erkrankungen zu erwähnen, u. a. das Anstrengungsasthma, kardiale Probleme beim Infekt oder im Übertraining sowie die Intercostalneuralgie.

Es gibt allerdings auch Fälle, in denen Patienten eine LE erleiden, ohne dass eine venöse Thrombose nachgewiesen werden kann. Ebenfalls äußerst selten ist die arterielle Embolie mit nachfolgender Ischämie, welche aufgrund einer Thrombose des tiefen Venensystems und Vorliegen eines offenen (persistierenden) Formen ovale entsteht.

3.4.6.3 Nach Vorgeschichte

Auch die Einteilung und Klassifikation aufgrund des Vorliegens oder Fehlen **auslösender Ereignisse** gehört zum klinischen Repertoire behandelnder Ärzte. Als häufigste Auslöser einer Thrombose sind bei Sportlern primär die **Immobilität** sowie das Gegenteil, die Überbelastung und muskuläre Verletzung, zu nennen. Letztere können als provozierendes Ereignis interpretiert werden, da sie regelmäßig schmerzbedingt zu einer Einschränkung der Beweglichkeit bzw. Aktivität führen. Auch die **Exsikkose** ist zu nennen, entweder im oder nach einem Wettkampf bzw. anstrengenden Training. Es resultiert hieraus ein erworbener thrombophiler Zustand. Für die Relevanz der Exsikkose spricht die Beobachtung, dass Thrombosen bei Athleten in den Sommermonaten gehäuft auftreten. Die Einnahme von Anabolika gehört ebenfalls zu den erworbenen Ursachen einer **Thrombophilie** bei Sportlern. Maligne Grunderkrankungen können auch bei Sportlern eine erworbene, paraneoplastische Thrombophilie verursachen, sind aber glücklicherweise eine Rarität.

Als angeborene Ursachen von Thrombosen sind sämtliche hereditären Gerinnungsstörungen (thrombophile Zustände) sowie morphologische Besonderheiten zu nennen.

3.4.6.4 Nach Anzahl der Ereignisse

Die Unterteilung in Abhängigkeit von der Anzahl der Ereignisse ist deshalb von Bedeutung, da sich hieraus Konsequenzen für die Behandlung ergeben. Beim **Erstereignis** wird unabhängig davon, ob auslösende Ereignisse vorliegen oder nicht, üblicherweise die konservative Behandlung der Thrombose indiziert, ohne eine weiterführende Gerinnungsdiagnostik zu veranlassen. Beim Rezidiv hingegen wird nach Abschluss der Antikoagulation die Thrombophilie-Diagnostik empfohlen und ggf. eine erneute Aufnahme und Verlängerung der Antikoagulation veranlasst. Zumindest wird beim Vorliegen einer Thrombophilie die konsequente Kompression und prophylaktische Gabe eines NMH vor und während Risikosituationen (Ruhigstellung, längere Reise zu Wettkämpfen) empfohlen.

3.4.7 Diagnostik

- Wells Score (<2 sehr unwahrscheinlich)
- D-Dimere
- Sonographie
- CT-Phlebographie
- Konventionelle Phlebographie in Ausnahmefällen

Die Diagnostik beinhaltet neben der orientierenden klinischen Untersuchung die Erfassung des Summenscores nach Wells, der üblicherweise als **Wells-Score** bezeichnet wird. Dieser wird nach anamnestischen und klinischen Kriterien bestimmt.

WELLS-SCORE	Punkte
Anamnese	
1. Positive Eigenanamnese 2. Positive Familienanamnese 3. Kürzliche längere Reise 4. Kürzlicher operative Eingriff 5.. Bekannte Tumorerkrankung	Jeweils 1 Punkt

WELLS-SCORE	Punkte
Befunde	
1. Ödematöse Schwellung 2. Umfangsdifferenz 3. Sichtbare Venenzeichnung 4. Druckschmerz über dem Venenverlauf 5. Sichtbare Varizen	Jeweils 1 Punkt
Wahrscheinliche Differenzialdiagnose	− 2 Punkte

Wenn der Wells-Score >2 ist, werden die Bestimmung der **D-Dimere** und eine **Kompressionssonographie** empfohlen. Bei V. a. Ausdehnung nach proximal mit Beteiligung der V. cava sollte eine **CT-Untersuchung** erfolgen. Hieraus können sich therapeutische Konsequenzen ableiten. Allerdings sind bei derart ausgeprägten Befunden in aller Regel auslösende Ereignisse oder besondere Zustände vorliegend, selten handelt es sich um eine unkomplizierte Thrombose. Schließlich ist auch die Durchführung einer **konventionellen Phlebographie** möglich, was allerdings mittlerweile nahezu ausschließlich bei geplanter Intervention und vorheriger Diagnosesicherung mittels CT indiziert wird.

Die sportassoziierte Thrombose der tiefen Beinvenen ist trotz oft vorliegender eindeutiger klinischer Zeichen schwierig zu diagnostizieren und führt aufgrund zahlreicher (wahrscheinlicherer) Differenzialdiagnosen nicht selten zu **Fehldiagnosen** (Theiss et al. 2011).

3.4.8 Therapie

- **Konservativ**
  - Antikoagulation
  - Kompression
- **Interventionell**
  - Lyse
  - Aspirationsthrombektomie
  - Ballonangioplastie
  - Stentimplantation
- **Operativ**
  - venöse Thrombektomie
  - Beseitigung komprimierender Strukturen

Die Therapie der sportassoziierten venösen Thrombose unterscheidet sich nicht von der bei Nicht-Sportlern und ist in aller Regel konservativ. Die konservative Therapie beinhaltet die **Antikoagulation** für 3–6 Monate, meistens mit einem der neuen oralen Antikoagulantien, z. B. Rivaroxaban (Xarelto®). Weiterer entscheidender Bestandteil der konservativen Therapie ist die **Kompressionstherapie,** welche in den ersten Tagen nach Symptombeginn mittels elastokompressiver Wickelung erfolgen kann. Nach Abschwellung der Extremität sollte dann allerdings zeitnah auf medizinische Kompressionsstrümpfe der Klasse II übergegangen werden. Zudem wird eine frühzeitige Mobilisierung und Wiederaufnahme des Trainings angeraten (Depenbrock 2011).

Die **interventionelle** oder **operative** Therapie ist nur in Ausnahmefällen indiziert, wenn keine Beschwerdefreiheit durch konservative Maßnahmen erzielt werden kann bzw. eine Ausdehnung bis nach caval oder eine isolierte Beckenvenenthrombose vorliegen (Petek et al. 2022). Auch im Falle einer hohen Rezidivgefahr bei bekannter Stenosierung aufgrund komprimierender Strukturen kann die Indikation zur operativen Therapie mittels Dekompression und Beseitigung einengender Strukturen gestellt werden.

3.4.9 Prognose

- Gut
- Training und Wettkampfteilnahme frühzeitig wieder möglich
- Prophylaxe in Risikosituationen empfohlen

Die Prognose der venösen Thrombose ist in aller Regel **gut,** eine extremitäten- oder lebensbedrohliche Situation liegt in aller Regel nicht vor. Die Rückkehr zu sportlicher Aktivität ist oft frühzeitig möglich und auch erwünscht, die unverzügliche Wiederaufnahme zumindest **leichter Trainingseinheiten** verbessert den Heilverlauf. Eine dauerhafte, orale Antikoagulation ist nur nach mehrfachen Ereignissen oder entsprechender thrombophiler Risikokonstellation indiziert und gilt als Ausnahme. Gegen eine **Prophylaxe mit NMH** in Risikosituationen ist aber nichts einzuwenden, vielmehr wird sie regelmäßig empfohlen.

Literatur

Agrawal N, Eslami MH, Abou Ali AN, Reitz KM, Sridharan N (2023 Jan 13) Adductor canal syndrome after lesser trochanter avulsion fracture in a 19-year-old. J Vasc Surg Cases Innov Tech 9(2):101098. https://doi.org/10.1016/j.jvscit.2023.101098.PMID:37101660;PMCID: PMC10123372

Al-Tayef TA, Rziki A, Rasras H, El Mahi O, Benzirar A (2021 May) Popliteal artery entrapment syndrome: a case report with literature review. Pan Afr Med J 27(39):80. https://doi.org/10.11604/pamj.2021.39.80.27536.PMID:34422203;PMCID:PMC8363954

Aznar J, Vayá A, Estellés A, Mira Y, Seguí R, Villa P, Ferrando F, Falcó C, Corella D, España F (2000 Dec) Risk of venous thrombosis in carriers of the prothrombin G20210A variant and factor V Leiden and their interaction with oral contraceptives. Haematologica 85(12):1271–1276 PMID: 11114134

Bishop M, Astolfi M, Padegimas E, DeLuca P, Hammoud S. (2017) Venous Thromboembolism within Professional American Sport Leagues. Orthopaedic J Sports Med 5(12). https://doi.org/10.1177/2325967117745530

Depenbrock PJ (2011 Mar–Apr) Thromboembolic disorders: guidance for return-to-play. Curr Sports Med Rep 10(2):78–83. https://doi.org/10.1249/JSR.0b013e318214d828. PMID: 21623296

Gerkin TM, Beebe HG, Williams DM, Bloom JR, Wakefield TW (1993) Popliteal vein entrapment presenting as deep venous thrombosis and chronic venous insufficiency. J Vasc Surg 18:760–766

Gokkus K, Sagtas E, Bakalim T, Taskaya E, Aydin AT (2014 Jul 14) Popliteal entrapment syndrome. A systematic review of the literature and case presentation. Muscles Ligaments Tendons J 4(2):141–148. PMID: 25332925; PMCID: PMC4187583

Grabowski G, Whiteside WK, Kanwisher M (2013 Feb) Venous thrombosis in athletes. J Am Acad Orthop Surg 21(2):108–117. https://doi.org/10.5435/JAAOS-21-02-108. PMID: 23378374

Hilberg T, Ransmann P, Hagedorn T (2021) Sport and venous thromboembolism – site, accompanying features, symptoms, and diagnosis. Dtsch Arztebl Int 118:181–187. https://doi.org/10.3238/arztebl.m2021.0021

Hull CM, Hopkins CL, Purdy NJ, Lloyd RC, Harris JA (2015 Oct) A case of unprovoked venous thromboembolism in a marathon athlete presenting atypical sequelae: What are the chances? Scand J Med Sci Sports 25(5):699–705. https://doi.org/10.1111/sms.12262. Epub 2014 May 28 PMID: 24869910

Insua JA, Young JR, Humphries AW (1970 Dec) Popliteal artery entrapment syndrome. Arch Surg 101(6):771–775. https://doi.org/10.1001/archsurg.1970.01340300127021. PMID: 5489304

Jayaraj A, Gloviczki P, Duncan AA, Kalra M, Oderich GS, DeMartino RR, Bower TC (2022 Apr) Popliteal entrapment syndrome-The case for a new classification. Vascular 30(2):285–291. https://doi.org/10.1177/17085381211007612. Epub 2021 Apr 18 PMID: 33866882

Levien LJ, Veller MG (1999 Oct) Popliteal artery entrapment syndrome: more common than previously recognized. J Vasc Surg 30(4):587–598. https://doi.org/10.1016/s0741-5214(99)70098-4. PMID: 10514198

Lippi G, Banfi G (2011 Nov) Doping and thrombosis in sports. Semin Thromb Hemost 37(8):918–928. https://doi.org/10.1055/s-0031-1297371. Epub 2011 Dec 23 PMID: 22198857

Love JW, Whelan TJ (1965 May) Popliteal artery entrapment syndrome. Am J Surg 109:620–624. https://doi.org/10.1016/s0002-9610(65)80016-2. PMID: 14281885

Palma EC (1952) Stenosed arteriopathy of the hunter canal and loop of the adductor magnus. Am J Surg 83(6):723–733.

Petek BJ, Soong CP, Buckley AJ, Daves S, Garcia MR, Parakh A, Weinberg I, Baggish AL, Wasfy MM, Schainfeld RM (2022 Sep 7) Acute deep vein thrombosis in a cyclist with iliac vein compression from psoas muscle hypertrophy. JACC Case Rep. 4(17):1080–1085. https://doi.org/10.1016/j.jaccas.2022.05.016.PMID:36124144;PMCID:PMC9481906

Rich NM, Hughes CW (1967 May) Popliteal artery and vein entrapment. Am J Surg 113(5):696–698. https://doi.org/10.1016/0002-9610(67)90323-6. PMID: 6021447

Sapienza P, Tartaglia E, Venturini L, Gallo P, di Marzo L (2014 Dec 29) Adductor canal compression syndrome: a forgotten disease. Ann Ital Chir 85(ePub):S2239253X14023020. PMID: 25559676

Schep G, Schmikli SL, Bender MH, Mosterd WL, Hammacher ER, Wijn PF (2002b) Recognising vascular causes of leg complaints in endurance athletes. Part 1: validation of a decision algorithm. Int J Sports Med. 23:313–321

Schep GOOF et al (2002a) Excessive length of iliac arteries in athletes with flow limitations measured by magnetic resonance angiography. Med Sci Sports Exerc 34(3):385–393

Sharifi M, Snyder R, Sharifi I, White E (2024 Mar 12) Long-term outcome of percutaneous endovascular stenting in external iliac artery endofibrosis. Vasc Med 29(3):1358863X241227476. https://doi.org/10.1177/1358863X241227476. Epub ahead of print. PMID: 38469820

Stuart TP (1879 Jan) Note on a variation in the course of the popliteal artery. J Anat Physiol 13(Pt 2):162. PMID: 17231244; PMCID: PMC1309875

Theiss JL, Fink ML, Gerber JP (2011 Dec) Deep vein thrombosis in a young marathon athlete. J Orthop Sports Phys Ther 41(12):942–947. https://doi.org/10.2519/jospt.2011.3823. Epub 2011 Nov 29 PMID: 22146368

Turnipseed WD (2002 May) Popliteal entrapment syndrome. J Vasc Surg 35(5):910–915. https://doi.org/10.1067/mva.2002.123752. PMID: 12021706

Walder J, Mosimann F, Van Melle G, Mosimann R (1985 Jan) A propos de l'endofibrose iliaque chez deux coureurs cyclistes [Iliac endofibrosis in 2 cycling racers]. Helv Chir Acta 51(6):793–795. French. PMID: 3972637

Walensi M, Berg C, Piotrowski M, Brock FE, Hoffmann JN (2017 Jan) Adductor canal compression syndrome in a 46-year-old female patient leading to acute external iliac, femoral, and popliteal artery thrombosis and critical ischemia: a case report. Ann Vasc Surg 38:319.e11-319.e15. https://doi.org/10.1016/j.avsg.2016.05.134. Epub 2016 Aug 20 PMID: 27554690

Teil II
Gefäßtraumata

Gefäßtraumata extrakranieller Gefäße an Kopf und Hals

4

Zusammenfassung

Im folgenden Abschnitt über traumatische Gefäßverletzungen extrakranieller Gefäße wird auf die Dissektion insbesondere der A. carotis und vertebralis, penetrierende und nichtpenetrierende Verletzungen und schließlich das posttraumatische Aneurysma der A. carotis interna sowie der A. temporalis superficialis eingegangen.

4.1 Dissektion extrakranieller Hirngefäße (A. carotis, A. vertebralis)

4.1.1 Definition

- Einriss der arteriellen Gefäßwandschichten
- Primär zwischen Intima und Media
- Traumatische Dissektionen entstehen meist in gesunden Arterien, spontane in entsprechend vorerkrankten (Arteriosklerose)

Bei der Dissektion handelt es sich um einen Einriss der Gefäßwandschichten (meist zwischen Media und Intima), die **spontan** oder **traumatisch** entstehen kann.

Die häufigeren **spontanen** Dissektionen treten fast ausnahmslos in vorgeschädigten Gefäßen (Arteriosklerose, hereditäre Bindegewebserkrankungen) auf. Sie sind meist längerstreckig und resultieren aus „internen" Belastungssituationen. Hier ist insbesondere die arterielle Hypertonie mit hypertensiven Entgleisungen zu nennen.

© Der/die Autor(en), exklusiv lizenziert an Springer-Verlag GmbH, DE, ein Teil von Springer Nature 2024
S. Regus, *Sportassoziierte Gefäßerkrankungen und Gefäßtraumata*,
https://doi.org/10.1007/978-3-662-69666-8_4

Traumatisch bedingte Dissektionen sind Thema dieses Kapitels, obwohl sie weitaus seltener sind als spontane Formen. Sie entstehen durch eine äußere Gewalteinwirkung in gesunden Arterien und sind in aller Regel kurzstreckig auf den Bereich der Gewalteinwirkung begrenzt.

4.1.2 Epidemiologie

- Bei <1 % aller schweren HWS-Traumata
- Ursächlich für >20 % der Schlaganfälle junger Patienten
- Hohe Mortalität >30 %
- Hohes Risiko für Folgeschäden (bis zu 60 %)

Bei den traumatischen Dissektionen der extrakraniellen Hirnarterien (Arteria carotis und vertebralis [AV]) handelt es sich um sehr seltene Gefäßverletzungen, denen meistens eine ausgeprägte direkte (Würgen, Erhängen) oder indirekte (Hyperextensionstrauma) Gewalteinwirkung vorausgeht (Biffl et al. 1998).

Die traumatisch bedingte Dissektion der Carotiden betrifft primär die Arteria carotis communis (ACC) oder Arteria carotis interna (ACI), selten die Arteria carotis externa (ACE). Die Carotisdissektion tritt bei weniger als 1 % der **Hochrasanz-HWS-Traumata** auf, ist allerdings für **>20 % der Schlaganfälle junger Patienten** ursächlich. Sie weist eine **hohe Mortalität von über 30 %** auf. Dies ist primär auf die massive Gewalteinwirkung bei ursächlichen Hochrasanztraumata zurückzuführen.

Die traumatische Dissektion der Arteria vertebralis (AV) ist eine Rarität, noch seltener als Dissektionen der Carotiden, und kommt in allenfalls 0,1–0,5 % der HWS-Traumata vor.

Die Sterblichkeit bei Dissektionen der AV ist deutlich geringer, aber **schwere neurologische Defizite** bei Überlebenden keine Seltenheit. Sie sind unabhängig vom betroffenen Gefäß sehr hoch und betragen **50–60 %**.

4.1.3 Risikogruppen

- Verkehrsunfälle
  - Fußgänger
  - Motorrad-/Radfahrer
  - PKW-Fahrer mit HWS-/Hochrasanztraumata

- Radrennfahrer und Triathleten
- Kontaktsportarten
  - Judo
  - Taekwondo
  - Ringen
- Turmspringer
- Bungee-Jumper
- Gewichtheber (selten!)
- Golf (Vertebralis-Dissektion)

Traumatische Dissektionen der extrakraniellen hirnversorgenden Gefäße ereignen sich am häufigsten bei **Verkehrsunfällen**. **Fußgänger, Rad-** und **Motorradfahrer** sind gefährdet, da sie der Gewalteinwirkung relativ schutzlos ausgesetzt sind. **PKW-Fahrer** erleiden Dissektionen typischerweise im Rahmen von Hochrasanztraumata. Zu erwähnen sind auch Dissektionen durch direkte Gewalteinwirkung auf Hals und Nacken, insbesondere in suizidaler Absicht (Erhängen) oder durch Fremdeinwirkung (z. B. Würgen) (Statler et al. 1998).

Prädisponierte und gefährdete Athleten sind **Radrennfahrer, Triathleten** sowie **Kampfsportler** (Judo, Taekwondo, Ringen). Auch bei **Turmspringern,** Bungee-Jumpern und (seltener) **Gewichthebern** sind Dissektionen der Carotiden beschrieben. **Golf** wird überdurchschnittlich häufig in den insgesamt sehr selten publizierten Fällen sportassoziierter Dissektionen der AV ursächlich genannt (Maroon et al. 2007).

4.1.4 Ätiologie und Pathomechanismus

- Stumpfe (indirekte) Gewalteinwirkungen
  - Verkehrsunfälle (Dezelerations-/Hochrasanztraumata)
  - HWS-Schleuder- bzw. -Hyperextensionstrauma
  - Sturz aus > 3 m Höhe
  - Erhängen/Erwürgen
    Einriss der Gefäßinnenschichten aufgrund eines stumpfen Unfallmechanismus
- Scharfe (direkte) Verletzungen

Ursächlich für Dissektionen der extrakraniellen hirnversorgenden Gefäße sind **stumpfe** (= **indirekte**) **Gewalteinwirkungen** im Rahmen von **Erhängen** oder **Erwürgen** sowie durch **Hyperextensionstraumata**. Letztere entstehen im Rahmen von **Hochrasanz-/**

Dezelerationstraumata, typischerweise bei Verkehrsunfällen, beim (massiven) HWS-Schleudertrauma oder dem Sturz aus großer Höhe (>3 m). Zu erwähnen sind auch **chiropraktische** Manipulationen im Bereich der Halswirbelsäule („Einrenken" der Halswirbel), welche zeitweise in Kanada verpönt und untersagt waren (Chung et al. 2015). Eindeutige Zusammenhänge mit diesen Maßnahmen und Dissektionen der Halsgefäße bestehen nicht, es gibt lediglich einzelne Fallberichte. Dies schließt einen Zusammenhang dennoch nicht aus, größere Studien zur Thematik existieren aktuell nicht.

Über die sehr seltene **Dissektion der AV** gibt es nur sehr wenige Berichte, die Kenntnisse stammen und einzelnen Falldarstellungen. Grundsätzlich ist auch bei der traumatischen Dissektion der AV von einer massiven indirekten Gewalteinwirkung auszugehen. Überraschend sind hier Fallberichte nach relativ „harmlosem" Verdrehtrauma des Nackens im Rahmen des Golfspielens, wobei Golf fast schon als Risikosportart bezeichnet werden könnte. Kritisch anzumerken ist an dieser Stelle allerdings die Tatsache, dass Golfspieler durchschnittlich (nicht im Einzelnen) älter sind als ambitionierte Athleten anderer Disziplinen und eine arterielle Vorschädigung mit größerer Wahrscheinlichkeit unterstellt werden könnte (Gallaer et al. 2021).

Direkte Verletzungen durch Schlag- bzw. Stichmechanismen sind die Ausnahme und führen aufgrund ihres Entstehungsmechanismus eher zu Rupturen sowie Blutungen, weniger zu Dissektionen.

4.1.5 Symptome und Untersuchungsbefunde

- Oft asymptomatisch
- Unspezifische Beschwerden häufig
  - Kopf- und Nackenschmerzen
  - Übelkeit
  - Erbrechen
  - pulssynchroner Tinnitus
- Äußere Verletzungszeichen
  - Hämatome
  - Würgemale
- Teilweise cerebrale Ausfälle im Mediastromgebiet
  - Hemisymptomatik
  - Sehstörungen
- Ausfälle vertebrobasilär
  - Schwindel
  - Ataxie

- Horner-Syndrom
  - Läsion/Kompression Ganglion cervicale superius (peripher) oder
  - Hirnstamminfarkt (zentral = „Wallenberg-Syndrom")
  - Symptome
    Ptosis
    Miosis
    Enopthalmus

Abhängig von den betroffenen Arterien treten völlig unterschiedliche Symptome auf. Viele Patienten sind initial **asymptomatisch** und andere Beschwerden sowie Verletzungsfolgen stehen im Vordergrund. Am häufigsten wird als allgemeine Folge des Unfallhergangs über unspezifische Symptome wie **Kopf- und Nackenschmerzen** berichtet. Auch **Übelkeit, Erbrechen** und ein **pulssynchroner Tinnitus** sowie rauschende Ohrgeräusche gehören zu den zunächst unspezifischen Zeichen. Teilweise sind auch äußerliche Zeichen der stattgehabten Gewalteinwirkung sichtbar, insbesondere **Hämatome** oder **Würgemale**.

Bei Beteiligung der ACC oder ACI treten neurologische Ausfälle, typischerweise im Sinne einer TIA-Symptomatik, auf. So wird über **Sehstörungen** im Sinne einer Amaurosis fugax oder eine **kontralaterale Schwäche** der Extremität, teilweise auch über **Sprachstörungen,** berichtet.

Weitere Symptome sind Gesichtsschmerzen sowie ein **Horner-Syndrom** (Ptosis, Miosis, Enophthalmus), welches bei zusätzlicher Schädigung des cervicalen Grenzstrangs (**Ganglion cervicale superius, GCS**) auftritt. Pathophysiologisch werden hierbei sympathische Fasern und Leitungsbahnen, die das Auge innervieren, geschädigt. Da das **GCS** normalerweise auf Höhe oder oberhalb der Carotisbifurkation liegt, tritt ein Horner-Syndrom typischerweise bei langstreckigen spontanen Dissektionen der Carotiden auf, seltener bei kurzstreckigen traumatisch bedingten. Pathophysiologisch handelt es sich bei Mitbeteiligung des GCS am ehesten um Kompressionen aufgrund der durch die traumatische Dissektion entstandenen lokalen Einblutungen. Eine weitere Ursache ist die direkte Schädigung des Ganglion im Rahmen des Unfallmechanismus.

4.1.6 Einteilung und Klassifikation

- **Nach der Lokalisation** nach betroffener Arterie bzw. zerebralem Stromgebiet
  - vorderes Stromgebiet
    A. carotis communis
    A. carotis interna
    A. carotis externa

- hinteres Stromgebiet
  A. vertebralis
  A. basilaris
- **Nach der Ausdehnung**
  - kurzstreckig
  - langstreckig
- **Nach der Morphologie**
  - komplett/inkomplett
  - mit/ohne Thrombose
- **Nach dem zeitlichen Ablauf**
  - akut (<14 Tage)
  - subakut (15–90 Tage oder Merkregel: 3 Wochen bis 3 Monate)
  - chronisch (>90 Tage)
- **Nach der Ätiologie**
  - indirekt = stumpf
  - direkt = scharf
  - spontan
- **Nach der Symptomatik**
  - asymptomatisch
  - symptomatisch

4.1.6.1 Nach Lokalisation

Traumatische Dissektionen der zerebralen Arterien können nach Lokalisation in extra- und intrakraniell eingeteilt werden. Am häufigsten sind die **extrakraniellen Arterien** betroffen, hier zuvorderst die ACC, seltener die ACI, nur in Ausnahmefällen die ACE sowie die AV.

4.1.6.2 Nach Ausdehnung

Traumatische Dissektionen sind in aller Regel **kurzstreckig,** wohingegen spontane in vorgeschädigten Arterien auftreten und sich daher meist **langstreckig** ausdehnen. Ob die im Zusammenhang mit Golfspielen berichteten Fälle in gesunden oder vorgeschädigten Arterien auftreten, ist fraglich, denkbar wäre allerdings hier aufgrund des vermuteten Bagatelltraumas eine gewisse (bisher asymptomatische) arteriosklerotische Gefäßwandläsion. Golfspieler sind im Durchschnitt etwas älter (wobei es natürlich auch sehr junge Golfspieler gibt), weshalb ein höheres Risiko einer atherosklerotischen Grunderkrankung angenommen werden kann.

4.1.6.3 Nach Morphologie

Teilweise erfolgt auch die Einteilung in Abhängigkeit davon, ob die Dissektion komplett oder inkompetent ist. Mit komplett ist gemeint, dass die gesamte Gefäßwand disseziert ist und die Wandschichten voneinander abgrenzbar sind. Inkomplett bedeutet, dass lediglich an einer Stelle ein Einriss vorliegt, ohne dass die Wandschichten auseinandergehen.

Weiterhin ist in diesem Zusammenhang die Unterteilung in mit und ohne Thrombose möglich, da häufig im Rahmen einer traumatischen Dissektion eine intraluminale Thrombose auftritt, die dann zum Verschluss des Gefäßes führt. Allerdings ist es allein durch die Bildgebung selten möglich zu differenzieren, ob der thrombotische Verschluss auf dem Boden einer Dissektion entstanden ist oder beispielsweise durch einen kompletten Einriss des Gefäßes mit reaktiver Thrombose. Die Dissektion als Ursache für die Thrombose lässt sich in aller Regel erst intraoperativ feststellen und beseitigen. Daher sind sowohl die Einteilung in komplett und inkomplett sowie mit und ohne Thrombose eher akademisch und selten für den Gebrauch von Bedeutung.

4.1.6.4 Nach zeitlichem Ablauf
Nach der Zeit des Auftretens unterteilt man die Dissektionen allgemein, und auch speziell bei traumatischen Dissektionen, in akut, subakut und chronisch:

- akut = bis zu 14 Tage alt
- subakut = 15–90 Tage
- chronisch = >90 Tage

4.1.6.5 Nach Ätiologie
Auch hier ist wieder der Unfallmechanismus entscheidend, was bereits mehrfach aufgeführt und ausführlich erläutert wurde. Am häufigsten ist in dieser Lokalisation die **indirekte** oder auch stumpfe Läsion, **direkte** bzw. scharfe Schädigungsmechanismen sind die absolute Seltenheit.

4.1.6.6 Nach Symptomatik
Anhand der klinischen Symptomatik kann man die Dissektionen in **asymptomatische** und **symptomatische** einteilen. Häufiger sind symptomatische Dissektionen, wobei hier die Ausprägung der neurologischen Ausfallserscheinungen sehr stark variiert. Dennoch entwickeln ca. zwei Drittel der Patienten während des Krankenhausaufenthaltes eine cerebrale Ischämie, insbesondere bei unzureichender Therapie (Debus und Grundmann 2020).

4.1.7 Diagnostik

- Klinische Untersuchung
- Sonographie
- CT-Angiographie
- Ggf. MR-Angiographie

Wichtig bei der Carotisdissektion ist es, daran zu denken. Daher sind **klinische Untersuchung** sowie die orientierende **Ultraschalluntersuchung** im Schockraum als Standardmaßnahme essenziell. Um den Verdacht zu erhärten bzw. zu widerlegen, sind anschließend weiterführende Untersuchungen notwendig. Hier ist, wie bei vielen anderen Gefäßerkrankungen auch, die **CT-Angiographie (CTA)** das Diagnostikum der Wahl (Zettl et al. 2010). Hiermit lassen sich sowohl das durchflossene Lumen der Arterie, mögliche Thromben sowie die Gefäßwand selbst beurteilt werden. Die CTA geht im Vergleich zur **MR-Angiographie (MRA)** sehr schnell, dauert nur wenige Minuten und veranschaulicht die Ausdehnung der Wandeinrisse. Zudem wird sie meist bereits im Rahmen der Primärdiagnostik eines Polytraumas („Traumaspirale") veranlasst. Oft wird dieses sogenannte Notfall-CT allerdings ohne arterielles Kontrastmittel durchgeführt, weshalb hier im Anschluss noch eine CT-Untersuchung mit arteriellem Kontrastmittel notwendig ist. In einem CT ohne Kontrastmittel kann zudem eine isolierte und kurzstreckige Dissektion sehr leicht übersehen werden, weshalb auch bei hinreichendem Verdacht die CTA veranlasst werden sollte. Die MRA ist als Notfalldiagnostikum eher ungeeignet, da der Zeitaufwand sehr groß und die Aussagekraft reduziert ist. Allerdings kann es bei jungen Patienten als Verlaufskontrolle hilfreich sein, um die Kontrastmittel- sowie Strahlenbelastung zu reduzieren.

4.1.8 Therapie

- **Konservativ**
  - zunächst Heparinisierung
  - Antithrombotika (Acetylsalicylsäure)
  - Antikoagulation
  - Antihypertensiva
- **Interventionell**
  - Lyse bei cerebraler Ischämie
  - PTA/Stent bei Stenosen
  - beschichteter Stent bei Aneurysma spurium (auch im Verlauf)
- **Operativ**
  - bei akuter Ischämie und Kontraindikationen für eine Intervention
  - bei Begleitverletzungen/unstillbarer Blutung

4.1.8.1 Konservativ

Die Therapie der traumatischen Dissektionen supraaortaler Arterien ist meistens konservativ, sehr selten sind die operative Thrombektomie bzw. Gefäßrekonstruktion (Thrombendarteriektomie, Patchplastik, Bypassanlage) oder die systemische Lysetherapie notwendig. Dennoch handelt es sich bei der Carotis- und Vertebralisdissektion grundsätzlich um Notfallsituationen, die einer intensivmedizinischen Behandlung und Überwachung bedürfen.

Wenn in der craniellen Bildgebung (cranielle Computertomographie, CCT) eine Blutung ausgeschlossen werden kann, sollte baldmöglichst unfraktioniertes **Heparin** unter PTT-Kontrollen verabreicht werden. Es gibt allerdings keine Evidenz für eine therapeutische Heparingabe, dennoch wird sie von vielen Autoren empfohlen und im Klinikalltag oft angewendet. Bei stabilem Befund in den Kontrolluntersuchungen kann auf die Gabe von **niedermolekularem Heparin** oder die **orale Antikoagulation** übergegangen werden. Ein Benefit der **Thrombozytenaggregationshemmung** (TAH) gegenüber der **Antikoagulation** konnte bisher nicht gezeigt werden, allerdings wurde sie aufgrund der einfacheren Dosierung und Handhabung von Ärzten und Patienten oft bevorzugt. Eine Trendwende wird seit Einführung der neuen oralen Antikoagulantien beobachtet, da diese nun zunehmend verordnet und der TAH vorgezogen werden.

Weiterer Bestandteil der konservativen Therapie ist die **antihypertensive** Therapie, wobei in der Anfangsphase (Tage, wenige Wochen) zur Verbesserung der Hirnperfusion eine induzierte, aber engmaschig kontrollierte Hypertension erfolgen kann. Dies gilt allerdings primär für die komplikativ verlaufenden Dissektionen mit zusätzlich vorhandenem Verschluss intrakranieller Arterien und hieraus resultierender Perfusionsstörung.

4.1.8.2 Interventionell

Auch wenn viele Patienten dauerhaft mit der konservativen Therapie gut zurechtkommen und hiermit oft sogar geheilt werden können, wird in bestimmten Fällen die invasive Therapie notwendig. Hierzu gehören zum einen die **Stentimplantation** sowie die **Bypass-** bzw. **Interponatanlage.** Beide weisen bei strenger Indikationsstellung sehr gute mittel- bis langfristige Ergebnisse auf bei sehr geringer Mortalität und niedrigem Rezidivrisiko.

4.1.8.3 Operativ

Die eindeutige Indikation für die operative Therapie ergibt sich im Falle einer offenen Halsverletzung, hier ist das konservative Vorgehen selten ausreichend und mitunter auch kontraindiziert (Martinelli et al. 2017). Auch bei Blutungen oder thrombotischen Verschlüssen kann die operative Revision notwendig werden.

Die Bildgebung der Wahl zur Verlaufskontrolle ist die CTA. Hiermit können die Gefäßwand sowie das Lumen und möglicherweise vorhandene thrombotische Verschlüsse beurteilt und eingeschätzt werden. Über die Anzahl und den zeitlichen Abstand dieser CT-Kontrollen gibt es keine wissenschaftlichen Empfehlungen in Form von Leitlinien, von den meisten Autoren wird anfangs in engmaschigen Abständen kontrolliert, um dann auf längere Intervalle überzugehen.

4.1.9 Prognose

- Meist gut mit spontaner Ausheilung nach 6 Monaten
- Ausbildung einer chronischen Dissektion möglich
- Aneurysma spurium im Verlauf, daher CTA-Kontrollen empfohlen

Die Prognose der traumatischen Dissektionen extrakranieller Hirngefäße ist abhängig vom Ausmaß des Traumas und der Gehirnschädigung. In den meisten Fällen kommt es zu einer **kompletten Ausheilung** ohne neurologische Folgeerscheinungen. Dennoch handelt es sich um eine potenziell lebensbedrohliche Erkrankung, die zu einer dauerhaften Pflegebedürftigkeit führen kann. Auch die Ausbildung einer **chronischen Dissektion** ist möglich, wobei diese in aller Regel asymptomatisch bleibt und zu keiner weiteren Einschränkung führt. Des Weiteren ist die Ausbildung von **Aneurysmata** eine mögliche Folgeerscheinung der Dissektion. Diese können sowohl im Sinne eines falschen Aneurysmas entstehen, wenn eine unerkannte oder sich im Verlauf entwickelnde gedeckte Gefäßläsion auftritt. Häufiger sind wahre Aneurysmata mit Aussackung sämtlicher Gefäßwandschichten, die aufgrund der reduzierten Elastizität und Stabilität der dissezierten Gefäßwand entstehen können. Diese potenziell komplikativ verlaufende Folgeerscheinung verdeutlicht die Notwendigkeit von **CTA-Kontrollen** im Verlauf, insbesondere anfänglich in engmaschigen Intervallen.

Weniger betroffenen Athleten, die eine Dissektion erlitten haben und zurück in ihren (Sport-)Alltag kehren können, wird dennoch davon abgeraten, die auslösende Sportart weiter zu betreiben. Insbesondere Sportarten mit ausgeprägter Belastung der Halswirbelsäule sollten vermieden werden.

4.2 Penetrierende Verletzungen der extrakraniellen Hirngefäße

4.2.1 Definition

Verletzung cervicaler extrakranieller Hirngefäße mit Kontinuitätsunterbrechung der Haut.

Das Charakteristische an den penetrierenden Verletzungen der extrakraniellen Hirngefäße ist, dass es sich um tiefgreifende Traumata mit **Unterbrechung der Kontinuität** von Haut- und Unterhautstrukturen handelt. Wichtigster Unterschied zu den nichtpenetrierenden Verletzungen ist, dass sämtliche Strukturen von der Hautoberfläche bis zum

4.2 Penetrierende Verletzungen der extrakraniellen Hirngefäße

verletzten Gefäß beteiligt sind. Eine isolierte Hautwunde mit intaktem Subkutan- und Fasziengewebe ist keine penetrierende Gefäßverletzung. Der Unfallmechanismus kann bei beiden Verletzungsformen gleich sein, ist allerdings bei penetrierenden ausgeprägter und intensiver. Außerdem handelt es häufig um scharfe Gegenstände, die penetrierende Gefäßverletzungen verursachen. Es können aber auch massive stumpfe Gewalteinwirkungen zu penetrierenden Gewebe- und Gefäßläsionen führen.

4.2.2 Epidemiologie

- Sehr selten in Deutschland und Europa
  - hier sind <1 % der arteriellen Verletzungen am Hals penetrierend
- Häufig bei Risikosportarten (Fechten, Hockey, Eishockey, Kampfsport)
- Häufiger in Gebieten mit hoher Kriminalität und in Kriegsgebieten
  - z. B. Südafrika mit einem Anteil penetrierender Gefäßverletzungen von >50 % aller cervicalen Gefäßtraumata
  - in Ländern mit legalem Waffenbesitz

Penetrierende Verletzungen der Halsgefäße mit arterieller Blutung sind äußerst **selten** in der Zivilbevölkerung Europas und machen hier einen vernachlässigbaren Anteil von **<1 %** aller Gefäßtraumata aus. Häufiger hingegen können diese tiefgreifenden Verletzungen bei Athleten, welche typische **Risikosportarten** wie Fechten, Hockey, Eishockey sowie Kampfsport betreiben, auftreten und zu schwerwiegenden Komplikationen führen. Auch in **Kriegsgebieten** oder bei Bevölkerungsgruppen mit hoher **Kriminalität** wird hierüber berichtet, vor allem bei Bewohnern informeller Siedlungen (umgangssprachlich auch als Slums oder Elendsviertel bezeichnet). In den **Elendsvierteln** Südafrikas, beispielsweise den Townships rund um Kapstadt, sind **>50 %** der Gefäßverletzungen schwere penetrierende Läsionen mit hoher Letalität. Letztlich wird auch in Ländern bzw. Kontinenten, in denen **Waffenbesitz legal** ist, vermehrt über penetrierende cervicale Gefäßverletzungen berichtet.

4.2.3 Risikogruppen

- Verkehrsteilnehmer (Airbag-Verletzung)
- Soldaten und Zivilbevölkerung in Kriegsgebieten
- Bevölkerungsgruppen mit hoher Kriminalität
- Risikoberufe (Gerüst-, Metallarbeiter)
- Risikosportarten (Fechten, Hockey, Eishockey, Kampfsport)

Wie bereits ausgeführt, handelt es sich bei penetrierenden Halsverletzungen mit Gefäßbeteiligung um sehr seltene Ereignisse in der Zivilbevölkerung. Zu den Risikogruppen gehören hier Verkehrsteilnehmer, wobei **Zweiradfahrer** und **Fußgänger** besonders betroffen sind. Aber auch **PKW-Fahrer** können prinzipiell betroffen sein, vor allem in Zusammenhang mit einer **Airbag**-Verletzung. Durch den plötzlichen und vehementen Entfaltungsmechanismus des Airbags wurden, neben zahlreichen positiven und protektiven Effekten, auch negative „Nebenerscheinungen" beschrieben, insbesondere Verletzungen der Halsweichteile durch den massiven, gewaltigen und plötzlichen Reklinationsmechanismus der Halswirbelsäule.

Bei **Kriegssoldaten,** aber auch in der **Zivilbevölkerung aus Kriegsgebieten** gehören penetrierende Gefäßverletzungen zu den gefährlichsten Traumata und sind für mehr als die Hälfte der tödlich verlaufenden Verletzungen verantwortlich (Champion et al. 2003).

Zu den gefährdeten **Berufsgruppen** zählen insbesondere **Gerüst-** und **Metallarbeiter.** Stürze aus großer Höhe können zu penetrierenden Verletzungen in allen Lokalisationen führen, besonders allerdings im Bereich der Extremitäten und des Halses. Auch durch entsprechende Sicherungsmaßnahmen können aufgrund einer Strangulation beim Sturz massive Weichteilschäden mit tiefgreifenden Gewebedefekten entstehen. Metallarbeiter sind durch die Nutzung scharfer Werkzeuge und Gegenstände einem erhöhten Verletzungsrisiko ausgesetzt.

Letztlich kann es auch durch die Ausübung ausgewählter **Risikosportarten** zu penetrierenden Verletzungen der Halsgefäße kommen. Hierzu zählen insbesondere **Fechten, Hockey** und **Eishockey**, wo es zu Dolch- bzw. Schläger-Verletzungen kommen kann. Auch spezielle **Kampfsportarten** wie Karate, Judo, Ringen oder Boxen gehen mit dem Risiko penetrierender Halsgefäßverletzungen einher, wobei hier die Verletzungen primär durch Gewaltanwendung mit den Händen aufgrund von Schlag- oder Würgemechanismen entstehen.

4.2.4 Ätiologie und Pathomechanismus

- **Scharfe Verletzungen**
  - Stiche
  - Schnitte
  - Schüsse
- **Stumpfe Verletzungen**
  - Schläge
  - Airbag
  - Hyperextensionstraumata

Da die extrakraniellen Hirngefäße am Hals normalerweise in einer Tiefe von mehreren Zentimetern liegen und durch Weichteilstrukturen (insbesondere den M. sternocleidomastoideus) geschützt sind, treten penetrierende Schädigungen nur bei tiefgreifenden **scharfen** Verletzungen **(Stich, Schnitt, Schuss)** oder massiver **stumpfer** Gewalteinwirkung **(Schläge, Airbag-Trauma)** auf. Auch massive Hyperextensionstraumata können im Sinne eines **stumpfen** Verletzungsmechanismus zu penetrierenden Verletzungen führen. Dies ist allerdings äußerst selten, häufig ist zusätzlich noch eine direkte scharfe Gewalteinwirkung notwendig. Beispielsweise können knöcherne Läsionen und dislozierte Frakturenden in Kombination mit einer **Hyperextensionsverletzung** eine penetrierende Läsion verursachen. Dies wäre eine klassische Kombinationsverletzung beim HWS-Trauma mit Frakturen der Wirbelkörper bzw. Strukturen im Bereich der oberen Thoraxapertur und begleitenden Überdehnungen des Muskel-Band-Kapselapparats.

4.2.5 Symptome und Untersuchungsbefunde

- Blutung
- Größenprogredientes Hämatom
- Verfärbung und Spannung der Hautoberfläche
- Pulsierendes Hämatom
- Kompressionserscheinungen
  - Trachea
  - Ösophagus
  - Nerven
  - cerebrale Ischämie

Im Vergleich zu nichtpenetrierenden Verletzungen sind die offenen Traumata, wozu die penetrierenden Verletzungen gehören, normalerweise leicht zu diagnostizieren. Insbesondere **Blutungen,** bei arteriellen Verletzungen spritzend, sind nicht zu übersehen und können aufgrund des mitunter massiven Blutverlustes zu einer lebensgefährlichen Situation führen. Auch in Fällen, in denen die Blutung durch umgebendes Weichteilgewebe tamponiert wird, ist die korrekte Diagnose durch das **größenprogrediente Hämatom** meist prompt zu stellen. Zum einen ist dieses äußerlich aufgrund der **Verfärbung und Spannung der Hautoberfläche** gut sichtbar, imponiert bei der klinischen Untersuchung mitunter als **pulsierendes Hämatom** und ist für den Patienten äußerst druckschmerzhaft. Zudem entstehen **Kompressionserscheinungen,** die symptomatisch werden durch **Schluckstörungen** sowie **Atemnot.** Bei progredienter Kompression der Luftröhre können absolute Notfälle entstehen, nicht selten ist eine Notfallintubation indiziert und lebensrettend. Im Rahmen penetrierenden Verletzungen der Halsgefäße werden zudem direkte (inkomplette oder komplette) Verletzungen der **Trachea** sowie der **Speiseröhre** beschrieben. Auch kompressionsbedingte sowie direkte **Nervenläsionen** sind typische Begleiterscheinungen, mit zum Teil schwerwiegenden Folgen. Lebensbedrohliche Situationen entstehen hier allerdings selten. Letztlich gehört auch die **cerebrale Ischämie** zu typischen Symptomen penetrierender cervicaler Gefäßverletzungen. Diese kann resultieren aus der direkten Unterbrechung der Blutzufuhr bei kompletter Unterbrechung der Gefäßkontinuität, der Kompression nachgeschaltete Gefäße und hieraus resultierender Perfusionsstörung oder durch eine cerebrale Embolie.

4.2.6 Einteilung und Klassifikation

- Verletzungsmechanismus
  - scharf
    Stich
    Schnitt
  - stumpf
    Schlag
    Druck
    Flexion
  - Schussverletzungen
- **Lokalisation**
  - nach Roon und Christensen in Zone I bis III
    Zone I: von Clavicula bis Krikoid
    Zone II: von Krikoid bis Kieferwinkel
    Zone III: von Kieferwinkel bis Schädelbasis

4.2.6.1 Nach Verletzungsmechanismus

Hier wird unterschieden zwischen dem Einwirken **scharfer** und **stumpfer** Gewalt. Bei Ersterer entstehen Gefäßverletzungen mit glatten Wandläsionen, bei Letzterer beobachtet man meist mehr oder weniger zerrissene Wandstrukturen. Eine Besonderheit sind **Schussverletzungen,** bei der die Gewebe- und Gefäßwandläsion durch die Energie aufgrund der hohen Geschwindigkeit von Schussprojektilen entsteht. Typisch hierbei ist, dass neben der oft kleinen Hauteintrittsstelle der Geschosse eine große Wundhöhle resultiert.

4.2.6.2 Nach Lokalisation

Bei der Höhe und Lokalisation der Läsion werden nach der Einteilung von Roon und Christensen drei Zonen unterschieden (Abb. 4.1):

- Zone I von der Clavicula bis zum Krikoid
- Zone II vom Krikoid bis zum Kieferwinkel
- Zone III vom Kieferwinkel bis zur Schädelbasis

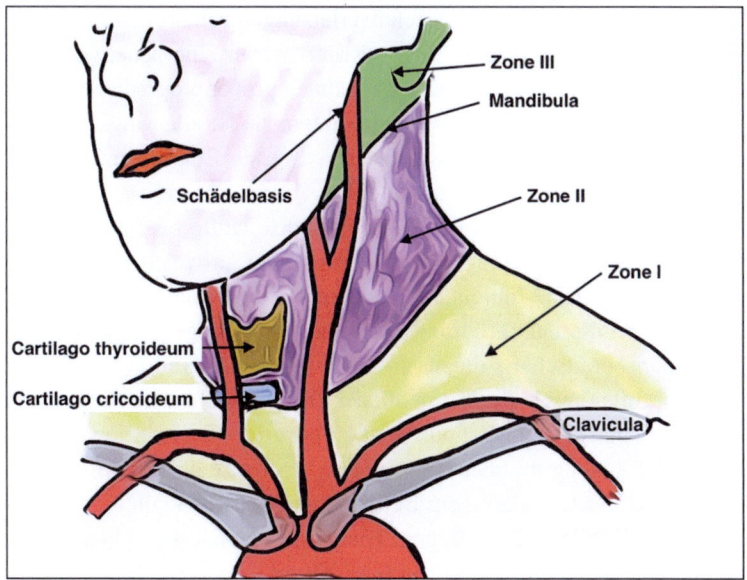

Abb. 4.1 Schematische Darstellung der Einteilung der Halsregion in Zone I–III nach Roon und Christensen

Am häufigsten ist die Zone II betroffen, was auf die relativ oberflächliche Lage, die Exposition bei Dreh- und Hyperextensionsbewegungen des Halses sowie die fehlende knöcherne Schutzstruktur zurückzuführen ist.

4.2.7 Diagnostik

- **Klinische Untersuchung**
  - „harte Kriterien"
    Blutung
    Hämatom
- **Sonographie**
  - oft unübersichtlich bei massivem Hämatom
- **CT-Angiographie**
  - schnellste und zuverlässigste Diagnostik
  - meist bereits im Schockraum
- **Selektive Angiographie**
  - in Interventionsbereitschaft
- **Operative Exploration**
  - meist unumgänglich, um Blutungsquelle zu versorgen

Bei der Diagnostik penetrierender Halsgefäßverletzungen genügt in aller Regel allein die Erhebung des **klinischen Befundes.** „Harte Kriterien" für eine penetrierende Gefäßverletzung sind die spritzende Blutung sowie das schnell größenprogrediente Hämatom.

Auch die **Sonographie** kann angewendet werden, sie ist allerdings aufgrund des klinisch meist eindeutigen Befundes sowie der erschwerten Beurteilbarkeit bei massivem Weichteiltrauma oft nur eingeschränkt beurteilbar.

Die **CTA** ist das Diagnostikum der Wahl und wird häufig bereits initial im Rahmen der Schockraumbehandlung durchgeführt. In den Fällen, in welchen die Blutungsquelle aufgrund des zur Tamponade führenden Hämatoms nicht sicher lokalisiert werden kann, empfiehlt sich zudem die Durchführung einer selektiven **Angiographie.** Dies im Idealfall in Interventionsbereitschaft, um nach Lokalisation der Blutungsquelle unmittelbar eine Blutungskontrolle (beschichteter Stent oder Embolisation) durchführen zu können.

Die sicherste diagnostische Methode ist die **operative Exploration.** Hierdurch kann das Ausmaß der Verletzung und des Gewebeschadens beurteilt werden. Allerdings sollte dennoch auch bei klinisch eindeutigem Befund wenn immer möglich vor einem operativen Eingriff eine CT-Diagnostik erfolgen. Hierdurch können dem Operateur die Orientierung und die Planung des chirurgischen Eingriffs erleichtert werden.

4.2.8 Therapie

- **Konservativ**
  - selten möglich
  - nur bei oberflächlicher Gefäßwandverletzung und bei erhaltener Kontinuität oder
  - bei Verletzung kleinerer venöser Gefäße
- **Interventionell**
  - als Bridging im Notfall (gecoverte Stents, Embolisation, Plug/Okkluder)
  - bei kleineren Läsionen als definitive Versorgung
  - bei palliativer Ausgangssituation (z. B. maligne Grunderkrankung, ausgedehnter cerebraler Insult)
- **Operativ**
  - bei mittelschweren/schweren Verletzungen mit Unterbrechung der Wandkontinuität
  - nach Stabilisierung des Patienten und erfolgreicher Intervention (geplant als Bridging)
  - nach frustranem Interventionsversuch
  - bei in situ befindlichem Fremdkörper
  - Zugangsweg abhängig von Höhe der Läsion, meist cervicaler Zugang am Rand des M. sternocleidomastoideus

4.2.8.1 Konservativ

Die konservative Therapie ist nur in Ausnahmefällen bei geringgradiger Gefäßverletzung ohne Kontinuitätsunterbrechung sinnvoll. Beispielsweise können auch venöse Verletzungen, z. B. der V. jugularis externa, initial zu einer stärkeren Blutung führen und eine ausgedehntere Gefäßverletzung vermuten lassen. Bei der Exploration zeigt sich dann allerdings meist bereits eine Tamponade, sodass die alleinige Kompression und Überwachung möglich sein können. Venöse Blutungen können dennoch mit einem erheblichen Blutverlust einhergehen, daher empfiehlt es sich im Falle einer operativen Exploration sämtliche Blutungsquellen zu elektrokoagulieren oder notfalls zu ligieren.

4.2.8.2 Interventionell

Bei Beteiligung größerer Venen (V. jugularis interna oder brachiocephalica) sowie arterieller Gefäße ist allerdings meistens eine invasive Blutstillung notwendig und unausweichlich. Zunehmend werden hierbei minimalinvasive sowie interventionelle Verfahren angewendet, da sie schonender sind und oft auch dauerhaft zu einer effektiven Blutungskontrolle führen. Zu nennen sind hier die Implantation von **beschichteten** („gecoverten") **Stents** sowie die **Coil-Embolisation.** Letztere führt allerdings häufig zu einer nachgeschalteten cerebralen Ischämie, deren Symptomatik in Abhängigkeit von der Größenausdehnung des betroffenen Areals von asymptomatisch bis hin zur kompletten Hemiplegie führen kann. Daher ist die Anwendung der Embolisationstechnik nur bei kleineren peripheren Blutungen, z. B. Ästen der A. carotis externa, üblich und sinnvoll. Im Notfall bei unstillbarer Blutung und traumatisch verschlossener nachgeschalteter Internastrombahn kann auch ein endovaskulärer Verschluss der A. carotis interna mit Metallspiralen („**Coils**") oder einem **Okkluder** („Plug") erfolgen. Bei Letzterem handelt es sich um einen beschichteten Stent, der selbstexpandierbar und an beiden Enden verschlossen ist. Interventionelle Verfahren sind zwar teilweise als dauerhafte Lösung anzusehen, meistens allerdings nur als Bridging vor endgültiger, dann meist offen-operativer, Ausschaltung der Blutungskontrolle.

4.2.8.3 Operativ

Eine operative Exploration sollte immer dann in Erwägung gezogen bzw. dringlich durchgeführt werden, wenn ein **ausgedehnter Weichteilschaden** dies notwendig macht. Auch freiliegende Gefäße und durchtrennte Nerven, offene Frakturen, massive Hämatome mit Kompressionserscheinungen sowie unstillbare Blutungen stellen eine Indikation zur chirurgischen Therapie dar. Auch nach einer **frustran** verlaufenden oder erfolgreichen, aber bereits initial lediglich als **überbrückende** Maßnahme (**Bridging**) durchgeführten Intervention empfiehlt sich die zeitnahe offen-operative Rekonstruktion. Selten, aber eindrucksvoll und ebenfalls zwingende Indikation zur operativen Exploration sind **Fremdkörper,** die durch Eigen- oder Fremdeinwirkung, teilweise in suizidale Absicht, eingebracht werden. Hierbei ist zu beachten, dass penetrierende

Fremdkörper grundsätzlich nicht am Unfallort, sondern im Krankenhaus unter sterilen Kautelen und unter OP-Bedingungen kontrolliert entfernt werden sollten. Ein eindrucksvolles Beispiel hierfür ist der eingebrachte Fremdkörper eines Patienten mit einer stattgehabten Armbrustverletzung, welche die ACC perforiert hat. Bei in situ befindlichem Fremdkörper war der Patient allerdings klinisch relativ beschwerdearm, das Hämatom gering, es zeigte sich weder eine aktive Blutung noch eine cerebrale Ischämie. Der Armbrustpfeil wurde operativ entfernt und die Perforationsstelle mit einem bovinen Patch rekonstruiert (Keller et al. 2022).

Für die operative Exploration gibt es mehrere **Zugangswege,** deren Auswahl primär abhängig ist vom Schädigungsort.

- Bei Läsionen der Gefäße in Zone I ist eine mediane Sternotomie indiziert, welche oft unter Anwendung einer Herzlungenmaschine erfolgt und am invasivsten ist.
- Der Zugang in Zone II ist technisch am wenigsten anspruchsvoll und erfolgt als cervicaler Zugang am Vorderrand des M. sternocleidomastoideus.
- Zur Zone III zu gelangen ist am kompliziertesten und technisch oft nur unter Anwendung mikro- sowie neurochirurgischer Techniken möglich.

4.2.9 Prognose

- Mortalität liegt bei ca. 5–25 %
  - meist am Unfallort oder
  - im Schockraum
  - am häufigsten bei Zone-I-Verletzungen
- Oft Ausheilung mit schweren Folgeerscheinungen

Bei penetrierenden Verletzungen der gehirnversorgenden Gefäße handelt es sich um schwere und ernst zu nehmende Erkrankungen mit einem sehr hohen **Mortalitätsrisiko von bis zu 25 %.** Ein folgenloses Ausheilen stellt die Ausnahme dar, häufiger werden schwere Folgeschäden bzw. ein letaler Ausgang beobachtet. Polytraumata mit tiefgreifenden arteriellen Verletzungen haben allgemein eine schlechte Prognose und sind die mit der höchsten Mortalität einhergehenden Verletzungsformen. Bei Verletzungen der extrakraniellen hirnversorgenden Gefäße kommt neben der Blutungskomplikation noch die cerebrale Ischämiesymptomatik hinzu, was die schlechte Prognose erklärt.

4.3 Nichtpenetrierende Verletzungen der extrakraniellen Hirngefäße

4.3.1 Definition

> Verletzungen der Halsgefäße bei intakten Hautstrukturen durch stumpfe Gewalt.

Bei den nichtpenetrierenden Verletzungen der extrakraniellen Hirngefäße handelt es sich definitionsgemäß um traumatische Läsionen der extrakraniellen Hirngefäße mit erhaltenen Hautstrukturen. Der Schädigungsmechanismus ist in aller Regel ein stumpfer durch Überdehnung des Gefäßes und meist mit resultierendem Einriss der Gefäßwand, wobei die Schädigung der Gefäßwand üblicherweise von innen nach außen erfolgt.

4.3.2 Epidemiologie

- insgesamt sehr selten, ca. 1–2 % aller polytraumatisierten Patienten
  - ca. 90 % der stumpfen Carotisverletzungen entstehen nach Verkehrsunfällen und körperlicher Gewalt (Cave Airbag!)
  - ca. 1 % nach sportlicher Aktivität
  - ca. 10 % iatrogen (v. a. Notfallintubation)

Bei der traumatischen Carotisruptur handelt es sich um eine seltene Erkrankung, die beim Polytrauma mit massiver Gewalteinwirkung auftreten kann. Die Häufigkeitsangaben liegen bei **ca. 1–2 % aller polytraumatisierten Patienten.** Beim isolierten Halswirbelsäulen (HWS-)Trauma, insbesondere nach Hyperextensions- sowie Strangulationsverletzungen, liegen die Häufigkeitsangaben deutlich darüber und betragen ca. 10–20 %.

Auch die **Airbag-Verletzung** sollte in diesem Zusammenhang erwähnt werden, da es nach Hochrasanztraumata durch den Airbag zu einer Läsion der A. carotis oder der Vertebralarterien kommen kann. Stumpfe Verletzungen der extrakraniellen Hirngefäße im Rahmen von **sportlichen Aktivitäten** (Hockey, Eishockey, Rugby, Kampfsport) machen einen Anteil von weniger als **1 %** der Carotisrupturen aus, haben allerdings eine schlechte Prognose, sind mitunter schwierig zu diagnostizieren und werden oft zeitverzögert klinisch manifest (Thakore et al. 2008).

Bei der **Notfallintubation** als iatrogene Ursache wird geschätzt, dass es in bis zu 10 % zu Carotiseinrissen kommt (Saternus und Fuchs 1982). Auch hier spielt die Hyperextension eine wichtige Rolle.

4.3.3 Risikogruppen

- Verkehrsteilnehmer
- Notfälle außer- und innerklinisch
- Exponierte Berufe
- Sportarten mit potenzieller Hyperextensionsbelastung oder direkter Gewalteinwirkung

Zu den Risikogruppen gehören ganz allgemein sämtliche **Verkehrsteilnehmer,** insbesondere aber unbehelmte Fahrradfahrer sowie Fußgänger. Posttraumatische oder kardiopulmonale **Notfallsituationen** mit respiratorischer Insuffizienz aus externer (Kompression) oder interner (Herzstillstand) Ursache gehören ebenfalls zu den Risikopatienten.

Letztlich kann es bei jeder **sportlichen** Betätigung, welche mit einer massiven Hyperextensionsbelastung der Halswirbelsäule oder externer Würge- bzw. Schlageinwirkung einhergeht, zur traumatischen Verletzung der Carotiden kommen. In der wissenschaftlichen Literatur gibt es Berichte über mehrere Sportarten, die sich in ihrem vorherrschenden Unfallmechanismus unterscheiden:

- **Indirekte Gewalteinwirkung (Hyperextension)**
  - Schwimmen
  - Radrennfahren
  - Tennis
  - Snowboarding
  - Skateboarding
  - Bungee-Jumping
- **Direkte Gewalteinwirkung**
  - Eishockey
  - Boxen
  - Kampfsport
  - Volleyball
  - Rugby

4.3.4 Ätiologie und Pathomechanismus

- Hyperextension (mit und ohne Hypomochlion)
- Druck- und Kompressionsbelastung

Zum typischen Unfallhergang gehört das **Hyperextensionstrauma,** wobei knöcherne Strukturen hierbei teilweise als Hypomochlion dienen. Hauptursächlich ist die Dezeleration, also das abrupte Abbremsen aus hoher Geschwindigkeit beim Verkehrsunfall.

Weitere Unfallmechanismen entstehen durch die Schlingenwirkung beim Erhängen sowie die **Druck- und Kompressionsbelastung** beim Erwürgen.

Auch iatrogene Verletzungen (s. o.) sind zu erwähnen, welche durch Punktionen oder die Notfallintubation im Rahmen der intensivmedizinischen Behandlung sowie Notfallversorgung vorkommen. Dieser Verletzungsmechanismus ist gar nicht so selten: Es wird vermutet, dass er in bis zu 10 % der Notfallintubationen auftritt (Saternus und Fuchs 1982). Als ursächlich wird das erhöhte Risiko angenommen, dass in einer mitunter hektischen und unübersichtlichen Situation durch eine unkontrollierte Reklination des Kopfes eine traumatische Schädigung der hirnversorgenden Gefäße provoziert wird. Allerdings ist auch hier die **Hyperextension** der vordergründigste Unfallmechanismus, zusätzlich muss bei dieser multimorbiden und mitunter polytraumatisierten Patientenklientel stets vom Vorliegen einer arteriellen Vorschädigung durch das Traumaereignis oder eine Arteriosklerose ausgegangen werden.

4.3.5 Symptome und Untersuchungsbefunde

- Schmerzen und Bewegungseinschränkungen im Hals- und Nackenbereich
- Sensibilitätsstörungen
- Ischämische Komplikationen
- Prellmarken
- Sichtbare Hämatome
- Pulsierende Schwellung

Zu den typischen Beschwerden und Symptome gehören traumabedingte **Schmerzen** im Hals- und Nackenbereich, **Bewegungseinschränkungen** des Halses sowie teilweise auch der oberen Extremität. Zudem können **Sensibilitätsstörungen** der Hände hinzukommen, wenn es zur hämatombedingten Kompression des Plexus axillaris bzw. brachialis kommt. Bei Beteiligung des Carotisstromgebietes im Sinne von **ischämischen Komplikationen** durch Thrombosierung oder Embolisation im Mediastromgebiet können Sehstörungen (Amaurosis fugax) und Paresen (auch passager im Rahmen einer TIA) auftreten. Bei Beteiligung des Vertebralisstromgebietes sind Schwindelgefühle, Übelkeit und Erbrechen im Vordergrund stehend.

Typische klinische Befunde, die regelmäßig zu erheben sind, stellen neben o.g. ischämischen Komplikationen auch sichtbare **Prellmarken,** cervicale **Hämatome** sowie ggf. eine **pulsierende Schwellung** beim Aneurysma spurium dar.

4.3.6 Einteilung und Klassifikation

- **Nach Ätiologie**
  - traumatisch
  - iatrogen
- **Nach Lokalisation**
  - ACC
  - ACI
  - ACE
  - AV
- **Nach Symptomatik**
  - mit/ohne cerebrale Ischämie
- **Nach Morphologie**
  - Dissektion
  - Einriss (inkomplett) der Gefäßwand
  - Abriss (komplett) des Gefäßes

Eine Einteilung, welche sich im klinischen Alltag durchgesetzt bzw. verbreitet hätte, existiert nicht. Mehrere wichtige Einteilungskriterium sind nachfolgend aufgelistet, um eine gewisse Einteilung und Klassifizierung der Gefäßläsionen zu ermöglichen.

4.3.6.1 Nach Ätiologie

Traumatisch
Hier ist vornehmlich von einer **stumpfen** Gewalteinwirkung auszugehen, welche durch **Fremdeinwirkung** im Rahmen eines Verkehrsunfall oder einer körperlichen Auseinandersetzung stattfinden kann. Verkehrsunfälle und Traumata sind mit >50 % die häufigste Ursache nichtpenetrierender Gefäßverletzungen am Hals. Zusammen mit der **Selbstschädigung** durch das Erhängen beim Suizid bzw. Suizidversuch sind bereits die Mehrzahl der Unfallursachen genannt.

Iatrogen
Bei intensivmedizinischer Behandlung kann es durch schwierige bzw. frustran verlaufende cervicale **Punktionen** zu Verletzungen der hirnversorgenden Halsgefäße kommen. Insbesondere im Kreislaufschock aufgrund kollabierter Gefäße ist das Risiko erhöht. Des Weiteren ist bei den iatrogenen Ursachen die **Notfallintubation** zu erwähnen, bei der es durch hektische Reklinationsmanöver des Kopfes und teilweise unübersichtliche oder unkontrollierte Handhabung des Laryngoskops zu Verletzungen der supraaortalen Äste kommen kann. Vor allem Berufsanfänger laufen Gefahr, in diesen durch

von Hektik geprägten Notfallsituationen Verletzungen zu verursachen, aber selbst sehr erfahrene Anästhesisten sind hiervon nicht ausgenommen.

Auch vehemente **Repositionsversuche** von Frakturen im Hals- oder Thoraxbereich können zu Verletzungen der Halsgefäße führen. Zudem kann es in diesem Zusammenhang auch durch initial nicht erkannte instabile Frakturen oder knöcherne Fragmente zu penetrierenden Verletzungen der cervicalen Arterien kommen. Sie können mit ausgeprägten Blutungskomplikationen einhergehen, werden bei meist intakter Hautoberfläche aber dennoch zu den nichtpenetrierenden Verletzungen gezählt.

Seit der Einführung und zunehmenden Verbreitung endoskopischer Operationen im Bereich der Halswirbelsäule, der Schädelbasis sowie der Nasen- und Nasennebenhöhlen (**endoskopische endonasale Chirurgie**) ist auch hier eine steigende Zahl an Zwischenfällen zu verzeichnen. Die Dunkelziffer wird aber als sehr hoch angenommen, da diese Fälle ungern publiziert werden und bei anonymen Befragungen der Anteil der Zwischenfälle überraschend hoch ist (Rowan et al. 2018).

4.3.6.2 Nach Lokalisation
Hier wird unterschieden zwischen Verletzungen, die isoliert die A. carotis communis (**ACC**), interna (**ACI**) oder externa (**ACE**) betreffen, des Weiteren, ob die **A. vertebralis** oder **basilaris** beteiligt ist. Am häufigsten sind sowohl bei den iatrogenen als auch bei den traumatischen Läsionen die ACI und ACC betroffen, seltener die ACE, am seltensten die AV. Die distale ACI ist insgesamt am häufigsten betroffen. Bei Halswirbelsäulenfrakturen sowie Suizidversuchen oder Fremdeinwirkung durch Würgen kommt es bei bis zu einem Drittel der Patienten zur beidseitigen Carotisläsion.

4.3.6.3 Nach Symptomatik
Während bei den penetrierenden Verletzungen die Blutungskomplikation im Vordergrund steht, ist bei den nichtpenetrierenden das Vorliegen und Ausmaß einer **cerebralen Ischämie** wichtiges Unterscheidungskriterium. Der Großteil der stumpfen Verletzung der extrakraniellen Halsarterien scheint asymptomatisch zu verlaufen, wobei ein initial unauffälliger Verlauf mit sekundärer ischämischer Komplikation keine Seltenheit ist. Auch neurologische Ausfälle durch nervale Kompressionen, am häufigsten durch Hämatome, gehören zu den komplikativen sekundären Ereignissen.

4.3.6.4 Nach Morphologie
Bei der Morphologie ist das Ausmaß der **Gefäßwandläsion** entscheidend. Insbesondere ist von Bedeutung, ob es sich lediglich um einen lokalen Einriss der Gefäßinnenwand am Ort der größten Krafteinwirkung handelt (= Dissektion) oder ob ein partieller bzw. kompletter Einriss aller Wandschichten (= Gefäßabriss) entstanden ist.

4.3.7 Diagnostik

- Anamnese (oft Fremdanamnese)
- Klinische Untersuchung (Denver Screening Score)
- Sonographie
- CCT und CTA
- MR
- DSA

Neben der Erhebung der **Unfallanamnese** und klinischen **Untersuchung** hat die **sonographische** Diagnostik einen wichtigen Stellenwert, um Wandverletzungen und Hämatome schnell und zuverlässig darstellen zu können. Hiermit können auch intraarterielle Thromben und Intimaläsionen dargestellt werden. Da viele polytraumatisierte Patienten schwer verletzt sowie intubiert sind, ist die Eigenanamnese selten möglich. Große Bedeutung hat daher die Fremdanamnese durch Angehörige, Ersthelfer sowie Notärzte.

Das Diagnostikum der Wahl beim polytraumatisierten Patienten ist die **Computertomographie**. In der CCT können intrakranielle Auffälligkeiten (Blutungen sofort, Ischämien nach 6–8 h) zuverlässig dargestellt werden. Mit der CTA kann nach intraarterieller Kontrastmittelgabe innerhalb von Sekunden die Gefäßwand inclusive des durchflossenen Lumens zuverlässig beurteilt werden.

Da viele polytraumatisierte Patienten mit Carotisläsionen diesbezüglich zunächst asymptomatisch sind, wurde ein Score nach Denver entwickelt. Es wird auch als Denver-Screening bezeichnet und beschreibt Symptome und Befunde, die auf eine Verletzung der Carotis hinweisen könnten (s. unten). Vereinfacht werden drei Kategorien besonders berücksichtigt, nämlich

- klinische Zeichen einer Gewalteinwirkung,
- klinische Zeichen einer zerebralen Ischämie und
- Frakturen.

Sind ein oder mehrere Punkte des Denver-Scores bei der Erstuntersuchung positiv, sollte eine CT-Angiographie der supraaortalen Äste veranlasst werden.

Denver-Screening-Kriterien

Zeichen einer Gewalteinwirkung Kopf, Hals und Thorax

- Arterielle Blutung aus Hals, Mund oder Nase
- Expandierendes zervikales Hämatom

- Skalpierungsverletzung
- Strangulationstrauma
- Verletzung der thorakalen Gefäße
- Schädelhirntrauma
- Thoraxtrauma

Zeichen eines Schlaganfalls

- Strömungsgeräusch bei Patient <50 Jahre
- Fokal neurologisches Defizit
- Ischämischer Schlaganfall in der Bildgebung

Frakturen Kopf, Hals und Thorax

- Mittelgesichtsfraktur LeFort II/III
- Schädelbasisfraktur mit Beteiligung des Carotiskanals
- Fraktur der Halswirbelsäule
- Mandibulafraktur
- Sternumfraktur

Die **Kernspinuntersuchung** ist ebenfalls geeignet, um als weiterführende Diagnostik Auffälligkeiten der Carotisstrombahn darzustellen. Allerdings kann hiermit primär nur das perfundierte Gefäßlumen, äußerst eingeschränkt die Wandbeschaffenheit beurteilt werden.

Die **DSA** als invasive Diagnostik galt vor breitflächiger Verfügbarkeit der Schichtbildgebung (CT und MR) als „Goldstandard", wird heutzutage allerdings fast ausnahmslos nur noch in Situationen angewendet, in denen eine interventionelle Blutungskontrolle (Embolisation, Einsetzen von beschichteten Stents) indiziert ist.

4.3.8 Therapie

- **Konservativ**
  - Überwachung Lokalbefund
  - Kontrolle Atem- und Schluckfunktion
  - Thrombozytenaggregationshemmung
- **Interventionell**
  - Lysetherapie bei cerebraler Embolisation
  - Einsetzen eines beschichteten Stents (meist als Bridging)
  - Coil-Embolisation (Nur bei kleinen Ästen der A. carotis externa vertretbar)

- **Operativ**
  - Übernähung
  - Patchplastik (autolog oder xenogen)
  - Anlage eines Interponats (autolog)
  - Ligatur
    Externa unproblematisch
    Communis und Interna bei guter Kollateralisation oft folgenlos möglich, dennoch sollte hier (wenn immer möglich) eine Rekonstruktion bevorzugt werden

4.3.8.1 Konservativ

Bei isolierten a- bzw. wenig symptomatischen Verletzungen ist das konservative Therapievorgehen zu präferieren. Hierzu gehören insbesondere die Kontrolle des **Lokalbefundes** und eine engmaschige Überwachung der **Schluck- und Atemfunktion.** Letzteres ist wichtig, um frühzeitig Kompressionen von Luft- und Speiseröhre erkennen sowie entsprechend reagieren zu können. Vielfach wird auch die frühzeitige Gabe eines **Thrombozytenfunktionshemmers** (vielfach Acetylsalicylsäure) empfohlen, wodurch das erhöhte Schlaganfallrisiko nach stumpfen Carotisverletzungen deutlich gesenkt werden konnte. Begleitverletzungen im Bereich der Halswirbelsäule oder des Schädels stellen hier nur in Ausnahmefällen eine Kontraindikation dar und sollten die antithrombotische Medikation nicht verzögern. Das Risiko eines ischämischen Ereignisses aufgrund einer zu spät begonnen Thrombozytenfunktionshemmung wird als schwerwiegender eingestuft als das von sekundären Einblutungen ins Traumagebiet (McNutt et al. 2018).

4.3.8.2 Interventionell

Interventionelle Maßnahmen kommen bei thrombotischen Verschlüssen im Sinne einer intraarteriellen Lyse und Implantation eines beschichteten Stents infrage. Bei lokalisierten Gefäßwandläsionen wie dem isolierten Punktionsschaden, der Blutung aus einem Seitenast oder einem Aneurysma spurium können die **Embolisation** sowie Implantation von gecoverten (= beschichteten) Stents oft erfolgreich angewendet werden. Vor allem in der Notfallsituation kann dies als überbrückende Maßnahme (**„Bridging"**) hilfreich sein, um zunächst die Blutung zu stillen. Anschließend sollte dann allerdings unter elektiven Bedingungen die operative Versorgung durchgeführt werden. Bei offenen Verletzungen ist dies obligat, weil andernfalls ein sehr hohes Infektionsrisiko besteht.

4.3.8.3 Operativ

Bei der operativen Versorgung stehen die **Übernähung** sowie **Patchplastik** der verletzten Arterie im Vordergrund. Dies ist allerdings auf kurzstreckige Prozesse und Läsionen beschränkt. Bei längerstreckigen Verletzungen ist in aller Regel eine autologe Rekonstruktion mittels Anlage eines **Veneninterponats** indiziert. Prinzipiell ist auch eine **Ligatur** der verletzten Arterie möglich. Bei der ACE wird dies regelhaft durchgeführt und bleibt stets ohne Konsequenz. Auch kleinere Äste der ACE können so problemlos ligiert werden. Vielfach bleibt auch eine Ligatur der ACC bzw. ACI klinisch asymptomatisch, die potenzielle Komplikation einer cerebralen Ischämie sollte allerdings nur in Ausnahmefällen riskiert werden und die Rekonstruktion der ACC und ACI, wenn immer möglich, angestrebt werden.

4.3.9 Prognose

- Hohe Krankenhaussterblichkeit mit bis zu 25 %
- Hohes Apoplexrisiko
- Poststationäre Verlaufskontrollen bei/zum Ausschluss von Pseudoaneurysmata

Die Prognose ist abhängig vom Ausmaß der Verletzung und der Begleitsymptomatik. Sie ist gut bei isolierten und stabilen Verletzungen, schlecht bei ausgedehnter Schädigung und nach erheblicher Gewalteinwirkung. Das **Apoplexrisiko** ist bei Polytraumapatienten mit stumpfer Carotisläsion fast 10-mal höher als bei Patienten ohne Verletzung der supraaortalen Äste, die **Klinikletalität** ebenfalls signifikant höher mit 26 vs. 19 % (Weber et al. 2018). Es handelt sich folglich um ernst zu nehmende Verletzungsfolgen, die einer aufmerksamen Diagnostik und frühzeitigen Therapie bedürfen. Die Ausbildung von Pseudoaneurysmata scheint bei stumpfen Verletzungen höher zu sein als bei scharfen, weshalb regelmäßige Kontrollen bei bekannten kleinen und konservativ behandelten Pseudoaneurysmata empfohlen werden. Dies ist auch wichtig, um im Verlauf entstehende Aneurysmata frühzeitig zu erkennen und bei Größenprogredienz invasiv therapieren zu können. Festgelegte Kontrollintervalle existieren nicht, diese sind individuell festzulegen. Da allerdings erfahrungsgemäß in den ersten 4–6 Wochen nach dem Unfallereignis das Risiko einer Befundprogredienz am höchsten ist, wird empfohlen, in diesem Zeitraum engmaschig (auch und insbesondere mittels CTA) zu kontrollieren. Nach dieser Akutphase kann dann entschieden werden, ob weiterhin Kontrollen bei stabilen Befund oder invasive Maßnahmen indiziert werden sollten (Seth et al. 2013).

Anfängliche **engmaschige Kontrollen** und der Übergang auf längere Intervalle bei stabilem Befund werden vielfach empfohlen (Cronenwett und Johnston 2014).

4.4 Posttraumatisches Aneurysma der A. carotis interna

4.4.1 Definition

- Aneurysma der A. carotis interna aufgrund einer traumatischen Wandläsion
- Pseudoaneurysma (= spurium) oder
- wahres Aneurysma (= verum)

Unter einem posttraumatischen Aneurysma der Carotiden wird in den meisten Fällen ein **Pseudoaneurysma** verstanden, wobei es hierbei durch die traumabedingte **Wandläsion** zu einer Schwachstelle kommt. Definitionsgemäß entsteht bei punktueller Gefäßwandläsion ein isoliertes und lokalisiertes pulsierendes Hämatom, die restliche Gefäßwand ist unauffällig und nicht erweitert. Selten entsteht ein w**ahres Aneurysma** (= verum) mit Aussackung sämtlicher Wandschichten, welches als Komplikation einer chronischen posttraumatischen Dissektion beobachtet werden kann.

4.4.2 Epidemiologie

- Etwa 10 % der extrakraniellen Aneurysmata der Carotiden entstehen posttraumatisch
- Häufigste Ursache für Schlaganfälle junger Menschen
- Sehr selten (keine genauen Angaben möglich)

Unter allen Aneurysmata der extracraniellen Carotiden machen die posttraumatischen Aneurysmata einen Anteil von ca. **10 %** aus (Zhou et al. 2006).

Posttraumatische Aneurysmata der extrakraniellen ACI sind sehr selten, aber die häufigste Ursache für **Schlaganfälle** bei jungen Menschen. Etwa ein Drittel der Aneurysmata besteht bereits zum Zeitpunkt des Unfallereignisses in Form eines Pseudoaneurysmas, ein weiteres Drittel wird im Laufe eines Monats und ein letztes Drittel nach mehreren Monaten oder Jahren diagnostiziert (Spanos et al. 2016). Bei mehr als der Hälfte der Patienten entsteht das Aneurysma folglich erst im Intervall, wobei es sich hierbei sowohl um wahre als auch um falsche Aneurysmata handeln kann. Inwiefern es sich bei diesen im Intervall diagnostizierten falschen Aneurysmata allerdings um bereits initial vorliegende Aneurysmata handelt, ist rückblickend schwer zu beantworten. Es ist davon auszugehen, dass ein nicht unerheblicher Teil der im Verlauf diagnostizierten falschen Aneurysmata bereits kurz nach dem Unfallereignis bestand und aufgrund der

4.4 Posttraumatisches Aneurysma der A. carotis interna

geringen Größe nicht erkannt wurde. Erst im Intervall erfolgt dann aufgrund der Größenprogredienz und entsprechender Symptomatik die Diagnosestellung.

4.4.3 Risikogruppen

- Verkehrsunfälle (Hochrasanz, insbesondere Motorradfahrer)
- Ballsportarten
- Klettersportler
- Bungee-Jumping

Zu den Risikogruppen gehören erneut sämtliche Individuen, die einer cervicalen stumpfen sowie scharfen Gewalteinwirkung ausgesetzt sind. Neben Verkehrsteilnehmern sind mehrere Sportarten zu nennen, es handelt sich allerdings aufgrund der Seltenheit in aller Regel lediglich um vereinzelte Fallberichte, so z. B. das ungewöhnliche Auftreten eines posttraumatischen Aneurysmas, verursacht durch ein Trauma beim Wasserballspielen (Davidoviá et al. 2007). Aber auch andere Ballsportarten sowie Risikosportarten wie Klettern oder Bungee-Jumping gehen mit dem erhöhten Risiko cervicaler Gefäßverletzungen und nachfolgend Ausbildung eines Aneurysmas einher.

4.4.4 Ätiologie und Pathomechanismus

- Scharfe (direkte) Verletzung
  - Stich- oder Schussverletzung
  - dislozierte Knochenfragmente
- Stumpfes (indirektes) Trauma
  - Distorsion/Hyperextension
  - Würgemechanismen
  - Erhängen

Die Pseudoaneurysmata entstehen durch eine lokalisierte Gefäßwandläsion, meist aufgrund eines scharfen Verletzungsmechanismus durch Stich- oder Schussverletzungen. Aber auch Frakturen im Bereich der oberen Thoraxapertur sowie der Halswirbelsäule können durch dislozierte Knochenfragmente eine scharfe und lokalisierte Gefäßwandläsion hervorrufen. Hierdurch entsteht typischerweise eine perivasale Blutung mit nachfolgender Ausbildung einer Kapsel. Wenn die Gefäßwandläsion groß ist, resultiert primär und vordergründig die Blutung, andernfalls kann sich aus einer kleineren Verletzung ein Pseudoaneurysma entwickeln.

Seltener geht dem posttraumatischen Aneurysma ein stumpfes Trauma voraus, z. B. durch Hyperextensionsmechanismen, Würgen oder Erhängen. Hierbei können kleine Intimaläsionen entstehen, woraus eine Dissektion resultiert. Diese bildet als Schwachstelle der Gefäßwand die Basis für die Ausbildung eines wahren Aneurysmas, oft in Form eines sogenannten dissezierenden posttraumatischen Aneurysmas.

4.4.5 Symptome und Untersuchungsbefunde

- **Akut**
  - Blutung/Hämatom
  - Nackenschmerzen
  - Horner-Syndrom
  - cerebrale Ischämie
- **Chronisch**
  - pulsierende Schwellung
  - Kompressionserscheinungen

Im **Akutstadium** stehen Blutungskomplikationen und die Ausbildung eines mehr oder weniger ausgedehnten **Hämatoms** im Vordergrund. Insbesondere bei Kompressionserscheinungen werden diese Komplikationen schnell symptomatisch und können lebensbedrohliche Ausmaße annehmen. Auch **Nackenschmerzen** können unmittelbar nach dem Unfallereignis neben muskuloskelettalen Verletzungen auf eine Gefäßkomplikation hinweisen. Des Weiteren treten nicht selten mit einem **Horner-Syndrom** vereinbare Symptome auf. Hierzu gehört die Trias aus Myosis, Ptosis und Enopthalmus. Ursächlich sind in der Mehrzahl der Fälle Hämatome und Gewebeläsionen dorsal der Carotisscheide, wo der cervicale Grenzstrang verläuft.

Eine **cerebrale Ischämie** ist die schwerwiegendste Komplikation, welche sich sowohl in der Akutphase als auch im chronischen Verlauf sehr selten ereignet. Embolisationen sind die häufigste Ursache, wohingegen eine arterielle Thrombose bei arteriosklerotisch vorgeschädigten Gefäßen die Ausnahme darstellt.

Oft werden Symptome aber erst im Intervall bei **chronischem** Verlauf manifest. Hier steht eine **pulsierende Schwellung** im Vordergrund, teilweise wird bei sonographischen Routineuntersuchungen aber auch ein klinisch asymptomatisches Pseudoaneurysma entdeckt. Zudem können **Kompressionserscheinungen** wie unklare und zunehmende Luftnot oder Schluckbeschwerden Hinweise auf ein posttraumatisches Aneurysma der Carotiden sein. Da diese Differenzialdiagnose allerdings sehr selten ist, wird sie oft nicht, mit erheblicher Zeitverzögerung oder nur durch Zufall entdeckt.

Abb. 4.2 CTA eines bereits länger bestehenden posttraumatischen Aneurysmas der A. carotis communis und interna nach einem schweren HWS-Trauma und initial nicht diagnostizierter Carotisläsion

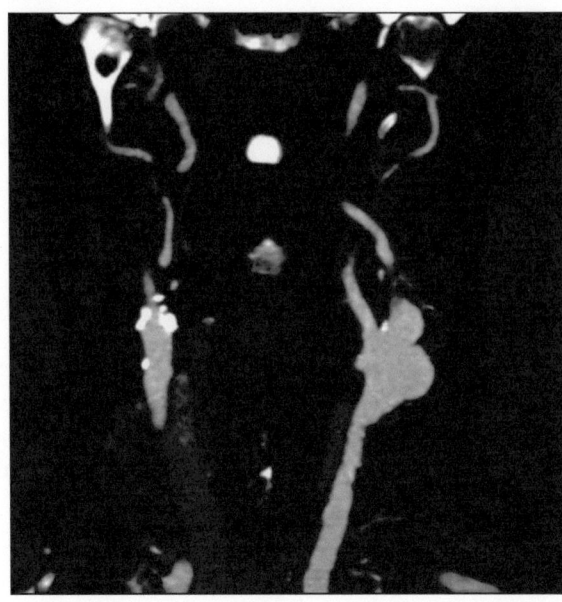

4.4.6 Einteilung und Klassifikation

- Nach Unfallmechanismus in scharf/stumpf
- Nach zeitlichem Ablauf in akut/chronisch
- Nach Lokalisation

Die Einteilung kann auch hier nach dem Unfallmechanismus in **scharf** sowie **stumpf** erfolgen. Des Weiteren ist nach dem zeitlichen Ablauf auch eine Klassifikation in **akut** und **chronisch** möglich. Die Übergänge sind allerdings jeweils fließend, sodass diese Einteilung eher akademischer Natur ist und in der Realität selten Verwendung findet. Dennoch ist es keine Seltenheit, dass eine Verletzung der Carotiden durch ein schweres HWS-Trauma initial übersehen und erst Jahre später entdeckt wird (Abb. 4.2). In solchen Fällen sollte explizit nach einem HWS-Trauma in der Vorgeschichte gefragt werden.

Auch die Lokalisation kann zur Klassifikation verwendet werden, hier dann in abgangsnah, cervical bis auf Höhe der Schädelbasis sowie intrakraniell. Auch die Einbeziehung der vor- bzw. nachgeschalteten Arterien, konkret der A. carotis communis oder cerebri media, kann zur Unterscheidung verwendet werden.

4.4.7 Diagnostik

- Klinisch (Maurer-Trias)
- Auskultatorisch
- Sonographie
- CTA
- CCT (Ausschluss intrakranielles Hämatom)

Die Diagnose wird im Idealfall **klinisch** gestellt, dies gelingt allerdings nur bei größeren Aneurysmata mit resultierender pulsierenden Schwellung. Die genaue Diagnose und Unterscheidung in Aneurysma spurium, verum oder andere den Carotiden benachbarte Weichteilschwellungen ist durch die alleinige **Inspektion** und **Palpation** allerdings nicht möglich.

Um die frühzeitige korrekte Diagnosestellung eines Pseudoaneurysmas der ACI vor dem dem Eintritt in die Schädelbasis sowie im kavernösen Anteil zu erleichtern, sollte die sogenannte **Trias nach Maurer** herangezogen werden. Bei Vorliegen eines

1. Schädel-Hirn-Traumas mit
2. einseitiger Sehstörung und
3. Nasenblutung

ist die prä- und intracavernöse Schädigung der ACI in Betracht zu ziehen (Maurer et al. 1961).

Auskultatorisch kann ein Schwirren auffallen, wenn im Verlauf des Aneurysmas bzw. vor- oder nachgeschaltet eine Stenosierung auftritt. Allerdings ist dieser Befund selten und erlaubt keine differenzierte Diagnosestellung.

Die **Sonographie** hingegen ist meist wegweisend, da sowohl das Aneurysma, seine genaue Morphologie inclusive maximaler Durchmesser, die Perfusion und ggf. Stenosierung oder Verschlüsse dargestellt werden können.

Mittels **CTA** kann die Darstellung genau und detailliert erfolgen, wobei hier insbesondere auch auf die Beschaffenheit der Gefäßwand geachtet werden sollte (Abb. 4.3). Perivasale Raumforderungen können ebenfalls mit der CTA am zuverlässigsten dargestellt und seltene Differenzialdiagnosen, beispielsweise ein Glomus caroticum (Glomustumor), erkannt werden.

In der **CCT** kann schließlich auch eine genaue Untersuchung des Craniums erfolgen, wobei hiermit insbesondere Blutungen sowie Ischämien ausgeschlossen werden sollten. Dies ist aus diagnostischen und behandlungsentscheidenden Gründen, aber insbesondere auch aus Gründen der Dokumentation immens wichtig. Schätzungsweise bis zu 10 % der Patienten, welche ein Schädel-Hirn-Trauma erlitten haben, entwickeln im Laufe

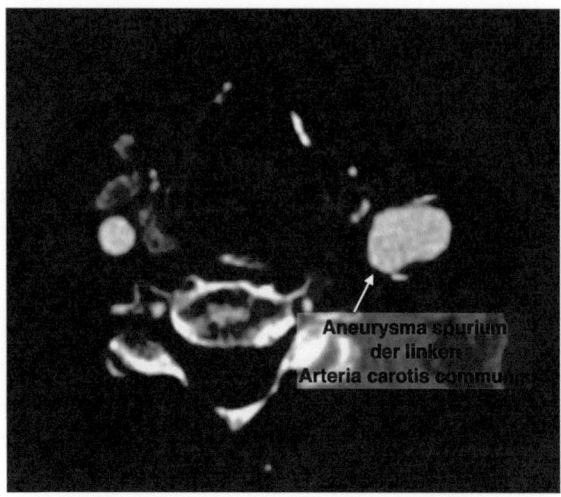

Abb. 4.3 CTA eines Aneurysma spurium der linken A. carotis nach Punktion

von Tagen (teilweise auch Wochen oder Monaten) ein subdurales Hämatom, wobei das Risiko mit zunehmendem Alter steigt. Vor allem die Altersgruppe über 70 Jahre und männliches Geschlecht gehören zur Risikogruppe, genau in dieser Altersgruppe ist die Komplikationsrate und Letalität auch sehr hoch. Dies ist oft begründet in der mit zunehmendem Alter immer häufiger anzutreffenden Antikoagulationsbehandlung oder Thrombozytenfunktionshemmung.

Die klinischen Symptome einer subduralen Blutung sind sehr vielgestaltig und werden oft zunächst fehlinterpretiert bzw. nicht erkannt. Nicht selten ist in der initialen CCT-Bildgebung kein Hämatom sichtbar, da es sich langsam und progredient entwickelt. Dies unterstreicht die immense Bedeutung der initialen CCT-Untersuchung bei allen Schädel-Hirn-Trauma-Patienten vor allem zur Ausschlussdiagnostik, aber auch aus Dokumentationsgründen. Nicht vergessen werden sollten auch Kontrolluntersuchungen mittels CCT, vor allem bei unspezifischen Symptomen älterer Patienten unter Antikoagulationsbehandlung.

4.4.8 Therapie

- Konservativ
- Interventionell (Stent)
- Operativ (Naht, Resektion, Interponat)

4.4.8.1 Konservativ

Auch hier spielt das Ausmaß der Verletzung eine große Rolle. Posttraumatische dissezierende Aneurysmata werden vielfach konservativ behandelt, das gleiche gilt für kleine Aneurysmata (Rao et al. 2011). Größere Studien gibt es aktuell aufgrund der geringen Fallzahl allerdings nicht, dennoch scheint das konservative Vorgehen mittels **Thrombozytenaggregationshemmung** oder **Antikoagulation** das präferierte Vorgehen zu sein. Die Dauer und Dosierung sind Gegenstand intensiver Forschungen, aber noch nicht einheitlich geregelt.

4.4.8.2 Interventionell

Interventionelle Verfahren sind eine elegante Methode und werden zunehmend indiziert. Hier steht die Versorgung mit einem beschichteten Stent im Vordergrund, aber auch eine Lysetherapie kann bei cerebraler Embolisation, meist aus dem Aneurysmasack heraus, Anwendung finden.

4.4.8.3 Operativ

Zu den operativen Verfahren gehören neben der einfachen Übernähung die Resektion und Rekonstruktion mittels Interponat oder Bypass. Da die einfache Übernähung selten erfolgreich ist, vor allem im chronischen Verlauf, sollten hier keinesfalls Experimente unternommen werden. Diese können neben cerebraler Ischämie durch Embolisation auch zu einer fulminanten Blutung bzw. Nachblutung im Zugangsgebiet führen und somit letale Komplikationen aufgrund einer Kompression von Luft- und Speiseröhre verursachen.

Operatives Vorgehen der Wahl ist daher die (sparsame) Resektion des Aneurysmas sowie die Rekonstruktion mittels autologem Bypass oder Interponat. Auch alloplastische Transplantate können verwendet werden, allerdings sollte hierbei unbedingt ein Infekt (auch chronisch = silent) ausgeschlossen werden. Auf eine komplette Resektion des Aneurysmas kann oft verzichtet werden, was das Risiko von Begleitverletzungen reduziert. Insbesondere Nervenläsionen, aber auch die Übersichtlichkeit des Situs stark beeinträchtigende venöse Blutungen können durch sparsame Resektionsverfahren vermieden werden.

Bei im Bereich der Schädelbasis lokalisierten Aneurysmata wird oft das **interventionelle** Vorgehen bevorzugt, wenn dieses nicht möglich ist oder frustran verläuft, sind neurochirurgische Maßnahmen und OP-Verfahren indiziert.

4.4.9 Prognose

- Abhängig von Symptomatik und cerebraler Ischämie
- Begleitverletzungen

Die Prognose des posttraumatischen Aneurysmas ist grundsätzlich abhängig von der **Symptomatik** und dem Vorhandensein von **Komplikationen.** Vor allem das Vorliegen einer **cerebralen Ischämie** ist vielfach mit einer schlechten Prognose assoziiert. Auch perioperative Komplikationen sowie Verletzungen führen zu oft langwierigen Behandlungsverläufen mit mehr oder weniger ausgeprägten Folgeerscheinungen.

4.5 Posttraumatisches Aneurysma der A. temporalis superficialis

4.5.1 Definition

Aneurysma der A. temporalis superficialis nach einem Unfallereignis.

Hierunter versteht man ein durch ein Trauma verursachtes Aneurysma der Schläfenarterie, welches meist in Form eines Pseudoaneurysmas, teilweise aber auch als wahres Aneurysma auftritt.

4.5.2 Epidemiologie

- Sehr selten
- Einzelberichte

Ein posttraumatisches Aneurysma der A. temporalis superficialis ist **äußerst selten,** die Zahl an wissenschaftlichen Fallberichten liegt im unteren zweistelligen Bereich. Die Dunkelziffer ist allerdings als gering einzustufen, da dieses Aneurysma bereits äußerlich sichtbar und leicht zu diagnostizieren ist. Zudem ist die Zahl an Differenzialdiagnosen sehr gering und eine einfache Ultraschalluntersuchung bringt stets Klarheit.

4.5.3 Risikogruppen

- Sportarten
  - Kampfsport
  - Boxen
  - Motocross (Schutzhelm)
- Schädel-Hirn-Trauma

Prinzipiell gehören sämtliche **Sportarten** und **Berufe,** bei denen es zu einer chronischen oder akuten mechanischen Belastung im Bereich der Schläfenarterie kommen kann, zu den Risikogruppen.

Bei den Sportarten sind primär **Kampfsportarten** wie Karate, Judo, Taekwondo sowie Boxen zu nennen (Gressenberger et al. 2021). Aber auch sämtliche **Ballsportarten** wie Squash, Tennis, Basket- oder Handball können zu stumpfen Verletzungen des Schläfenarterie führen. Auch über Fälle assoziiert mit seltenen Sportarten wie Paintball wurde berichtet (Kakillioğlu et al. 2021).

Im Vordergrund stehen sicherlich **Verkehrsunfälle,** insbesondere **Schädel-Hirn-Traumata,** welche ursächlich für die überwiegende Mehrzahl der berichteten Fälle von Aneurysmata der A. temporalis superficialis sind (Shenoy und Raja 2003).

4.5.4 Ätiologie und Pathomechanismus

- Stumpf
  - Schläge
  - Druckbelastung (Helm)
- Scharf
  - Stiche
  - Schnitte

Die Mehrzahl der posttraumatischen Aneurysmata der A. temporalis superficialis entsteht durch **stumpfe** Gewaltanwendungen, beispielsweise in Form von Faustschlägen, plötzliche Druckbelastungen durch das Aufschlagen von Bällen, aber auch die chronische repetitive Belastung durch das Tragen von Schutzhelmen (Abb. 4.4) (Balligand und Mulquin 2020).

Scharfe Verletzungsmechanismen sind weitaus seltener und machen einen Anteil von unter 1 % aus. Typische scharfe Traumata entstehen durch Stiche und Schnitte mit scharfen Gegenständen, beispielsweise Messer bei gewaltvollen Angriffen oder Scherben bei Schlägereien mit Glasflaschen. Unbeabsichtigte scharfe Verletzungsvorgänge, z. B. im Rahmen der Rasur von Gesichts- oder beim Frisieren der Kopfbehaarung, sind eine absolute Rarität, finden aber gerade deshalb in der wissenschaftlichen Literatur verstärkte Aufmerksamkeit (Pourdanesh et al. 2013).

4.5 Posttraumatisches Aneurysma der A. temporalis superficialis

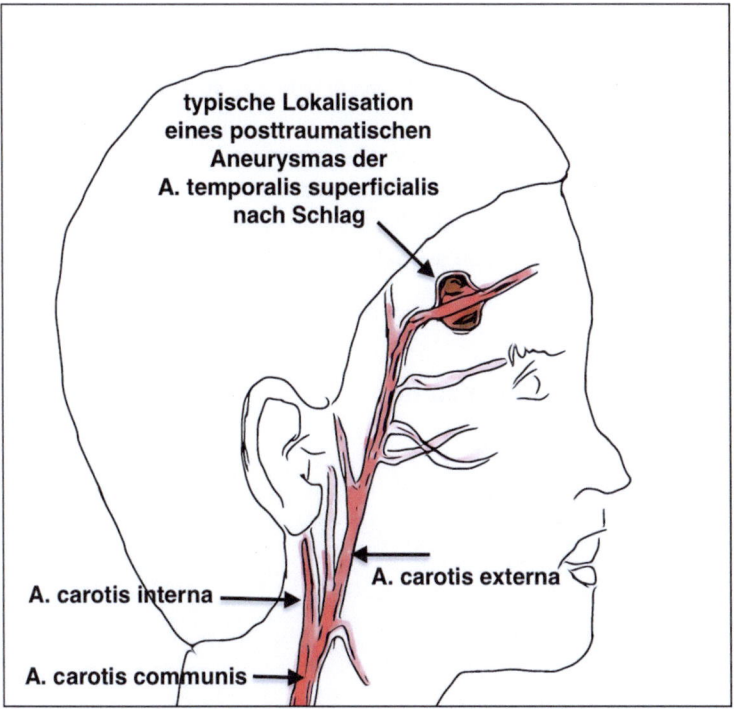

Abb. 4.4 Schematische Darstellung eines posttraumatischen Aneurysma spurium der A. temporalis superficialis

4.5.5 Symptome und Untersuchungsbefunde

- Knötchenförmige Schwellung an Schläfe
  - pulsierend
  - progredient
  - druckdolent
  - ggf. mit Infektzeichen

Eine **pulsierende knötchenförmige Schwellung** im Bereich der Schläfe über dem Verlauf der A. temporalis superficialis ist ein eindeutiges und kaum zu übersehender Untersuchungsbefund. Sehr **kleine** Aneurysmata können zwar auch lange unentdeckt bleiben, machen aber in aller Regel keinerlei Probleme und verschwinden meist von selbst. Eine Druckdolenz besteht hier äußerst selten.

Anders verhält es sich bei **großen** bzw. **größenprogredienten** Aneurysmata. Diese können eindrucksvolle Ausmaße annehmen und sind meist stark **druckdolent**. Insbesondere im Falle einer **Infektion** des Aneurysmas kann der Berührungsschmerz so groß sein, dass eine Untersuchung erschwert oder unmöglich wird. Infizierte posttraumatische Aneurysmata der A. temporalis superficialis können beispielsweise aufgrund einer bereits initial bestehenden Kontamination durch verschmutzte Gegenstände entstehen. Aber auch eine Biopsie oder Punktion bei unklarem Befund kann zu einer Infektion führen. Äußerlich ist neben der Schwellung dann auch eine Rötung sicht- sowie eine Überwärmung tastbar.

4.5.6 Einteilung und Klassifikation

- Morphologie
    - verum
    - spurium
- **Ätiologie**
    - scharf
    - stumpf
    - iatrogen
- **Zeitlicher Ablauf**
    - akut
    - chronisch
- **Nach Begleitverletzung**
    - mit/ohne Gesichtsschädelfraktur
    - Nervenläsion (N. facialis)

Die Einteilung erfolgt anhand der **Morphologie** in **wahr** (verum) und **falsch** (spurium = Pseudoaneurysma), wobei die Pseudoaneurysmata mengenmäßig weitaus überwiegen.

Eine weitere Einteilungsmöglichkeit stellt die Ätiologie dar, welche wie bereits oben beschrieben in **scharf, stumpf** sowie **iatrogen** unterschieden werden kann. Die Mehrzahl der Fallberichte handelt von **stumpfen** Verletzungen.

Letztlich kann auch anhand des zeitlichen Verlaufs eine Klassifikation erfolgen, hier in **akut** und **chronisch.** Definitionsgemäß handelt es sich um eine **akute** Verletzung, wenn sich das Unfallereignis innerhalb der letzten 4 Wochen ereignet hat. Unter **chronischen** Gefäßverletzungen werden all diejenigen verstanden, deren Unfallereignis länger als 4 Wochen her ist.

Da die meisten Pseudoaneurysmata posttraumatisch nach stumpfer Gewalteinwirkung entstehen, finden sich vielfach Begleitverletzungen im Bereich des Gesichtsschädels.

Hierzu gehören insbesondere **Frakturen** des Ober-, häufiger des Unterkiefers sowie Funktionsausfälle des **N. facialis** (Naser et al. 2023).

4.5.7 Diagnostik

- **Klinische Untersuchung**
  - pulsierende Schwellung
  - selten Rötung
- **Labordiagnostik**
  - Ausschluss Vaskulitis
- **Sonographie**
  - eindeutig
  - Unterscheidung verum/falsum
- Angiographie
  - in Interventionsbereitschaft

Bei dieser oberflächlichen Lokalisation eines posttraumatischen Aneurysmas ist die **klinische Untersuchung** das wichtigste und zugleich zuverlässigste Diagnostikum. Selbst kleine und wenig symptomatische Aneurysmata sind hier als pulsierende Schwellung im Schläfenbereich sicht- und tastbar. Auch der Verdacht auf einen **Infekt** kann hier bereits äußerlich durch eine Rötung, Schwellung des umgebenden Weichteilgewebes, eine Druckdolenz mit eventuell begleitender Fluktuation sowie putrider Sekretion erkannt werden.

Laborchemisch sollte eine Vaskulitis ausgeschlossen werden, da diese einerseits eine prominente Temporalarterie verursachen kann und andererseits auch das Risiko einer Aneurysma-Erkrankung erhöht. Neben der Bestimmung der Blutkörpersenkungsgeschwindigkeit (BKS), einem Differenzialblutbild sowie C-reaktivem Protein (CRP) gehören u. a. auch antinukleäre Antikörper sowie Kryptoglubuline zur weiterführenden Labordiagnostik. Da diese allerdings mitunter zeitaufwendig und sehr kostenintensiv sein können, sollte man sich zunächst auf Blutbild, CRP und BKS konzentrieren.

Durch die **Sonographie** kann die klinische Verdachtsdiagnose eines Aneurysmas fast ausnahmslos bestätigt bzw. widerlegt werden. Zudem ist es hiermit möglich, zwischen einem wahren und falschen Aneurysma zu differenzieren.

Eine **Angiographie** kann bei bereits gesicherter Diagnose und geplanter interventioneller Therapie veranlasst werden. Zur reinen Diagnostik ist sie bei dieser Aneurysma-Lokalisation allerdings nicht indiziert. Die potenziellen Risiken einer invasiven Diagnostik mit perkutanem Zugang und Passage der hirnversorgenden Arterien sind nur im Falle einer geplanten Intervention wirklich gerechtfertigt. Letztere wird allerdings, wenn überhaupt, durch einen retrograden oder lokalen Zugang und nicht transfemoral durchgeführt.

4.5.8 Therapie

- **Konservativ**
  - oft möglich und hierunter Regredienz
- **Interventionell**
  - Embolisation (Coils, Onyx®)
  - Thrombininjektion
- **Operativ**
  - beste Ergebnisse
  - Ligatur und Exzision (am häufigsten)
  - Rekonstruktion durch Interponat oder End-zu-End-Anastomose (extrem selten)

4.5.8.1 Konservativ

Kleine Pseudoaneurysmata, die innerhalb der ersten Tage bis wenigen Wochen nach dem auslösenden Ereignis diagnostiziert werden, können in aller Regel konservativ behandelt werden. Unter lokaler Kühlung sowie nach Auftragen von heparinhaltigen sowie schmerzstillenden Salben zeigt sich meist eine zügige Rückbildung des Aneurysmas.

4.5.8.2 Interventionell

Wenn es allerdings unter konservativen Maßnahmen zu einer Größenprogredienz kommt oder bereits bei Diagnosestellung ein großes, schmerzhaftes, induriertes oder rupturgefährdetes Aneurysma vorliegt, dann empfiehlt sich die invasive Therapie. Je nach Größe, Weichteilbefund und Patientenwunsch kann zunächst ein interventionelles Verfahren gewählt werden. Es gibt Berichte über erfolgreiche **Embolisationen** mit Coils, welche von den meist jüngeren Patienten aus kosmetischen Gründen in aller Regel bevorzugt werden (Hong et al. 2006). Hier ist allerdings immer zu bedenken, dass ein durch Coils verschlossenes Aneurysma dauerhaft zu einer knötchenförmigen Schwellung führt, welche dann nicht selten im Intervall exzidiert werden muss. Das Gleiche – wenn auch oft weniger wahrscheinlich aufgrund des flüssigen sowie verformbaren Agens – gilt für stattgehabte Embolisationen mit Onyx®.

Eine weitere interventionelle Vorgehensweise ist die perkutane **Thrombininjektion,** die vor allem bei Kindern bevorzugt wird und zu guten Ergebnissen führt (Mann und Heran 2007).

4.5.8.3 Operativ

Das offen-chirurgische Vorgehen sollte bei großen, rupturgefährdeten Aneurysmata mit entsprechender kompressionsbedingter Weichteilschädigung indiziert werden. Auch eine Facialisparese, welche eindeutig durch die Kompression durch das Aneurysma verursacht wird, stellt in aller Regel eine chirurgische Therapieindikation dar (Lalak und Farmer 1996).

Die einfache **Exzision** des Aneurysmas inclusive Ligatur des zu- sowie abführenden Gefäßanteils ist das bevorzugte Verfahren. Zu einer arteriellen Perfusionsstörung kommt es hierdurch in aller Regel nicht. Es gibt allerdings auch Berichte über erfolgreiche **Rekonstruktionen** mittels Anlage eines **Interponats** oder, bei ausreichender Länge und vorbestehendem Kinking, einer **End-zu-End-Anastomosierung** (Ndlovu et al. 2022). Die Offenheitsraten dieser mikrochirurgischen Rekonstruktionen sind allerdings sehr gering. Bei nicht oder nur mäßig vorhandenem Rückstrom aus dem abführenden Arterienast kann dennoch der Rekonstruktionsversuch gerechtfertigt sein. Im Falle eines Sofort- oder Frühverschlusses ist allerdings nicht mit einer relevanten Ischämiesymptomatik zu rechnen, weshalb diese meistens auch klinisch asymptomatisch verlaufen.

4.5.9 Prognose

- Gut
- Selten langfristige oder ernsthafte Probleme

Bei traumatischen Aneurysmata der A. temporalis superficialis handelt es sich in aller Regel um **keine lebensbedrohliche** Erkrankung. Begleitverletzungen des Gehirn- und Gesichtsschädels hingegen können, in Abhängigkeit vom Unfallhergang und der Schwere der Gewalteinwirkung, durchaus ernst zu nehmende Folgeerscheinungen verursachen. **Komplikationen** nach interventioneller Versorgung sind am ehesten kosmetischer Natur. Coils sind meist dauerhaft sichtbar, können teilweise auch zu einer Perforation führen und nach außen treten. Flüssige Embolisate verursachen regelmäßig eine Verfärbung der Haut und können im Falle von Überdosierung alkoholischer Agentien oder allergischer Reaktion auch zu fortschreitenden Weichteilveränderungen und Ulcerationen führen.

Operativ versorgte Aneurysmata weisen selten Komplikationen wie Wundinfekte oder persistierende Indikationen auf. Die Narbe kann gelegentlich hypertroph oder keloidartig verändert sein, was sich allerdings üblicherweise innerhalb weniger Monate zurückbildet.

Literatur

Balligand A, Mulquin N (2020 Feb) Pseudoaneurysm of the superficial temporal artery after blunt trauma. Mayo Clin Proc 95(2):226–227. https://doi.org/10.1016/j.mayocp.2019.11.009. PMID: 32029082

Biffl W, Moore E, Ryu R (1998) The unrecognized epidemic of blunt carotid arterial injuries: early diagnosis improves neurologic outcome. Ann Surg 228(4):462–470

Champion HR, Bellamy RF, Roberts CP, Leppaniemi A (2003 May) A profile of combat injury. J Trauma 54(5 Suppl):S13–S19. https://doi.org/10.1097/01.TA.0000057151.02906.27. PMID: 12768096

Chung CLR, Côté P, Stern P, L'Espérance G (2015) The association between cervical spine manipulation and carotid artery dissection: a systematic review of the literature. J Manipulative Physiol Ther 38:672–676

Cronenwett JL, Johnston KW (2014) Rutherford's vascular surgery e-book. Elsevier Health Sciences, London

Davidoviå LB, Vasiå DM, Markoviå DM, Sindjeliå RP, Pavloviå SU, Kuzmanovic IB (2007 Mar) Carotid artery false aneurysm caused by blunt trauma. A case report. Int Angiol. 26(1):72–74 PMID: 17353892

Debus ES, Grundmann RT (2020) Akute Carotis Teil 3 – Verletzung. Gefässchirurgie 25:356–363. https://doi.org/10.1007/s00772-020-00635-2

Gallaer A, Archambault S, Patel SD, Mui G (2021 Jul 6) Vertebral artery dissection in a woman due to golf: an under-recognized etiology. Neurologist 26(4):132–136. https://doi.org/10.1097/NRL.0000000000000325. PMID: 34190206

Gressenberger P, Gütl K, Jud P (2021) Post-traumatic aneurysms of the superficial temporal artery. Dtsch Arztebl Int 118:70. https://doi.org/10.3238/arztebl.m2021.0101

Hong JT, Lee SW, Ihn YK, Son BC, Sung JH, Kim IS, Kim IS, Kim MC (2006 Jul) Traumatic pseudoaneurysm of the superficial temporal artery treated by endovascular coil embolization. Surg Neurol 66(1):86–88. https://doi.org/10.1016/j.surneu.2005.10.022. PMID: 16793454

Kakillioğlu I, Tekin AF, Ünal ÖF, Uğuz A (2021 Jan) Posttraumatic pseudoaneurysm of the superficial temporal artery: After paintball game. Ulus Travma Acil Cerrahi Derg 27(1):157–159. English. https://doi.org/10.14744/tjtes.2020.64947. PMID: 33394476

Keller G, Bauer I, Bongers MN (2022) Perforation of the common carotid artery by crossbow arrow without bleeding. Dtsch Arztebl Int 119:435. https://doi.org/10.3238/arztebl.m2022.0077

Lalak NJ, Farmer E (1996 Apr) Traumatic pseudoaneurysm of the superficial temporal artery associated with facial nerve palsy. J Cardiovasc Surg (Torino) 37(2):119–123 PMID: 8675516

Mann GS, Heran MK (2007 Jun) Percutaneous thrombin embolization of a post-traumatic superficial temporal artery pseudoaneurysm. Pediatr Radiol 37(6):578–580. https://doi.org/10.1007/s00247-007-0447-8. Epub 2007 Apr 3 PMID: 17404724

Maroon JC, Gardner P, Abla AA, El-Kadi H, Bost J (2007 Feb). „Golfer's stroke": golf-induced stroke from vertebral artery dissection. Surg Neurol 67(2):163–188; discussion 168. https://doi.org/10.1016/j.surneu.2006.03.045. Epub 2006 Oct 6. PMID: 17254877

Martinelli O, Venosi S, BenHamida J, Malaj A, Belli C, Irace FG, Gattuso R, Frati G, Gossetti B, Irace L (2017 May) Therapeutical options in the management of carotid dissection. Ann Vasc Surg 41:69–76. https://doi.org/10.1016/j.avsg.2016.07.087. Epub 2016 Dec 1 PMID: 27916638

Maurer JJ, Mills M, German WJ (1961 Nov) Triad of unilateral blindness, orbital fractures and massive epistaxis after head injury. J Neurosurg 18:837–840. https://doi.org/10.3171/jns.1961.18.6.0837. PMID: 14471553

McNutt MK, Kale AC, Kitagawa RS, Turkmani AH, Fields DW, Baraniuk S, Gill BS, Cotton BA, Moore LJ, Wade CE, Day A, Holcomb JB (2018) Management of blunt cerebrovascular injury (BCVI) in the multisystem injury patient with contraindications to immediate anti-thrombotic therapy. Injury 49:67–74

Naser ZJ, Aukerman W, Tretter J, Morrissey S (2023 Jan) Traumatic superficial temporal artery pseudoaneurysm & management following mandible fracture. Trauma Case Rep. 3(43):100753. https://doi.org/10.1016/j.tcr.2023.100753.PMID:36660404;PMCID:PMC9842889

Ndlovu B, Mkhaliphi MM, Leola K, Mpanza MN, Ouma JR, Profyris C (2022 Jan) Ruptured presentation of superficial temporal artery pseudoaneurysm treated with anastomotic repair: Case report. Trauma Case Rep. 26(38):100615. https://doi.org/10.1016/j.tcr.2022.100615.PMID:351 28023;PMCID:PMC8808054

Pourdanesh F, Salehian M, Dehghan P, Dehghani N, Dehghani S (2013 Jul) Pseudoaneurysm of the superficial temporal artery following penetrating trauma. J Craniofac Surg 24(4):e334–e337. https://doi.org/10.1097/SCS.0b013e31828a7ab0. PMID: 23851858

Rao AS, Makaroun MS, Marone LK, Cho JS, Rhee R, Chaer RA (2011 Aug) Long-term outcomes of internal carotid artery dissection. J Vasc Surg 54(2):370–3744; discussion 375. https://doi.org/10.1016/j.jvs.2011.02.059. Epub 2011 May 28. PMID: 21620626

Roon AJ, Christensen N (1979) Evaluation and treatment of penetrating cervical injuries. J Trauma 19:391–397

Rowan NR, Turner MT, Valappil B, Fernandez-Miranda JC, Wang EW, Gardner PA, Snyderman CH (2018) Injury of the carotid artery during endoscopic endonasal surgery: surveys of skull base surgeons. J Neurol Surg B Skull Base 79:302–308

Saternus KS, Fuchs V (1982) Verletzungen der A. carotis communis durch Reanimationsmaßnahmen. Z Rechtsmed 88:305–311. https://doi.org/10.1007/BF00198666

Seth R, Obuchowski AM, Zoarski GH (2013) Endovascular repair of traumatic cervical internal carotid artery injuries: a safe and effective treatment option. AJNR Am J Neuroradiol 34: 1219–1226

Shenoy SN, Raja A (2003 Dec) Traumatic superficial temporal artery aneurysm. Neurol India 51(4):537–538 PMID: 14742942

Spanos K, Karathanos C, Stamoulis K, Giannoukas AD (2016 Feb) Endovascular treatment of traumatic internal carotid artery pseudoaneurysm. Injury 47(2):307–312. https://doi.org/10.1016/j.injury.2015.09.015. Epub 2015 Oct 1 PMID: 26453153

Statler JD, Ronsivalle JA, Depper MH, Rao KC (1998 Dec) Bilateral carotid artery dissection during the army physical fitness test. Mil Med 163(12):857–860 PMID: 9866369

Thakore N, Abbas S, Vanniasingham P (2008 Mar) Delayed rupture of common carotid artery following rugby tackle injury: a case report. World J Emerg Surg. 21(3):14. https://doi.org/10.1186/1749-7922-3-14.PMID:18355416;PMCID:PMC2277436

Weber CD, Lefering R, Kobbe P, Horst K, Pishnamaz M, Sellei RM, Hildebrand F, Pape HC, TraumaRegister DGU (2018) Blunt cerebrovascular artery injury and stroke in severely injured patients: an international multicenter analysis. World J Surg 42:2043–2053

Zettl R, Kühne C, Kalinowski M et al (2010) Bedeutung der CT-Angiographie zum Screening supraaortaler Gefäßverletzungen beim Schwerverletzten. Unfallchirurg 113:394–400. https://doi.org/10.1007/s00113-010-1751-6

Zhou W, Lin PH, Bush RL, Peden E, Guerrero MA, Terramani T, Lubbe DF, Nguyen L, Lumsden AB (2006 Mar) Carotid artery aneurysm: evolution of management over two decades. J Vasc Surg 43(3):493–496; discussion 497. https://doi.org/10.1016/j.jvs.2005.11.023. PMID: 16520161

Aortenverletzungen 5

> **Zusammenfassung**
>
> Bei Aortenverletzungen steht die Aortenruptur im Zentrum der Aufmerksamkeit. Dieses schwerwiegende Gefäßtrauma geht mit einer hohen Letalität am Unfallort einher und wird häufig durch Hochrasanztraumata verursacht. Im deutschsprachigen Raum hat sich der Begriff Aortenruptur etabliert, in der englischsprachigen Literatur wird der Begriff der Transektion verwendet.

5.1 Traumatische Aortenruptur (Transektion, „aortic transection")

5.1.1 Definition

- Traumatisch bedingte partielle oder komplette Durchtrennung der Aorta
- Fachausdruck: Aortenruptur (seltener Transektion)
- In englischsprachiger Literatur oft als „aortic transection" bezeichnet

Unter einer traumatischen Aortenruptur versteht man jede unfallbedingte Verletzung der Aorta, die von ihrem Ursprung aus dem Aortenbogen bis zur Aortenbifurkation auftreten kann.

Die traumatische Aortenläsion wird häufig auch als **Aortentransektion** bezeichnet. Im Vergleich zur Dissektion, bei der es typischerweise zu längerstreckigen Einrissen der Gefäßwandschichten (Intima und Media) kommt, handelt es sich bei der **Transektion** um einen lokalisierten Einriss der Gefäßwand, der stets posttraumatisch und meist komplett, seltener inkomplett auftritt.

In der englischsprachigen Literatur wird der Begriff „**aortic transection**" häufig verwendet, in der deutschsprachigen hat sich der Fachausdruck Aortenruptur durchgesetzt. Beides ist äquivalent, sollte aber nicht mit der Dissektion verwechselt werden. Außerdem wird die Transektion (im Vergleich zur Di**ss**ektion) nur mit einem s geschrieben.

5.1.2 Epidemiologie

- Sehr selten
  - <0,1 % aller Verkehrsunfälle
  - 1–2 % aller Thoraxtraumata
- Ursächlich bei bis zu 20 % der Todesfälle am Unfallort
- Zweithäufigste Todesursache bei Motorradunfällen (nach Schädel-Hirn-Trauma)
- Hohe Letalität von >90 %

Bei den traumatischen Aortenrupturen handelt es sich um eine **sehr seltene** Erkrankung, die bei weniger als **0,1 %** aller Verkehrsunfälle auftritt (Schachner et al. 2020). Angaben über die Dunkelziffer unerkannter traumatischer Aortenrupturen liegen deutlich darüber, insbesondere bei schweren Verkehrsunfällen mit Thoraxtrauma. Diese Daten stammen u. a. aus Autopsiestudien von am Unfallort verstorbenen Unfallopfern. Diese wiesen in **über 20 %** Verletzungen großer Gefäße – vorrangig der Aorta – auf (Feczko et al. 1992). Besonders gefährdet sind **Motorradfahrer,** da diese häufig mit hoher Geschwindigkeit unterwegs sind und der Brustkorb nur eingeschränkt geschützt werden kann. Traumatische Aortenrupturen sind nach Schädel-Hirn-Verletzungen die zweithäufigste Todesursache bei schweren Motorradunfällen (Carl et al. 2010).

Bei isolierter Betrachtung traumatischer Aortenrupturen konnte gezeigt werden, dass die **Überlebensrate bei lediglich 5–14 %** liegt, wobei insbesondere Rupturen im Isthmusbereich eine hohe Letalität aufweisen (Parmley et al. 1958; Pearson et al. 2008; Richens et al. 2003). Da nach klinischer Erfahrung und anhand von Literaturangaben die Mehrzahl (80–100 %) der traumatischen Aortenrupturen im Bereich des Aortenisthmus lokalisiert ist, erklärt sich hieraus die hohe Sterblichkeit aortaler Verletzungen. Wenn es zu keiner Tamponade durch umgebendes Gewebe kommt, führt eine freie Ruptur zum Sekundentod am Unfallort.

5.1.3 Risikogruppen

- Verkehrsunfälle
  - Hochrasanz-
  - Dezelerationstrauma
- Sturz aus großer Höhe
- Risikosportarten
  - Motocross
  - Autorennfahren
  - Bungee-Jumping
  - Klettern
- Soldaten
- Gesellschaft mit hoher Gewaltbereitschaft (Kriegsgebiete, Kriminalität)

Die traumatische Aortenruptur entsteht meist bei **Verkehrsunfällen** und betrifft daher vornehmlich PKW-/LKW- und Motorradfahrer. Weiterhin gehören auch Fußgänger zur Risikogruppe. Sie sind naturgemäß Gewaltanwendungen im Straßenverkehr mehr oder weniger schutzlos ausgesetzt und können beispielsweise bei der Kollision mit einem PKW schwerste Verletzungen erleiden. Bei den betroffenen **Patienten** handelt es sich meist um männliche Jugendliche und junge erwachsene Männer. Dies ist allerdings nicht auf eine erhöhte Neigung des männlichen Geschlechts zu aortalen Erkrankung zurückzuführen, sondern auf den typischen Unfallmechanismus des **Hochrasanztraumas** bei Unfällen mit meist deutlich erhöhter Geschwindigkeit. Natürlich sind auch (zunehmend) Frauen mit deutlicher erhöhten Geschwindigkeiten unterwegs, Männer weisen im Allgemeinen allerdings eine größere Risikobereitschaft auf. Zudem werden bestimmte Risikosportarten (Autorennfahren, Motocross) überwiegend von männlichen Athleten betrieben. Ob sich der Trend einer Zunahme an weiblichen Rennfahrerinnen fortsetzt, bleibt abzuwarten, ist aber anzunehmen.

Als **Risikogruppen bzw. -sportarten** sind all diejenigen zu nennen, bei denen es zum plötzlichen Abbremsen aus sehr hoher Geschwindigkeit kommen kann (Dezelerationstrauma). Dazu gehören Motorrad- und Autorennen, Motocrossfahren oder Mountainbiken (Downhill). Des Weiteren gehören zu den Risikosportarten auch Bungee-Jumping sowie Klettern, prinzipiell (aber seltener) auch Radrenn- und Skifahren (Abfahrt).

5.1.4 Ätiologie und Pathomechanismus

- Stumpf
  - Einriss der Aortenwand am Übergang vom mobilen und wenig fixierten Aortenbogen zum stark fixierten Anteil der Aorta descendens
  - loco typico Aortenisthmus
  - Hochrasanztrauma
  - Sturz aus großer Höhe
  - Explosionen
- Scharf
  - meist Messerverletzungen oder scharfe Gegenstand
  - Schussverletzungen
  - gesamte Aorta

Typischer Pathomechanismus ist das **Dezelerationstrauma,** bei dem der **mobile** Anteil des Aortenbogens gegen den nachfolgend **fixierten** Anteil der Aorta descendens förmlich geschleudert wird. Hierdurch kommt es an dieser prädisponierten Stelle (= loco typico, entspricht dem **Aortenisthmus**) zu einem Riss in der Gefäßwand.

90 % der traumatischen Aortenrupturen entstehen bei **Hochrasanz-Verkehrsunfällen** (Shkrum et al. 1999). Aber auch der **Sturz** aus großer Höhe (z. B. aus suizidaler Absicht), Skiunfälle (Alpin) sowie Unfallereignisse beim Klettern oder Bergsteigen sind ursächlich zu nennen. Des Weiteren können Explosionen aufgrund der hohen Druckwelle zu Aortenläsionen führen.

Scharfe Läsionen der Aorta sind meist auf **Stich-** sowie **Schnittverletzungen** zurückzuführen, die unter anderem im Rahmen von gewaltvollen Auseinandersetzungen sowie in suizidaler Absicht zu beobachten sind (Abb. 5.1 und 5.2).

Auch **Schussverletzungen** können zu scharfen bzw. penetrierenden Läsionen führen.

5.1.5 Symptome und Untersuchungsbefunde

- Thorakale bzw. retrosternale Schmerzen
- Hypotonie und Tachykardie (Volumenmangel durch Blutung)
- Kreislaufinstabilität (hämorrhagischer Schock, Hämatoperikard)
- Sekundentod (bei freier Ruptur)
- Dyspnoe (Hämatothorax)
- Abgeschwächtes Atemgeräusch (meist links)
- Seltenere Befunde (z. B. Hämaturie)

5.1 Traumatische Aortenruptur (Transektion, „aortic transection")

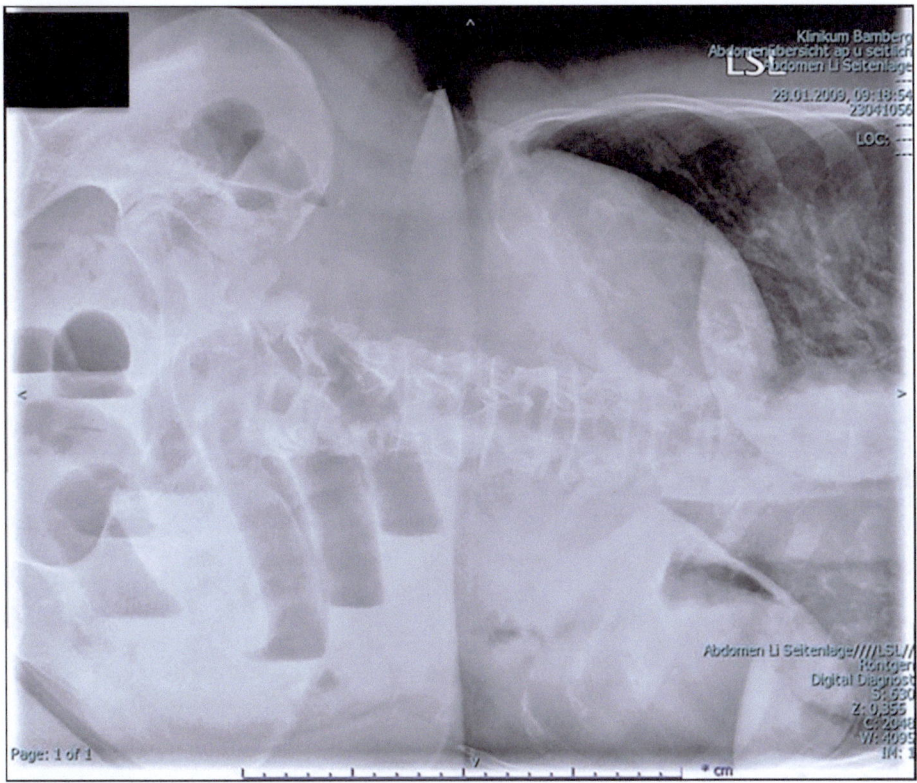

Abb. 5.1 Die Röntgenaufnahme des Abdomens zeigt ein in situ befindliches Küchenmesser bei kreislaufstabiler Patientin nach einem Suizidversuch

Die klinischen Symptome der traumatischen Aortenruptur sind abhängig von der Ausdehnung der Gefäßverletzung. Sie kann relativ symptomarm sein und lediglich mit geringgradigen **thorakalen** sowie **retrosternalen Schmerzen** einhergehen, sich aber auch als ein lebensbedrohliches Krankheitsbild mit kardiopulmonaler Instabilität oder dem „**Sekundenherztod**" bei freier Ruptur präsentieren.

Klassischerweise zeigt sich eine mehr oder weniger ausgeprägte hämodynamische **Instabilität** bei thorakalen bzw. **retrosternalen Schmerzen** nach einem stumpfen Thoraxtrauma. Pulmonale Probleme durch eine lokalisierte Einblutung sind weitere typische Komplikationen, insbesondere eine **Dyspnoe** bei bevorzugt linksseitig **abgeschwächtem Atemgeräusch**.

Aber auch atypische Symptome können auf eine Aortenläsion hinweisen. So wurde u. a. von einer **Hämaturie** als erstem klinischem Zeichen einer Aortenverletzung und begleitender Nierenkontusion nach Skiunfall berichtet (Jost et al. 2014). Dies verdeutlicht, dass der Fokus bei Verdacht auf Aortenläsionen sich nicht nur auf den thorakalen Bereich konzentrieren, sondern den gesamten Verlauf der Aorta berücksichtigen sollte.

Abb. 5.2 Die Röntgenaufnahme zeigt eine Schere neben der Wirbelsäule, welche bei einem Angriff von hinten in den Rücken gestochen wurde

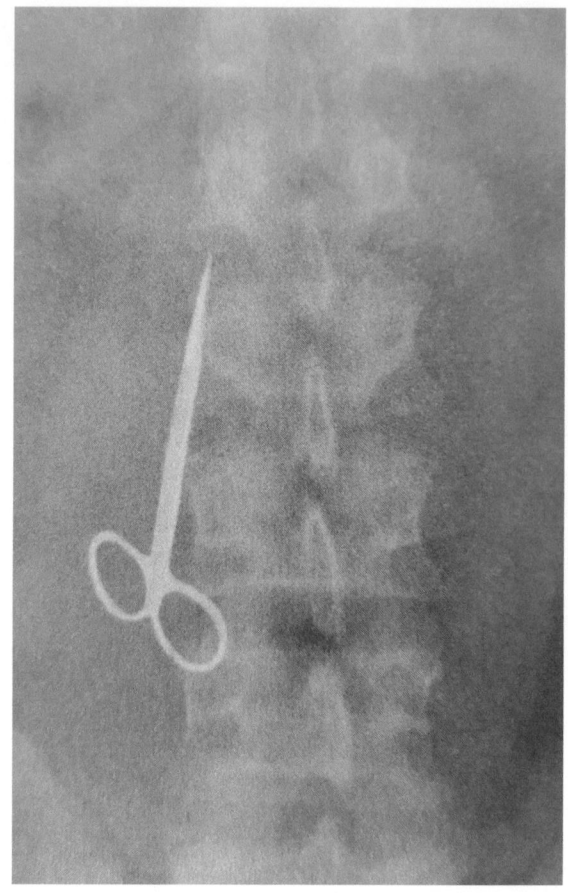

5.1.6 Einteilung und Klassifikation

- **Einteilung nach der Lokalisation**
  - Aortenisthmus (ca. 65 %)
  - Aorta ascendens (ca. 15 %)
  - Aorta descendens und abdominalis (jeweils ca. 10 %)
  - Aortenbogen (<1 %)
- **Einteilung nach Ausmaß der Aortentransektion (Society of Vascular Surgery)**
  - Typ I: Intimariss ohne Hämatom
  - Typ II: Intramurales Hämatom
  - Typ III: Gedeckte Ruptur
  - Typ IV: Freie Ruptur

5.1.6.1 Nach Lokalisation

Die traumatische Aortenruptur entsteht meist am Übergang vom Aortenbogen zur Aorta descendens, dem sogenannten **Aortenisthmus** oder auch „loco typico" genannt. Der Grund hierfür ist, dass der Aortenbogen relativ flexibel und nur locker im Bindegewebe verankert ist, wohingegen der Isthmusbereich im Normalfall stark fixiert ist. Daher kann es typischerweise im Rahmen von Hochrasanztraumata genau an dieser Stelle zu einer Gefäßwandläsion bis hin zur vollständigen Kontinuitätsunterbrechung kommen. Man spricht in diesem Zusammenhang auch von einem Dezelerationstrauma, also dem abrupten Abbremsen aus hoher Geschwindigkeit heraus.

Die Verletzung beschränkt sich allerdings nicht nur auf den Aortenisthmus, häufig werden auch Verletzungen der **Aorta ascendens, descendens** sowie des **Aortenbogens** beobachtet.

Die Verteilung ist wie folgt:

- 65 % im Bereich des Aortenisthmus,
- 15 % Aorta ascendens,
- jeweils 10 % Aorta descendens sowie Aorta abdominalis und
- Aortenbogen <1 %.

5.1.6.2 Nach Schweregrad der Gefäßverletzung

Die Einteilung der traumatischen Aortentransektion erfolgt in vier Schweregrade (Abb. 5.3), die mit der Ausdehnung der Schädigung und der Bedrohlichkeit der Unfallfolgen einhergehen:

I. Intimaeinriss, teilweise kurzstreckige Dissektion
II. Intima und Media, Adventitia intakt, intramurales Hämatom
III. Komplette Gefäßwand betroffen, Aneurysma spurium, gedeckte Ruptur
IV. Freie Ruptur

5.1.7 Diagnostik

- **Sonographie**
  - transthorakale oder -ösophageale Herzechographie
  - wichtig für Verlaufskontrollen
- **Röntgen-Thorax**
  - Hämatothorax
  - Mediastinalverbreiterung
- **CT-Angiographie**
  - Diagnostikum der Wahl
  - auch bei vorliegender Schwangerschaft bzw. Frauen im gebärfähigen Alter

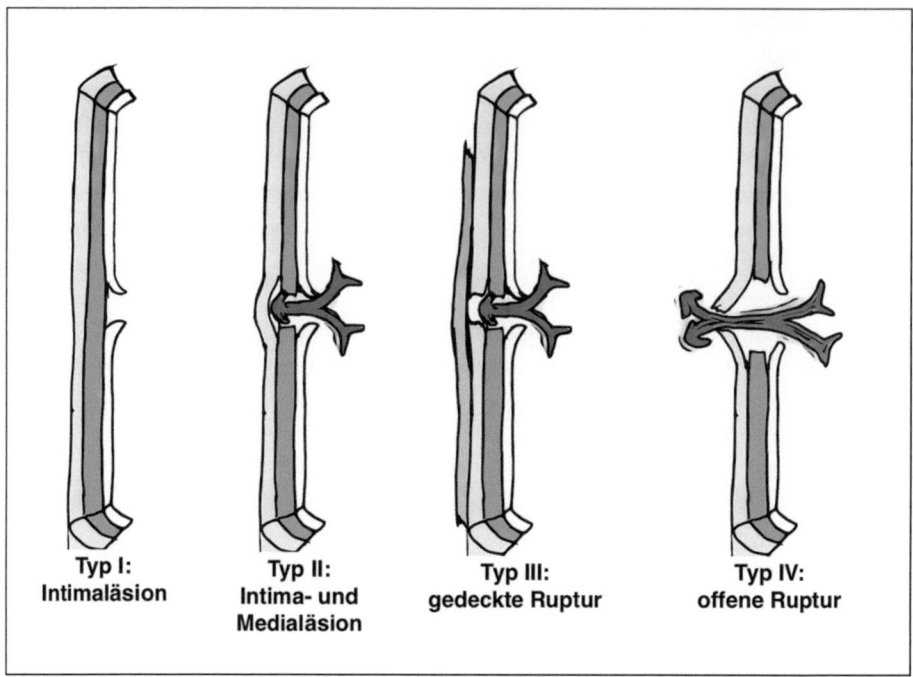

Abb. 5.3 Schematische Darstellung der vier Schweregrade einer Aortentransektion

Die Aortentransektion kann zunächst mittels **Sonographie** dargestellt werden, oft ist die Aussagekraft aber in Anbetracht der Begleitverletzungen und schwierigen Untersuchungsbedingungen erheblich eingeschränkt. Insbesondere die **transthorakale Echokardiographie** kann selbst in geübten Händen und unter Schockraumbedingungen erschwert sein. Die **transösophageale Echokardiographie** ist diesbezüglich und im Hinblick auf Untersuchungen des Aortenbogens sowie der Isthmusregion weitaus aussagekräftiger und zuverlässiger, allerdings nur unter Anwendung einer Sedierung bzw. Narkose möglich. In der klinischen Routine werden diese Untersuchungen je nach personeller Ausstattung und Expertise, welche auch abhängig ist von Zeitpunkt und Uhrzeit der Notfallbehandlung, zwar oft durchgeführt, eine Schichtbildgebung mit CTA ist unabhängig vom Untersuchungsbefund allerdings fast ausnahmslos im Anschluss noch notwendig. Daher sollte beim kritisch kranken Patienten jeglicher Zeitverlust vermieden und im Bedarfsfall zügig die Schnittbildgebung indiziert werden.

Eine hohe Wertigkeit hingegen hat die Sonographie im Rahmen der Verlaufskontrolle der Transektion, vor allem bei konservativ behandelten Typ-I- und Typ-II-Läsionen. Nicht nur, aber insbesondere junge Patienten und Frauen im gebärfähigen Alter profitieren von einer Kontrastmittel- und strahlenreduzierten bzw. -freien Verlaufskontrolle.

Eine **Röntgenuntersuchung des Thorax** kann aufgrund von meist einseitigen Verschattungen zwar erste Hinweise auf einen Hämatothorax sowie eine Mediastinalverbreitung geben, eine Diagnosesicherung ist hiermit allerdings selten möglich.

Das Diagnostikum der Wahl ist die **CTA,** in der eine schnelle und zuverlässige Darstellung der Gefäßwandstruktur erfolgen sowie das Ausmaß der Schädigung beurteilt werden kann. Hiernach richtet sich auch das weitere Therapievorgehen. Mittlerweile gehört die bereits im Schockraum durchgeführte CT-Diagnostik („Traumaspirale") in vielen größeren Kliniken, insbesondere Traumazentren, zum Standard. Wenn hier der Verdacht auf eine Einblutung und zugrunde liegende Gefäßläsion besteht, wird im Anschluss noch eine Schichtbildgebung mit Kontrastmittelgabe in arterielle sowie venöse Phase durchgeführt.

Eine vermutete oder gesicherte **Schwangerschaft** stellt keine Kontraindikation für eine CTA dar. Im Gegenteil, es handelt sich um eine gefährliche Erkrankung, bei der das Leben von Mutter und ungeborenem Kind bedroht ist.

5.1.8 Therapie

- **Konservativ** (nur im Stadium I, teilweise Stadium II möglich)
  - Volumenersatz
  - Optimierung der Gerinnung
  - RR-Einstellung (ß-Blocker, Ca-Antagonisten)
  - Schmerztherapie (Opioide, kein Ketamin)
  - engmaschige CT-Kontrollen (6–24 h, je nach Befund und Progredienz)
- **Endovaskulär** (Vorgehen der Wahl ab Stadium II)
  - TEVAR
    ggf. inclusive Subclaviatransposition
  - Embolisation von Seitenästen
- **Offen-chirurgisch** (nur in Ausnahmefällen, hohes Komplikationsrisiko)
  - teilweise als einfache Naht
  - meist allerdings Anlage eines Aorteninterponats notwendig
  - Clamping im Notfall, teilweise mit Shuntanlage

5.1.8.1 Konservativ

Im **Stadium I** der Aortentransektion wird bei hämodynamisch stabilen Patienten die konservative Therapie empfohlen, allerdings nur unter intensivmedizinischer Überwachung mit kontinuierlichem Kreislaufmonitoring. Hauptziel der konservativen Therapie ist die konsequente **Blutdruckeinstellung,** in den meisten Fällen mit ß-Blockern und Calciumantagonisten. Der arterielle Mitteldruck sollte 80 mmHg nicht überschreiten, als systolischer Grenzwert gilt mehrheitlich 120 mmHg.

Der Volumenersatz gehört ebenfalls zur konservativen Therapie, sollte allerdings im Hinblick auf eine Kontrolle der Blutdruckwerte möglichst restriktiv erfolgen. Zudem empfiehlt sich eine Optimierung der Gerinnungsparameter, welche oft aufgrund des Blutverlustes reduziert und eingeschränkt sind.

Auch eine suffiziente **Schmerztherapie** ist wichtiger Bestandteil der konservativen Maßnahmen, wobei hier Opioiden meist der Vorzug gegeben wird. Durch sie lässt sich eine schmerzinduzierte Hypertonie oft vermeiden. Ketamin hingegen sollte aus diesem Grund als Schmerzmittel vermieden werden, da es zu einer Stimulation des Herz-Kreislauf-Systems führt und eine Verstärkung der unerwünschten Katecholamineffekte bewirkt.

Auch bei einem begleitenden **Hämatoperikard** mit entsprechender Symptomatik in Form von arterieller Hypotonie, Tachykardie und EKG-Niedervoltage sollte bei stabilen Patienten zunächst eine konservative Therapie indiziert werden. Wichtigste Maßnahmen sind die Vermeidung von Blutdruckspitzen sowie der Ausschluss klinisch relevanter Differenzialdiagnosen, insbesondere des Spannungspneumothorax. Nach der Akutsituation kann im Bedarfsfall die operative Hämatomentlastung des Pleuraraumes notwendig werden. Bei partiell aufgelöstem Hämatom und Ausbildung eines Pleuraergusses genügt auch häufig die Einlage einer Pleuradrainage. Keinesfalls sollte im Stadium der unversorgten und aktiven aortalen Blutungsquelle eine Eröffnung des Pleuraraumes erfolgen. Dies kann eine durch den geschlossenen Pleuraraum partiell oder komplett tamponierte Blutung in eine freie Ruptur umwandeln und hiermit zu schwerwiegenden Komplikationen und nicht selten letalem Ausgang führen.

Im **Stadium II** sollten großzügig invasive Therapieverfahren indiziert werden, da hier das Rupturrisiko deutlich steigt. Es kann individuell und je nach Zustand des Patienten sowie der Morphologie der Aortenverletzung aber noch abgewogen werden, ob zunächst engmaschig überwacht oder invasiv therapiert wird. Es gibt mittlerweile vielversprechende Daten über erfolgreich konservativ therapierte Typ-II-Läsionen mit einer Überlebensrate von knapp 90 % nach einer mittleren Follow-up-Dauer von 5 Jahren (Gaffey et al. 2020).

Ab dem **Stadium III** ist eine dringliche operative Blutungskontrolle indiziert, Patienten im **Stadium IV** erleiden meist einen Sekundentod und versterben am Unfallort bzw. während des Transportes. Selbst wenn sie den Transport überstehen und das Krankenhaus lebend erreichen, befinden sie sich meist in einem extrem instabilen Zustand und sind, abhängig von Vorerkrankungen und Gesamtzustand, nur mit extrem hohem OP-Risiko operabel. Die Zeit bis zur Kontrolle der Blutungsquelle ist hier entscheidend.

5.1.8.2 Endovaskulär

Operatives Vorgehen der Wahl ist mittlerweile die endovaskuläre Versorgung mittels thorakaler Aortenstentprothese, welche seit ihrer Einführung Ende des letzten Jahrtausends und der ersten endovaskulären Aortenversorgung 1996 zunehmend und flächendeckend verfüg- und einsetzbar ist. Dieses Verfahren wird auch als thorakale endovaskuläre Aortenreparatur („thoracic endovascular aortic repair", **TEVAR**) bezeichnet. Vor der endovaskulären Ära mussten traumatische Aortenrupturen offen mittels Thoraktomie und oft unter Einsatz einer Herz-Lungen-Maschine versorgt werden, was mit einem hohen perioperativen Morbiditäts- und Letalitätsrisiko einherging (und auch heute noch einhergeht).

Da die traumatische Aortenruptur typischerweise am Aortenisthmus entsteht, ist der Abstand zur linken A. subclavia (AS) sehr kurz. Um mit der Stentprothese eine suffiziente Abdichtung und damit Blutungskontrolle zu erreichen, wird eine sogenannte proximale Landungszone von >2 cm gefordert. Daher wird die AS mit der Stentprothese regelmäßig überdeckt, um die Ruptur abzudichten. Teilweise muss dann noch ein Bypass/Interponat von der linken ACC auf die AS angelegt werden (carotidosubclavialer Bypass) oder eine Subclaviatransposition (Umsetzen der linken AS auf die linke ACC) erfolgen. Indikationen hierfür ergeben sich, wenn es im Verlauf zu einer Ischämiesymptomatik des Armes kommt oder eine vertebrobasiläre Ischämie entsteht. Beides ist allerdings selten, weshalb in der Akutsituation von einer Rekonstruktion der AS abgeraten wird. Eine präoperative Darstellung der AV auf beiden Seiten sowie Beurteilung der Suffizienz des Circulus Willisi wird allerdings empfohlen, um eine Risikoabschätzung vornehmen zu können.

Ein „Überstenten" des Abgangs der linken ACC sollte möglichst verhindert werden, da es hierbei zu einer cerebralen Ischämiesymptomatik kommen kann.

5.1.8.3 Offen-chirurgisch

Auch heute noch gehen offene Rekonstruktionen der traumatischen Aortenruptur mit einem hohen perioperativen Komplikationsrisiko einher. Sie stellen in der invasiven Versorgung mittlerweile die absolute Ausnahme dar. Insbesondere nach Einführung der endovaskulären Versorgung ist die offene Rekonstruktion eigentlich nur noch indiziert, wenn die TEVAR frustran bzw. komplikativ verläuft. Teilweise wird die TEVAR auch als Bridging-Methode verwendet, um in der Akutsituation eine zügige und weniger invasive Blutungskontrolle zu erreichen. Zweizeitig, nach Stabilisierung der Blutungs- und Allgemeinsituation, kann sich dann die definitive offen-operative Versorgung anschließen.

Als offen-operative Maßnahmen in der Akutsituation sind die Naht einer lokalisierbaren Blutungsquelle oder das Abklemmen (Clamping) als sogenannte Damage-Control-Maßnahme zu nennen. Hierbei handelt es sich aber um keine definitive Versorgung, allenfalls um den Versuch einer vorübergehenden Stabilisierung des Patienten in der Notfallsituation. Entsprechend versiertes Personal im Rettungsdienst kann dies vor Ort vornehmen, allerdings erfolgt dies äußerst selten, ist komplex und nie unter sterilen Bedingungen möglich. Wenn allerdings in Anbetracht der kritischen Gesamtsituation ohne Kontrolle der Blutungsquelle ein letaler Ausgang zu erwarten ist, erscheint jede Maßnahme gerechtfertigt, die das Leben des Patienten verlängern und retten kann.

Bei der definitiven offenen Versorgung muss die Aortenverletzung über eine Thorakotomie freigelegt und rekonstruiert werden. Dies erfolgt meist im 4. ICR in Form einer posterolateralen Thorakotomie. Diese beginnt unterhalb der Spina scapulae, wird im 4. ICR nach ventral geführt und kann in einen Pararektalschnitt oder eine Medianlaparotomie verlängert werden. Letzteres ist allerdings selten nötig, da lediglich Zugang zur Aorta descendens geschaffen werden soll. Mit der sogenannten Clamp-and-Repair-Methode wird die Aorta so knapp als möglich proximal und distal der Läsion geklemmt und das verletzte Segment ersetzt. In aller Regel wird hierfür eine Kunststoffprothese (Polyester, Dacron) verwendet. Prinzipiell kann aber auch biologisches Material (xenogen, Rinderperikard) oder ein Homograft verwendet werden.

Die Klemmphase sollte 30 min nicht überschreiten, um das Risiko einer spinalen Ischämie so gering als möglich zu halten. Um das linke Herz während der Klemmphase zu entlasten und die Perfusion der Peripherie zu verbessern, kann auch ein Linksherz-Bypass gelegt werden: Hierbei wird der linke Vorhof kanüliert und mit der Aorta descendens verbunden.

Trotz aller Fortschritte im gesamten intra- und perioperativen Setting, u. a. auch mit Möglichkeiten eines intraoperativen Neuromonitorings, sind die Mortalität und Letalität der offen-operativen Aortenrekonstruktion unverändert hoch. Die Risiko einer spinalen Ischämie liegt bei bis zu 50 %, die Sterblichkeit bei 20–30 %.

5.1.9 Prognose

- Hohe Gesamtletalität (>95 %)
  - >90 % versterben am Unfallort (Stadium IV)
  - ca. 50 % versterben beim Transport oder im Krankenhaus (Stadium II und III)
- Oft schwere Folgeschäden (cerebral, spinal)
- Posttraumatisches Aneurysma
  - bei ca. der Hälfte aller konservativ behandelten Patienten im Stadium I
  - Rupturrate >30 %

Bei der traumatischen Aortenruptur handelt es sich um eine äußerst ernst zu nehmende Erkrankung mit hoher Letalität. **90 % der Patienten versterben am Unfallort.** Eine Aortenruptur kann überlebt werden, wenn es zu einer Tamponade der Blutung und keiner freien Ruptur kommt. Von den Patienten, die am Unfallort überleben und den Krankenhaustransport überleben, verstirbt geschätzt immer noch **jeder zweite.** Die **Gesamtletalität** liegt bei ca. **95 %** (Pearson et al. 2008).

Die Prognose hängt entscheidend von Ausdehnung und Ausmaß der Gefäßwandschädigung, aber auch von Alter, Allgemeinzustand, Vorerkrankungen sowie Begleitverletzungen des Patienten ab. Auch die Art der Versorgung hat einen Einfluss auf die Überlebenschance. In Fällen, in denen eine konservative oder endovaskuläre Therapie durchgeführt werden kann, liegt sie bei unter 10 %, nach offener Versorgung bei über 30 %.

Die Rate an posttraumatischen cerebralen und spinalen ischämischen Komplikationen liegt im Follow-up bei 3,5 % (Madigan et al. 2022).

Bleibt die traumatische Aortentransektion unerkannt, kann sich ein **posttraumatisches Aneurysma** ausbilden. Dies betrifft in etwa 40 % der Patienten und wird meist in einem Zeitraum von 5 Jahren nach dem Unfallereignis manifest. Die Rupturrate ist hier relativ hoch und beträgt mehr als 30 % (Finkelmeier et al. 1982). Dies verdeutlicht die Bedeutung eines strukturierten Nachsorgeprogramms, meist mittels CTA oder alternativ und wenn möglich durch die Sonographie.

Literatur

Carl M, Alms A, Braun J, et al. (2010) S3 guidelines for intensive care in cardiac surgery patients: hemodynamic monitoring and cardiocirculary system. Ger Med Sci 8:Doc12

Feczko JD, Lynch L, Pless JE, Clark MA, McClain J, Hawley DA (1992) An autopsy case review of 142 nonpenetrating (blunt) injuries of the aorta. J Trauma 33:846

Finkelmeier BA, Mentzer RM Jr, Kaiser DL, Tegtmeyer CJ, Nolan SP (1982 Aug) Chronic traumatic thoracic aneurysm. Influence of operative treatment on natural history: an analysis of reported cases, 1950–1980. J Thorac Cardiovasc Surg 84(2):257–266. PMID: 7098511

Gaffey AC, Zhang J, Saka E, Quatromoni JG, Glaser J, Kim P, Szeto W, Kalapatapu V (2020 May) Natural history of nonoperative management of grade II blunt thoracic aortic injury. Ann Vasc Surg 65:124–129. https://doi.org/10.1016/j.avsg.2019.10.084. Epub 2019 Oct 31 PMID: 31678547

Jost D, Schachner T, Czuprin C, Richter G, Hupp T (2014 Jan) Traumatische aortenruptur mit begleitender Typ-B-Aortendissektion nach Skiunfall [Traumatic aortic rupture and concomitant type B aortic dissection after skiing accident]. Unfallchirurg 17(1):72–74. German. https://doi.org/10.1007/s00113-012-2320-y. PMID: 23483252

Madigan MC, Lewis AJ, Liang NL, Handzel R, Hager E, Makaroun MS, Chaer RA, Eslami MH (2022 Jul) Outcomes of operative and nonoperative management of blunt thoracic aortic injury. J Vasc Surg 76(1):239-247.e1. https://doi.org/10.1016/j.jvs.2022.03.012. Epub 2022 Mar 18 PMID: 35314302

Parmley LF, Mattingly TW, Manion MC et al (1958) Nonpenetrating traumatic injury of the aorta. Circulation 17:1086–1101

Pearson R et al (2008) Regional wall mechanics and blunt traumatic aortic rupture at the isthmus. Eur J Cardiothorac Surg 34:612–622

Richens D, Kotidis K, Neale M et al (2003) Rupture of the aorta following road traffic accidents in the United Kingdom 1992–1999: the results of the co-operative crash injury study. Eur J Cardiothorac Surg 23:143–148

Schachner T, Oji-Zurmeyer J, Rylski B et al (2020) Die traumatische Aortenruptur. Wien Med Wochenschr 170:178–188. https://doi.org/10.1007/s10354-019-00727-z

Shkrum MJ, McClafferty KJ, Green RN, Nowak ES, Young JG (1999) Mechanisms of aortic injury in fatalities occurring in motor vehicle collisions. J Forensic Sci 44:44–56

Gefäßtraumata an der oberen Extremität

6

> **Zusammenfassung**
>
> Im Kapitel über traumatische Verletzungen im Bereich der oberen Extremität werden von proximal nach distal Verletzungen des Truncus brachiocephalicus, der Abriss der A. subclavia, axillaris und brachialis sowie Läsionen der A. radialis und ulnaris inclusive posttraumatische Aneurysmata in der Arterie radialis thematisiert.

6.1 Verletzung des Truncus brachiocephalicus

6.1.1 Definition

- Verletzung des Truncus brachiocephalicus als ersten Abgang aus dem Aortenbogen inclusive seiner Äste
- Bei Normvarianten teilweise auch linke ACC betroffen (Bovine Arch)

Der Truncus brachiocephalicus (TBC), in der englischsprachigen Literatur auch „innominate artery" genannt, ist der erste große Gefäßabgang aus der thorakalen Aorta. Aus ihm entspringen in >70 % der Fälle (**„Lehrbuch-Anatomie"**) die rechte A. subclavia (AS) und A. carotis communis (ACC) (Abb. 6.1).

Normvarianten treten in bis zu 30 % auf:

- ca. 20 % Abgang der linken ACC aus dem Truncus brachiocephalicus (auch als Truncus bicaroticus oder Bovine Arch bezeichnet) (Abb. 6.2),

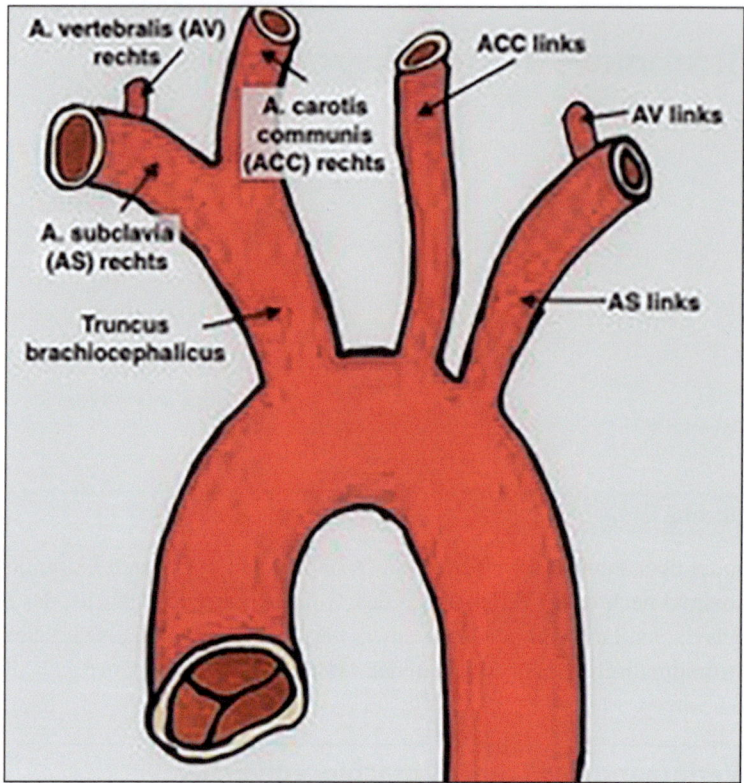

Abb. 6.1 Schematische Darstellung der Aortenbogenäste, a) häufigste (>70 %) Anatomie mit gemeinsamem Stamm der A. subclavia und A. carotis communis rechts

- ca. 5–10 % gemeinsamer Abgang der ACC und AS rechts und links im Sinne eines Truncus brachiocephalicus beidseits (Abb. 6.3),
- ca. 1 % Abgang der rechten AS (= A. lusoria) aus der Aorta descendens unterhalb (distal) des Abgangs der linken AS (Abb. 6.4).

6.1.2 Epidemiologie

- **Traumatisch**
  - Verkehrsunfälle
    bei ca. 25 % der Patienten mit einem schweren Thoraxtrauma
    Letalität von 80 %
    meist stumpfe bzw. penetrierende Verletzungen
    zweithäufigste Lokalisation (nach Aorta thoracalis loco typico)

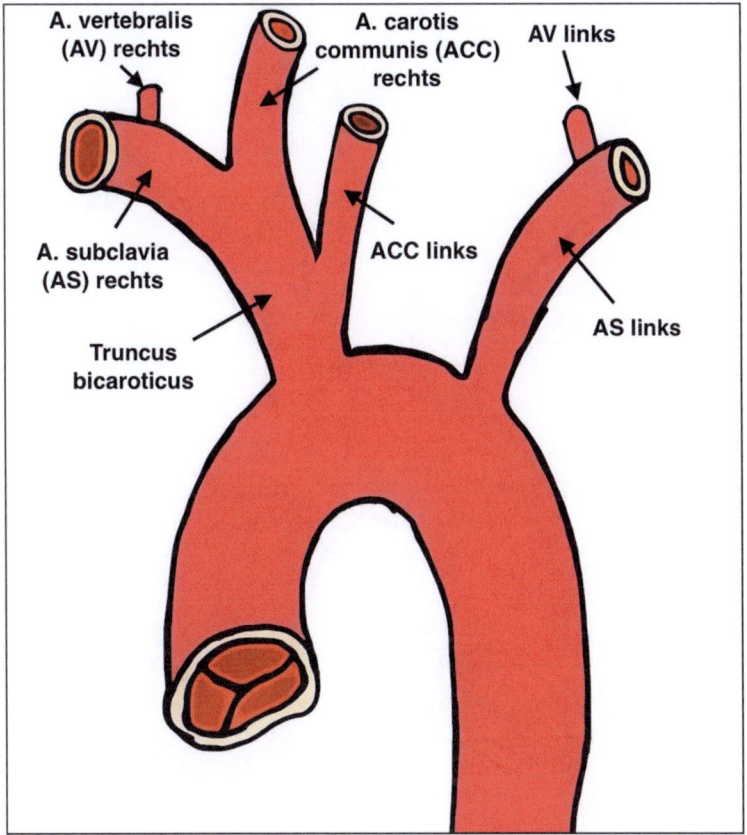

Abb. 6.2 Schematische Darstellung der häufigsten Normvariante (20 %), bei der die rechte A. subclavia sowie die A. carotis communis beidseits einen gemeinsamen Ursprung, den sogenannten Truncus bicaroticus, haben

- Suizidopfer
- Schuss- und Stichverletzungen
  sehr selten
  häufiger in Kriegsgebieten
  „Ötzi" durch Pfeilverletzung
- **Iatrogen**
  - bei ca. 1 % nach Tracheotomie
    häufiger nach Punktionstracheotomie
    selten nach konventioneller Tracheotomie
    >70 % innerhalb von 2 Wochen nach Anlage
    auch nach Monaten/Jahren noch möglich

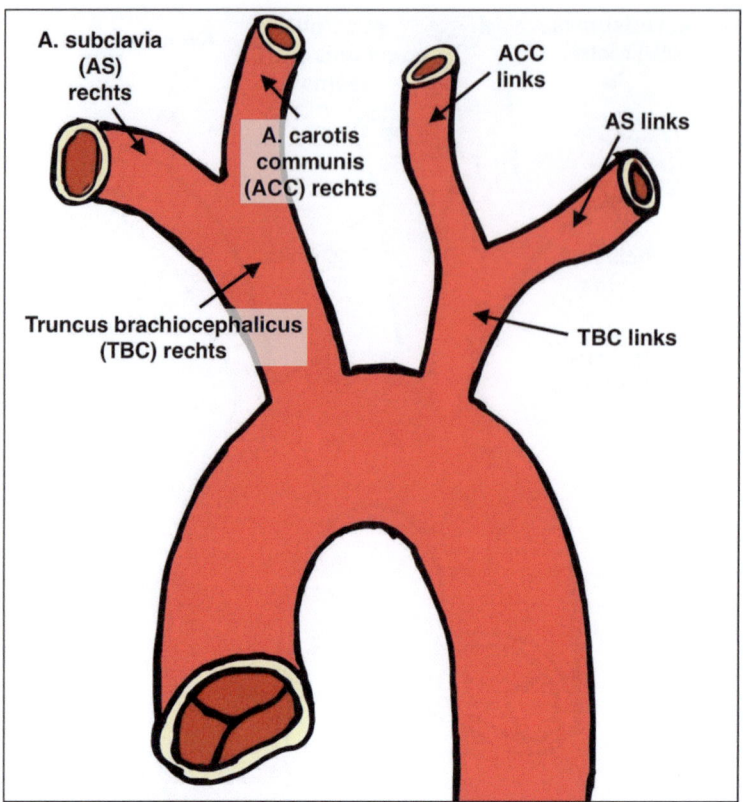

Abb. 6.3 Schematische Darstellung eines Truncus brachiocephalicus beidseits (ca. 5–10 %)

    meist Ausbildung einer Fistel
    Risikogruppen:
    chronische Infekte
    Tumorpatienten
    Radiatio
- bei <0,5 % nach Anlage von zentralen Zugängen
    meist bei arterieller Fehlpunktion
    Anlage in Notfallsituation
    Dialysekatheter häufiger als dünnlumige ZVKs

Der Anteil schwerer **Thoraxtraumata** unter allen Polytraumata liegt bei **<1 %** und macht zahlenmäßig ca. 8000 Fälle im Jahr aus. Eine Verletzung intrathorakaler Gefäße ist allerdings bei schweren Thoraxtraumata keine Seltenheit und betrifft in etwa jeden 4. Patienten. Hierdurch wird unter anderem die **hohe Letalität von bis zu 80 %** bei schwe-

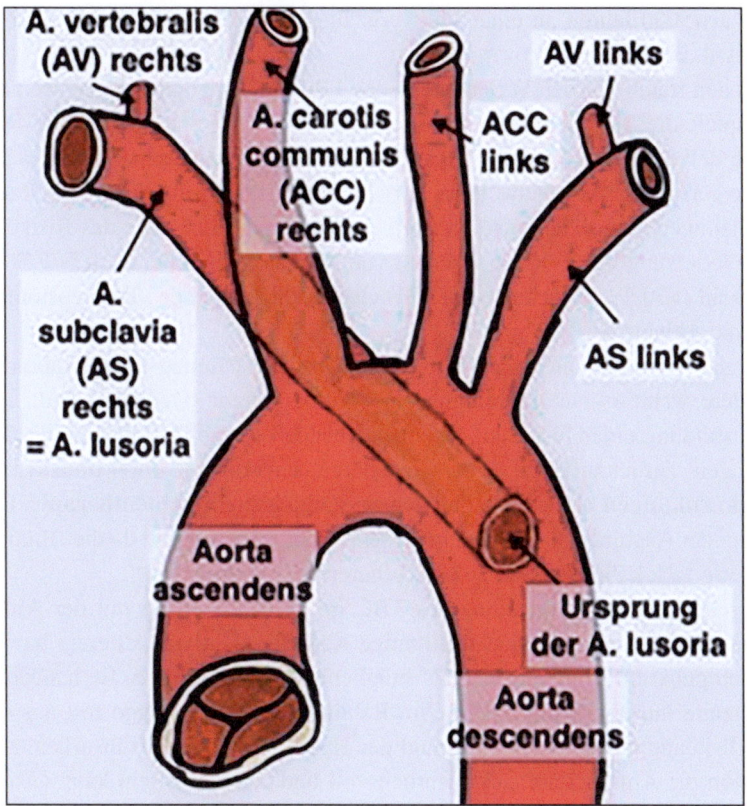

Abb. 6.4 Schematische Darstellung der A. lusoria als seltene (<1 %), aber klinisch bedeutsame Normvariante der Aortenbogenäste

ren Thoraxtraumata mit Gefäßverletzung erklärt, wobei die Mehrzahl dieser Opfer am Unfallort bzw. auf dem Transport ins nächstgelegene Krankenhaus verstirbt.

Am häufigsten ist die Aorta am loco typico (Aortenisthmus) betroffen, zweithäufigste Lokalisation ist der Truncus brachiocephalicus (TBC). Bei den durch **Verkehrsunfälle** verursachten Läsionen des TBC handelt es sich meist um stumpfe, seltener um penetrierende Verletzungen. Das Gleiche gilt für **Suizidversuche** bzw. -opfer, die aus großer Höhe oder vor einen Zug springen. In Deutschland versterben laut Auswertung des statistischen Bundesamtes im Jahr ca. 10.000 Menschen an einem Selbstmord.

Scharfe penetrierende Verletzungen sind eine Seltenheit, in Kriegsgebieten sowie Bevölkerungsgruppen mit hoher Gewaltbereitschaft wird aber durchaus regelmäßig hierüber berichtet. Im Vordergrund stehen **Schuss- und Stichverletzungen.** Auch in früheren Zeiten waren scharfe Verletzungen intrathorakaler Gefäße eine häufige Todesursache, meist durch Angriffe von Tier oder Mensch. „**Ötzi aus dem Eis**" beispielsweise starb vor mehr als 5000 Jahren an einer Pfeilverletzung, welche die linke AS durchbohrt hat (Pernter et al. 2007).

Neben den traumatischen Verletzungen des TBC sind **iatrogene** Ursachen zu nennen. Hierbei spielt die **Tracheotomie** aus mehreren Gründen eine bedeutende Rolle. Insbesondere seit Einführung und Etablierung der **Punktionstracheotomie,** welche aufgrund der geringerer Invasivität viele Vorteile aufweist, hat allerdings die Rate an Begleitverletzungen signifikant zugenommen. Es wird geschätzt, dass das Risiko einer iatrogenen Verletzung des TBC im Rahmen von Tracheotomien bei ca. **0,5–1 %** liegt und die Mehrzahl (>70 %) **innerhalb von 2 Wochen** nach Anlage des Tracheostomas auftritt (Bishop und Akbani 2023).

Aber auch nach Monaten und Jahren sind schwere Blutungskomplikation möglich, insbesondere wenn es zur Ausbildung einer Fistel kommt (Dempsey et al. 2010). Oft ist die Ausbildung einer Fistel auf zu entsprechenden Komplikationen neigende Grunderkrankungen zurückzuführen. Hierzu gehören **chronische Infektionskrankheiten, Tumorerkrankungen** und eine laufende bzw. stattgehabte **Strahlentherapie.** Die Sterblichkeit bei der Ausbildung von Fisteln ist sehr groß, insbesondere da die Blutungsquelle oft schwierig zu lokalisieren und zu kontrollieren ist.

Noch seltener ist die Verletzung des TBC im Zusammenhang mit der **Anlage zentraler Venenzugänge.** Vor allem dicklumige Katheter **(Dialysekatheter)** bzw. eine arterielle Fehlpunktion kommen hier als mögliche Ursache infrage. Es handelt sich bei der Verletzung intrathorakaler Gefäße im Rahmen der ZVK-Anlage fast ausschließlich um Notfallsituationen, in denen aufgrund der Hektik sowie der oft insuffizienten Kreislaufsituation die Anlage durchaus anspruchsvoll und schwierig sein kann (Abram et al. 2016).

6.1.3 Risikogruppen

- Polytraumata (Thoraxtrauma)
- Risikosportarten
  - Motocross
  - Bungee-Jumping
  - Klettern
  - Mountainbike (Downhill)
  - Fechten
  - Jagdsport
- Iatrogen
  - Notfallpatienten
  - Tumorpatienten

- Z. n. Radiatio
- Immunsuppression und Wundheilungsstörungen
• Psychiatrische Erkrankungen
- Suizidgefährdung

Wie bereits eingangs erwähnt, ist die häufigste Ursache für Verletzungen intrathorakaler Gefäße, insbesondere des TBC, eine traumatische Einwirkung im Rahmen von **Verkehrsunfällen.** Fußgänger, Rad- und Motorradfahrer sind besonders betroffen, da sie der Gewalteinwirkung schutzlos ausgesetzt sind. Aber auch PKW- und LKW-Fahrer gehören zur Risikoklientel, wenn es sich um Hochrasanztraumata und Aufprallmechanismen handelt.

Zu den **Risikosportarten** gehören **Motocross, Bungee-Jumping, Klettern** und **Mountainbiken** (Downhill). Diese Athleten sind durch Stürze aus großer Höhe sowie Thorax-Anpralltraumata gefährdet, woraus stumpfe Läsionen resultieren.

Scharfe Verletzungen sind beim **Fechten** oder **Jagdsport** mögliche Unfallfolgen, glücklicherweise aber extrem selten. Insgesamt ist eine Verletzung des TBC bei sportlichen Aktivitäten sehr selten und gilt als Ausnahme.

Besonders gefährdet für **iatrogene** Verletzungen sind Patienten in innerklinischen **Notfallsituationen,** bei denen die Anlage eines **ZVKs** oder **Dialysekatheters** notwendig ist.

Auch Patienten mit akuter oder chronischer **respiratorischer Insuffizienz,** bei denen eine **Tracheotomie** notwendig wird, gehören zur Risikoklientel, wobei vor allem Patienten nach einer Punktionstracheotomie gefährdet sind. Bei beiden Vorgehensweisen sind adipöse Patienten mit „kurzem, dickem" Hals besonders gefährdet. Auch bei bereits im Vorfeld stattgefundenen Tracheotomien, Z. n. Strahlenbehandlung oder cervicalen Voroperationen ist das Risiko aufgrund von Vernarbungen und Veränderungen der Anatomie erhöht. Insbesondere Schilddrüseneingriffe sind hier zu nennen.

Da mittlerweile die Punktionstracheotomie bevorzugt angewendet und die konventionelle Tracheotomie nur noch in Ausnahmefällen indiziert wird, nimmt auch die punktionsbedingte Komplikationsrate zu.

Septische Arrosionen im Intervall sind eine gefürchtete Komplikation nach Tracheostomie und häufiger bei Patienten mit maligner Grunderkrankung anzutreffen. Vor allem Patienten mit Tumoren im HNO-Bereich sind hier als Risikoklientel zu nennen, vorausgehende oder begleitende onkologische Behandlungen (Neck Dissection, Bestrahlung oder Chemotherapie) kommen erschwerend hinzu. Auch immunsupprimierte Patienten gehören zur gefährdeten Patientengruppe aufgrund der Neigung zu Wundheilungsstörungen und infektbedingten septischen Komplikationen.

Darüber hinaus sind **psychiatrisch erkrankte** Patienten ebenfalls der Risikogruppe zuzuordnen, da sie ein signifikant erhöhtes **Suizidrisiko** haben. Hierbei sind insbesondere die Folgen nach Sturz aus großer Höhe zu nennen, seltener scharfe oder penetrierende Verletzungen, z. B. durch Schusswaffengebrauch („Erschießen").

6.1.4 Ätiologie und Pathomechanismus

- **Stumpf**
  - Verkehrsunfälle
  - Hochrasanztraumata
  - iatrogene Verletzungen
- **Scharf**
  - Stich-
  - Schnitt-
  - Schussverletzungen
  - iatrogen (Punktionstracheotomie!)

Auch bei Verletzungen des TBC wird in stumpfe und scharfe Verletzungsmechanismen unterteilt. **Stumpfe** Mechanismen bestehen insbesondere bei Hochrasanztraumata, Verkehrsunfällen und iatrogenen Einflüssen.

Scharfe Gefäßwandeinrisse treten vor allem bei **Stichverletzungen** und das Einführen von Fremdkörpern auf. **Schuss-** und Stichverletzungen bei gewaltvollen Auseinandersetzungen führen ebenfalls zu scharfen Gefäßwandläsionen, sind glücklicherweise in Mitteleuropa (aktuell) aber sehr selten.

Letztlich können auch **iatrogene** Verletzungen zu einer scharfen Gefäßwandläsion führen, insbesondere im Rahmen der Punktionstracheotomie.

Typischer weiterer **iatrogener** Verletzungsmechanismus scharfer Läsionen ist das Legen arterieller oder venöser Zugänge. Oft handelt es sich hierbei um von Hektik geprägte Situationen im Schockraum oder in der Notaufnahme, in denen außerhalb der regulären Arbeitszeit teilweise weniger erfahrene Kollegen die Katheteranlage unter erschwerten Bedingungen durchführen müssen. Hieraus resultiert ein deutlich erhöhtes Komplikationsrisiko, wozu insbesondere auch arterielle Fehlpunktionen gehören. Meist werden Katheterfehllagen aufgrund der Aspiration von hellrotem arteriellem Blut sofort festgestellt, und es wird unmittelbar reagiert. Teilweise bleiben diese Fehlpunktionen aber auch zunächst unbemerkt und werden erst durch Komplikationen wie Blutungen oder Embolisationen in die Peripherie symptomatisch. Insbesondere eine cerebrale Ischämie gehört zu den gefürchtetsten Komplikationen der arteriellen Fehllage eines zentralvenösen Zugangs.

6.1.5 Symptome und Untersuchungsbefunde

- **Symptome**
  - asymptomatisch
  - Schmerzen thorakal/retrosternal

- Dyspnoe
- Hämoptysen
- Schluckstörungen
- Bluterbrechen (schwallartig)
• **Befunde**
- Prellmarken thorakal
- Crepitation
- hyposonorer Klopfschall
- abgeschwächtes Atemgeräusch
- Tachykardie und Hypotonie (Schockindex >1)

Die Symptome einer Verletzung des TBC können von **asymptomatisch** oder äußerst blande bis hin zu massiven thorakalen sowie retrosternalen **Schmerzen** und hämodynamischer Instabilität reichen. Auch **Luftnot** aufgrund einer Kompression der Trachea bzw. **Schluckstörungen** durch Verlegung des Ösophagus gehören zur typischen Beschwerdesymptomatik. **Hämoptysen** oder schwallartiges **Bluterbrechen** sprechen für eine ausgedehnte Begleitverletzung von Trachea, Bronchien sowie Speiseröhre und gehen meist mit einer schlechten Prognose einher.

Zu den typischen Befunden gehören bei der ersten **Inspektion** vor allem **Prellmarken** sowie äußerlich sichtbare **Weichteilverletzungen** und **Hämatome**. Äußerlich sichtbare Blutungen sind selten, da diese für eine fortgeschrittene Läsion sprechen und regelhaft zu einem Versterben am Unfallort führt.

Bei der **körperlichen Untersuchung** des Thorax sollte auf eine **Crepitatio** geachtet werden, welche erste Hinweise auf Rippen- oder Sternumfrakturen liefern kann. Auch ein **hyposonorer Klopfschall** sowie ein **abgeschwächtes Atemgeräusch** bei der Auskultation sprechen für eine pulmonale Begleitverletzung oder Einblutung. Bei äußerlich (noch) nicht sichtbarer Blutung können Tachykardie und Hypotonie auf einen massiven Blutverlust mit hämodynamischer Konsequenz hinweisen.

6.1.6 Einteilung und Klassifikation

• **Nach Ätiologie**
- scharf (direkt)
- stumpf (indirekt)

- **Nach Symptomatik**
  - hämodynamisch stabil
  - hämodynamisch instabil
- **Nach Lokalisation**
  - abgangsnah
  - im Verlauf
  - distal
  - Normvarianten

6.1.6.1 Nach Ätiologie

Die Einteilung nach der Ätiologie erfolgt anhand des Unfallmechanismus in **direktes** und **indirektes** Gefäßtrauma.

Unter **direkt** werden **scharfe** bzw. spitze Verletzungen verstanden, die oft zu einer glatten Durchtrennung des Gefäßes führen. **Scharfe** Gegenstände oder Schusswaffen sind hier zu nennen. Aber auch iatrogene Verletzungen verursachen oft eine **scharfe** Verletzung.

Indirekte Mechanismen führen zu stumpfen bzw. penetrierenden Läsionen. Hierunter fallen alle Verkehrsunfälle, Dezelerationstraumata sowie infektbedingte Läsionen durch (meist iatrogen) eingebrachte Fremdkörper.

6.1.6.2 Nach Symptomatik

Das klinische Erscheinungsbild kann sehr variieren und von wenig eindrucksvoll (**asymptomatisch**) beim **hämodynamisch stabilen** Patienten bis hin zu hämodynamischer **Instabilität** im hämorrhagischen Schock reichen. Dies ist sicherlich das wichtigste Unterscheidungsmerkmal.

6.1.6.3 Nach Anatomie/Lokalisation

Die anatomische Einteilung anhand der Lokalisation kann in

- Abgangsnahe,
- im Verlauf auftretende sowie
- distale Läsion

unterschieden werden.

Bei den distalen Verletzungen ist auch noch wichtig, ob die ACC und/oder AS mitbeteiligt sind. Weiterhin sind bei der Einteilung **Normvarianten** zu berücksichtigen, insbesondere solche, bei denen auch die linke ACC im Verletzungsgebiet (Bovine Arch) liegt (Niclauss et al. 2020).

6.1.7 Diagnostik

- Körperliche Untersuchung
- Laboruntersuchung und Blutgasanalyse
- Sonographie und Herzechographie
- Röntgenuntersuchung
- CT-Angiographie
- MR-Angiographie (nur in Ausnahmefällen)
- Selektive angiographische Darstellung (in Interventionsbereitschaft)

Zur initialen und wichtigsten Diagnostik gehören die **körperliche Untersuchung** mit Erfassung äußerlich sichtbarer Verletzungen sowie die Erhebung der Vitalparameter (Blutdruck, Puls, Atmung). Hiermit kann schon ein erster Eindruck über Form und Schwere der Verletzung gewonnen werden.

Eine **Laboruntersuchung** sowie eine **Blutgasanalyse** gehören zum weiteren üblichen Notfallmanagement und liefern Hinweise auf massive Blutverluste oder Störungen des Säure-Basen-Haushalts.

Anschließend sollten sich schnell durchführbare nichtinvasive Diagnostikmethoden wie **Sonographie** des Abdomens und Pleuraraumes sowie eine **Herzechographie** anschließen.

Auch eine **Röntgenuntersuchung** des Thorax kann weitere wichtige Informationen wie Hämatothorax, Mediastinalverbreiterung oder Pleuraergüsse geben.

Beim instabilen Patienten sollte keine Zeit verloren und schnellstmöglich eine **CT-Angiographie** der Aorta und supraaortalen Äste veranlasst werden. Der instabile Patient hat eine sehr hohe Letalität, hier zählt jede Sekunde. Im Falle einer unkontrollierbaren Blutung muss diese ohne weitere Diagnostik im Operationssaal oder am Unfallort im Sinne einer „**Damage-Control**"-Maßnahme sofort freilegt und geklemmt bzw. komprimiert werden. Der Patient hat in dieser Situation nichts zu verlieren, sodass unabhängig von Hygiene- und Sterilitätsgeboten hier alles erlaubt ist, was das Leben des Patienten retten kann.

Auch eine **selektive angiographische** Darstellung der Blutungsquelle in Interventionsbereitschaft kann bei instabilen Patienten innerklinisch erfolgen, meist als Bridging im Sinne einer Blutungskontrolle in der Notfallsituation.

Eine **MR-Angiographie** ist nur in Ausnahmefälle indiziert, da der Zeitaufwand hierfür zu groß und die Aussagekraft gering ist.

6.1.8 Therapie

- **Konservativ**
  - Blutdruckeinstellung! (systolisch < 140 mmHg)
- **Interventionell**
  - Embolisation
  - Stentprothesen
- **Operativ**
  - Übernähung
  - Patchplastik
  - Interponat
  - Replanation

6.1.8.1 Konservativ

Bei **stabilen** Patienten mit inkompletter Verletzung ohne aktive Blutungsquelle kann eine konservative Therapie indiziert werden. Obligat hierfür ist neben der intensivmedizinischen Monitor-Überwachung und engmaschigen **CT-Angiographie-Kontrollen** der Läsion die strikte **Blutdruckeinstellung.** Blutdruckspitzen sollten unbedingt vermieden werden, insbesondere systolische Werte über 140 mmHg. Die konservative Therapie hat trotz fortschrittlichster intensivmedizinischer Möglichkeiten eine hohe innerklinische Mortalität von bis zu 50 %.

6.1.8.2 Interventionell

Zur **interventionellen** Therapie gehören insbesondere die selektive angiographische Darstellung der Blutungsquelle sowie die Kontrolle der Blutung mittels endoluminaler Verfahren. Hierzu gehören die **Embolisation** durch Coils oder alkoholhaltige Agentien (Polidocanol = Aethoxysklerol®), die die Blutung von innen abdichten. Dies ist allerdings nur bei kleinen Läsionen und Seitenastblutungen sinnvoll und ggf. erfolgversprechend.

Bei größeren Läsionen kann die Blutung **endovaskulär** durch Stentprothesen versorgt werden. Da meist eine Verankerung in der thorakalen Aorta notwendig ist, spricht man hier von **TEVAR** („thoracic endovascular aortic repair"). Hierbei ist allerdings zu berücksichtigen, dass diese Prothesen eine gewisse Landungszone im gesunden Gefäß benötigen, um sich sicher verankern zu können. Daher wird oft eine Kombination aus endovaskulären und offen-gefäßrekonstruktiven Verfahren angewendet, um die Landezone zu verlängern und die Blutung suffizient stoppen zu können. Dies kann mitunter zu komplexen Eingriffen führen, die nicht selten in mehreren Sitzungen erfolgen. Dennoch ist aufgrund der geringeren Invasivität und Mortalität die endovaskuläre Therapie mittlerweile das Vorgehen der Wahl. Die perioperative Mortalität kann hierdurch im

Vergleich zum offen-operativen als auch zum konservativen Vorgehen um mehr als die Hälfte reduziert werden und liegt bei etwa 10 %.

6.1.8.3 Operativ

Die operative Therapie, worunter die komplett offen-chirurgische Versorgung verstanden wird, ist durch eine hohe Invasivität gekennzeichnet und geht mit einem erheblichen Mortalitätsrisiko einher. Dieses erklärt sich durch die Größe des Zugangstraumas, da fast ausnahmslos eine Sterno- bzw. Thorakotomie notwendig ist. Oft wird auch der Einsatz einer Herz-Lungen-Maschine notwendig.

Technisch kommen mehrere Verfahren in Betracht. Am seltensten ist die einfache Übernähung der Blutungsquelle möglich. Häufiger muss die Rissstelle zumindest mittels Patchplastik versorgt oder durch ein Interponat überbrückt werden. Teilweise kann auch eine Transposition des TBC bzw. seiner abgehenden Äste notwendig sein. Die perioperative Mortalität ist mit 20–30 % mehr als doppelt so hoch wie die des endovaskulären Vorgehens, aber deutlich unter den hohen Letalitätszahlen der konservativen Therapie.

6.1.9 Prognose

- Hohe Letalität
- Schwerwiegende Komplikationen (apallisches Syndrom)

Verletzungen des TBC gehen mit einer **hohen Mortalität** einher, schwere Folgeschäden (u. a. cerebral) bei Überlebenden bis hin zum apallischen Syndrom sind möglich und keine Seltenheit. Dies liegt in der häufig zu beobachtenden Mitbeteiligung supraaortaler Äste begründet. Iatrogene Verletzungen gehen ebenfalls mit einer hohen innerklinischen Letalität einher, was unter anderem auch auf die meist vorliegende Multimorbidität von Patienten, bei denen eine Tracheotomie notwendig ist, zurückzuführen ist (Kwiatkowska et al. 2016).

6.2 Abriss der A. subclavia

6.2.1 Definition

Komplette traumatische Kontinuitätsunterbrechung der A. subclavia (AS).

Unter einem Abriss der A. subclavia (AS) versteht man eine komplette traumatisch bedingte Kontinuitätsunterbrechung der Arterie, die häufig mit einer akuten Blutungs- oder Ischämiekomplikation einhergeht.

6.2.2 Epidemiologie

- Sehr selten
- <1 % aller traumatischen Gefäßverletzungen

Verletzungen der Gefäße der oberen Extremität machen einen Anteil von <1 % aller traumatischen Gefäßverletzungen aus. Interessant in diesem Zusammenhang ist auch, dass bis vor 20 Jahren Verletzungen der Arterien der oberen Extremität noch einen Anteil von über 5 % ausmachten. Gründe für den Rückgang dieser arteriellen Läsionen können nur vermutet werden, z. B. bessere Schutzausrüstungen bei Risikosportarten bzw. besondere arbeitsmedizinische Vorkehrungen bei gefährdeten Berufsgruppen.

6.2.3 Risikogruppen

- Schultertrauma
- Luxationen (Schultergelenk, SC-Gelenk)
- Risikosportarten
  - Reckturnen
  - Klettern
  - Kampfsportarten
  - Fechten

Zu den Risikogruppen gehören alle Patienten nach einem stattgehabten direkten oder indirekten **Schultertrauma**. Auch Patienten mit instabilem Schultergelenk, rezidivierenden **Schulterluxationen** oder Zustand nach einem **operativen Eingriff** am Schultergelenk gehören zu der Risikogruppe (Karkos et al. 2010).

Zu den Risikoathleten zählen solche mit besonderer Beanspruchung des Schultergelenks (Reckturner, Kampfsportler, Kletterer) sowie mit Gefahr einer scharfen Verletzung (Fechter).

6.2.4 Ätiologie und Pathomechanismus

- **Scharfe (direkte) Läsionen**
  - Stich-/Schnittverletzungen
  - Schussverletzungen
  - Frakturen (dislozierte Fragmente)
- **Stumpfe (indirekte) Läsionen**
  - Sturz auf die Schulter
  - Schulterluxation
  - sternoclaviculäre Dislokation (SCD)
    vordere SCD
    hintere SCD

Da die subclavialen Gefäße zum größten Teil nicht im Gelenkbereich liegen und durch knöcherne sowie muskuläre Strukturen geschützt sind, entstehen traumatische Verletzungen hier sehr selten.

Scharfe Verletzungen resultieren neben direkten **Stich-, Schnitt- und Schussverletzungen** fast ausnahmslos aus knöchernen Läsionen, bei denen es durch externe Gewalteinwirkung oder dislozierte Fragmente zu einer Gefäßwandverletzung kommen kann.

Typischer Unfallhergang und Verletzungsmechanismus der **stumpfen** Läsionen ist die Gewalteinwirkung auf die vordere Thoraxwand, insbesondere Sternum und Clavicula, sowie auf das Schultergelenk und die Skapula. Das Schultergelenk ist das Gelenk mit dem größten Bewegungsumfang, weshalb **Schultergelenksluxationen** eine häufige Traumafolge und potenzielle Ursache von Läsionen der AS sind.

Aber auch die **sternoclaviculäre Dislokation (SCD)** kann mit einer Verletzung der subclavialen Gefäße einhergehen und ist potenziell lebensbedrohlich.

Bei der **SCD** gibt es eine **vordere** und **hintere** Dislokation, wovon die hintere zwar seltener auftritt, aber häufiger zu schweren Komplikationen wie Verletzung der A. und V. subclavia, Pneumo- sowie Hämatothorax führen kann (Abb. 6.5).

Die vordere (ventrale) SCD ist deshalb häufiger als die hintere (posteriore), da das Ligamentum sternoclaviculare anterius viel schwächer als das Ligamentum sternoclaviculare posterius ist. Daher machen anteriore Dislokationen mehr als 90 % der Fälle aus.

Die vordere SCD entsteht typischerweise durch einen Schlag auf die laterale Clavicula von ventral, aufgrund der Hebelwirkung entsteht die Dislokation des medialen Clavicula-Endes nach ventral. Bei der hinteren ist meist ein Schlag auf die Schulter von hinten mit Hebelwirkung am medialen Clavicula-Ende nach dorsal oder der direkte Schlag auf das mediale Clavicula-Ende von ventral ursächlich.

Eine komplette Kontinuitätsunterbrechung der AS ist allerdings bei allen Verletzungsformen die Ausnahme, da hierfür bei der stumpfen Verletzung eine starke Zug- sowie

Abb. 6.5 Schematische Darstellung einer hinteren SC-Gelenkluxation links mit Gefährdung der linken A. subclavia

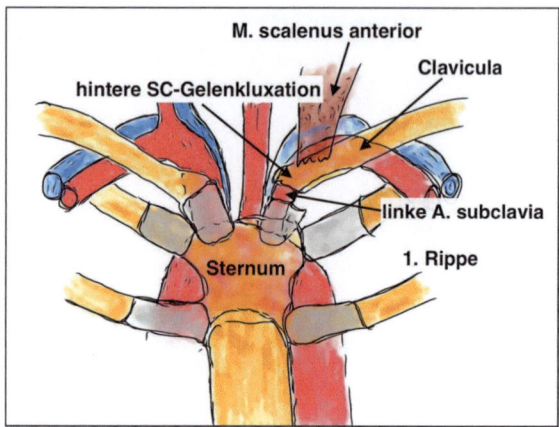

Torsionskraft, bei der seltenen scharfen Läsion Stich- oder Schnittverletzungen notwendig sind.

6.2.5 Symptome und Untersuchungsbefunde

- **Blutung**
  - spritzende Blutung
  - (pulsierendes) Hämatom
  - hämorrhagischer Schock
- **Ischämie**
  - vertebrobasiläre Ischämiesymptomatik
  - peripheres Pulsdefizit
- **Begleitverletzungen**
  - Knochenfragmente (offene Fraktur)
  - Dyspnoe
  - Hämoptoe
  - motorische/sensible Ausfälle

Eine Durchtrennung der A. subclavia (AS) geht nahezu immer mit einer fulminanten klinischen Symptomatik einher, da die AS im umgebenden Gewebe fixiert ist und eine Retraktion und ein Einrollen der Gefäßenden, wie z. B. bei der A. brachialis oft beobachtet, bei der AS aus oben genannten anatomischen Gründen selten beobachtet wird.

Bei penetrierenden Verletzungen kommt es typischerweise zu einer äußerlich sichtbaren **spritzenden Blutung** oder einem schnell größenprogredienten, teilweise auch **pul-**

sierendem Hämatom. Bei einer Blutung ins Mediastinum oder in die Pleurahöhle ist eine Kreislaufinstabilität mit **hämorrhagischem Schock** das vordergründigste Zeichen.

Neben äußerlich sichtbaren oder durch den Volumenmangel zur hämodynamischen Instabilität führenden **Blutungskomplikationen** können auch periphere sowie vertebrobasiläre (Schwindel, Gleichgewichts- und Sehstörungen) **Ischämiesymptome** erste klinische Zeichen einer Subclavialäsion sein. Eine Beteiligung des Media-Stromgebiets ist selten und tritt nur auf, wenn die Carotiden mitbeteiligt sind.

Eine mögliche Ischämiesymptomatik am Arm ist meist wenig ausgeprägt, weil hier normalerweise eine sehr gute Kollateralfunktion vorliegt. Die Erhebung des **Pulsstatus** und ein Fehlen des ipsilateralen Brachialispulses können dennoch ohne großen Aufwand erste wichtige Hinweise auf eine Läsion der AS geben.

Weitere Symptome und äußerlich sichtbare Verletzungszeichen, die den Verdacht auf eine Subclavialäsion lenken sollten, sind äußerlich sichtbare **Knochenfragmente** bei einer offenen Clavicula- oder Sternumfraktur, selten auch bei einer massiven vorderen SCD.

Auch **Dyspnoe** oder **Hämoptoe** können auftreten, wenn es zu Begleitverletzungen von Luft- oder Speiseröhre kommt. Da Letztere allerdings vielfach isoliert oder aufgrund eines Einrisses kleinerer arterieller Äste auftreten können, ist zwar der Verdacht auf eine subclaviale Läsion gegeben, aber nicht bewiesen. Eine Verletzung der AS führt regelhaft zu einem massiven Blutverlust, sodass kleinere Blutungen und eine mäßige **Hämoptoe** eher für eine Verletzung kleinerer Seitenäste oder Schleimhauteinblutungen sprechen.

Bei Verletzungen des **Plexus brachialis,** die äußerst selten sind, können je nach Ausmaß und Versorgungsgebiet motorische sowie sensible Ausfallserscheinungen auftreten.

6.2.6 Einteilung und Klassifikation

- **Nach Unfallmechanismus**
  - scharf
  - stumpf
- **Nach Ausdehnung**
  - komplett
  - inkomplett
- **Nach Symptomatik**
  - Ischämie
  - Blutung
- **Nach Begleitverletzung**
  - mit/ohne

6.2.6.1 Nach Unfallmechanismus

Beim Unfallmechanismus wird üblicherweise zwischen den **scharfen** und **stumpfen** Läsionen unterschieden. Weitaus häufiger als scharfe sind stumpfe Verletzungen, welche durch Überdehnungsbelastungen der Gefäßwand entstehen. Diese resultieren insbesondere nach Luxationen im Gelenkbereich. Scharfe Verletzungen entstehen durch Schnitt- oder Stichverletzungen bzw. durchspießende Knochenfragmente.

6.2.6.2 Nach Ausdehnung

Bei der Ausdehnung der Gefäßverletzung wird zwischen einer kompletten und einer inkompletten Läsion unterschieden. Die komplette ist extrem selten, häufiger eine inkomplette. Bei Letzterer steht ein Teil der Gefäßwand noch, wohingegen bei der kompletten Läsion die gesamte Gefäßwand unterbrochen und die Kontinuität der Arterie aufgehoben ist.

6.2.6.3 Nach Symptomatik

Zur im Vordergrund stehenden Symptomatik zählt sicherlich die **Blutung.** Diese ist insbesondere auch aufgrund der nur geringen Möglichkeit der Arterienenden, sich zu retrahieren, meist sehr ausgeprägt. Dies liegt auch darin begründet, dass die Arterie gut ins umgebende Gewebe integriert ist.

Eine **Ischämie** ist in aller Regel geringgradiger ausgeprägt. Dies liegt an der meist sehr gut ausgeprägten Kollateralisation der AS, sodass selbst eine komplette Kontinuitätsunterbrechung selten eine kritische Ischämiesymptomatik verursacht. Nicht selten wird erst im Verlauf der Krankenhausbehandlung der arterielle Verschluss diagnostiziert.

6.2.6.4 Nach Begleitverletzung

Anhand der Begleitverletzungen kann in arterielle Läsionen mit und ohne Verletzung benachbarter Strukturen unterschieden werden. Insbesondere nervale Verletzungen sind hier zu nennen, aber auch Läsionen von Speise- und Luftröhre.

6.2.7 Diagnostik

- Sonographie
- CT-Angiographie
- MR-Angiographie
- Selektive Angiographie (nur in Kombination mit einer interventionellen Therapie)

Initial kann schnell und orientierend eine **Ultraschalluntersuchung** veranlasst werden. Hier lässt sich allerdings selten die arterielle Läsion darstellen, allenfalls die Blutung bzw. ein großes Hämatom. Um Ausmaß und Ausdehnung der Verletzung sicher und schnell beurteilen zu können, wird eine **CT-Angiographie** empfohlen. Hiermit lassen sich zudem auch Begleitverletzungen sowie eine arterielle Thrombose leicht nachweisen. Um Nebenwirkungen der CT-Angiographie (Kontrastmittelreaktionen, Strahlenbelastung) zu vermeiden, kann alternativ auch eine **MR-Angiographie** erfolgen. Hiermit ist die Beurteilbarkeit der Gefäßwand sowie der Umgebungsstrukturen allerdings erschwert, weshalb sie nur in Ausnahmefällen angewendet wird.

Auch mit einer selektiven **Angiographie** kann die arterielle Läsion zuverlässig dargestellt werden, allerdings wird dieses invasive Verfahren nur in Kombination mit einer interventionellen Therapie empfohlen.

6.2.8 Therapie

- **Konservativ**
  - Kompression
  - Tourniquet-Manöver
- **Interventionell**
  - intraluminale Ballonblockade
  - Embolisation kleinerer Äste
  - Stentimplantation
- **Operativ**
  - Übernähung
  - Interponat
  - Hybridverfahren

6.2.8.1 Konservativ
Eine Kompression bzw. das **Tourniquet-Manöver** als Notfallmaßnahme am Unfallort kann bei Verletzungen der AS aufgrund ihrer zentralen und durch knöcherne Strukturen oft geschützten Lage selten suffizient angewendet werden. Es gibt Berichte über die erfolgreiche **Ballonblockade** der A. subclavia am Unfallort, welche mit einem nicht unerheblichen Infektrisiko sowie Verletzung von Begleitstrukturen einhergeht.

6.2.8.2 Interventionell
Bei inkomplettem Riss der A. subclavia und noch partiell erhaltener und intakter Gefäßwand kann eine interventionelle Therapie erfolgen. Hierbei müssen allerdings in aller Regel **beschichtete (= gecoverte) Stents** eingesetzt werden, um eine Blutungskontrolle zu erreichen (Karkos et al. 2010). Bei diesem Vorgehen handelt es sich meist um ein Bridging-Verfahren, womit die Zeit bis zur definitiven offen-operativen Versorgung über-

brückt werden kann. Vor allem bei unkontrolliert blutenden Verletzungen wird dieses Vorgehen angewendet, welches bei offenen (= penetrierenden) Verletzungen allerdings mit einem hohen Infektionsrisiko einhergeht. Prinzipiell können kleinere Arterienäste durch Coils oder alkoholische Lösungen **embolisiert** werden, was bei größeren arteriellen Blutungen selten erfolgreich ist.

6.2.8.3 Operativ

Die operative Versorgung stellt das Verfahren der Wahl dar. Die einfache **Übernähung** der Läsion ist selten möglich, meist ist ein Ersatz des Gefäßes notwendig. Im Idealfall erfolgt dieser Ersatz autolog mit einem venösen **Interponat**. Auf die Verwendung alloplastischer Materialien sollte, wenn immer möglich, verzichtet werden. Andernfalls wäre das Risiko eines Infektes, insbesondere aufgrund der regelmäßig vorliegenden Verletzung von Weichteilstrukturen und Hautkontinuität, stark erhöht. Auch **Hybridverfahren** sind möglich, allerdings eher im elektiven Setting. Hierbei wird eine endovaskuläre Ausschaltung der zentralen Blutungsquelle durch TEVAR des Aortenbogens mit einer peripheren arteriellen Rekonstruktion der supraaortalen Äste kombiniert. Verwendung findet dieses Vorgehen bei abgangsnahen Läsionen, sodass meistens eine aufwendige Rekonstruktion supraaortal erfolgen muss. Diese sollte vor der TEVAR durchgeführt werden, um vertebrobasiläre oder cerebrale Ischämien zu vermeiden. Im Falle einer akuten Blutung mit hämodynamischer Instabilität ist dies unter Zeitnot mitunter schwierig bzw. nicht zu organisieren.

6.2.9 Prognose

- Gut bei nicht penetrierender Verletzung
- Funktionsminderung Arm/Hand (selten)
- Extremitätenverlust (nur bei ausgedehnten Begleitverletzungen)
- Verblutungstod bei freier Ruptur

Die Prognose einer Verletzung der AS hängt u. a. vom Unfallmechanismus und den Begleitverletzungen ab. Eine massive Gewalteinwirkung kann zur **Verminderung der Gebrauchsfähigkeit** der Hand führen, was allerdings meist auf der Schwere der Begleitverletzungen beruht.

Eine **Parese** der betroffenen Extremität aufgrund einer Nervenläsion gilt als Ausnahme, da eine komplette Kontinuitätsunterbrechung des Nerven (Plexus axillaris) äußerst selten ist. Oft zeigt sich bei der intraoperativen Exploration der Nerv als die einzige Struktur des Gefäßnervenbündels, der in seiner Kontinuität intakt und nicht unterbrochen ist.

Ein **ischämiebedingter** Verlust der Extremität ist ebenfalls äußerst selten, da die Kollateralisation fast ausnahmslos gut ausgebildet ist. Eine **traumabedingte Amputation** resultiert daher meist aus massiven Begleitverletzungen, weniger aus der Durchblutungssituation.

Eine Einblutung ins Mediastinum kann einen lebensbedrohlichen Blutverlust verursachen oder, im Falle einer freien Ruptur, innerhalb weniger Sekunden zum **Verblutungstod** am Unfallort führen.

6.3 Abriss der A. axillaris

6.3.1 Definition

Traumatische Kontinuitätsunterbrechung der A. axillaris.

Es handelt sich hierbei um eine traumatische Schädigung der A. axillaris (AAX) mit selten inkompletter, meist kompletter Kontinuitätsunterbrechung.

6.3.2 Epidemiologie

- Meist Schultergelenksluxation
- 10 % aller peripheren Gefäßläsionen
- Jede dritte arterielle Verletzung der oberen Extremität betrifft die A. axillaris.

Der traumatische Abriss der AAX entsteht meistens im Rahmen einer traumatischen Luxation bzw. Luxationsfraktur des Schultergelenks. Ca. 5–10 % aller traumatischen Gefäßverletzungen betreffen die AAX. Betrachtet man isoliert die obere Extremität, ist sie hier nach der A. brachialis die zweithäufigste verletzte Arterie und bei ca. 30–40 % aller Gefäßverletzungen im Schulter-Arm-Abschnitt betroffen (Ziemann et al. 2015).

6.3.3 Risikogruppen

- Sportarten
  - Volleyball
  - Handball

- Baseball
- Turnen
- Eishockey
- Klettern
• Berufsgruppen
- Bauarbeiter
- Gerüstbauer
- Dachdecker
• Schulterinstabilität

Ein erhöhtes Risiko für eine Schädigung der AAX besteht bei allen **Sportarten,** bei denen eine Beteiligung der oberen Extremität vordergründig ist. Zu nennen sind hier insbesondere Volley- und Baseballspielen, weiterhin Eishockey, Klettern, Handball und Golf (Arko et al. 2001).

Die Verletzung der AAX gehört nicht zu einer anerkannten Berufskrankheit, dennoch kann sie häufiger bei körperlich schwer arbeitenden **Berufsgruppen** mit Absturzgefahr auftreten, beispielsweise bei Bauarbeitern, Gerüstbauern oder Dachdeckern,.

Auch die **Instabilität des Schultergelenks** mit rezidivierenden Luxationen stellt einen Risikofaktor dar, insbesondere bei Patienten nach Voroperationen oder künstlichen Gelenkprothesen.

6.3.4 Ätiologie und Pathomechanismus

• **Direktes Trauma**
  - Stich-/Schnittverletzung
  - Knochenfragmente
• **Indirektes Trauma**
  - Schultergelenksluxation

Durch ein **direktes** Trauma in Form einer Stich-, Schnitt- oder Schussverletzung kann eine scharfe Läsion der AAX entstehen. Zusätzlich sind es auch knöcherne Verletzungen und dislozierte Knochenfragmente im Bereich der Schulter sowie des Oberarms, die eine Gefäßwandläsion verursachen können. Sie tritt typischerweise bei der dislozierten Oberarm- bzw. Oberarmkopffraktur auf.

Indirekte Traumata entstehen meist nach einer Luxation im Schultergelenk, wobei vor allem vorgeschädigte Gelenke mit chronischen Schädigungen der Gelenkkapsel ein erhöhtes Risiko einer Luxation inclusive vaskulärer sowie nervaler Komplikationen aufweisen.

6.3.5 Symptome und Untersuchungsbefunde

- **Symptome**
  - Schmerzen
  - Gefühlsstörungen der Hand
  - Kältegefühl der Hand
  - kritische Ischämie (sehr selten)
- **Untersuchungsbefunde**
  - Schwellung
  - Gelenkerguss (Hämarthros)
  - Hämatom
  - eingeschränkte/aufgehobene Sensomotorik der Hand
  - Volumenmangel/hämorrhagischer Schock

In Vordergrund stehen die Symptome der traumatischen Gelenkverletzungen mit **Schmerzen** und **Bewegungseinschränkungen** des Schultergelenks bzw. des ipsilateralen Armes und der Hand. Weiterhin treten oft **Gefühlsstörungen** der Hand auf, welche einerseits aufgrund einer eingeschränkten Durchblutungssituation, aber auch im Zusammenhang mit einer Nervenaffektion auftreten können. Eine kritische Ischämie ist aufgrund der meist ausgeprägten Kollateralisation äußerst selten, folglich gehören auch ein **Kältegefühl** oder **ischämiebedingt** livide Fingerverfärbungen nicht zur typischen Symptomatik. Dennoch sollte bei Versorgung einer spritzenden Blutung aus der AAX grundsätzlich die periphere Durchblutungssituation überprüft und ggf. mittels Thrombektomie versorgt werden, um wenig symptomatische arterielle Embolien nicht zu übersehen (Pellicer-Garcia und Bargay-Juan 2020).

Abhängig vom Unfallmechanismus und den begleitenden ossären sowie artikulären Verletzungen gehören zu den typischen Untersuchungsbefunden eine **Weichteilschwellung** sowie der **Gelenkerguss**. Auch ein **Weichteilhämatom** wird häufig beobachtet, welches bis zum **Hämarthros** reichen kann.

Der Blutverlust ist aufgrund der meist begrenzten Ausdehnung und Tamponade am Oberarm gering, kann allerdings bei nach proximal reichender oder intrathorakaler Blutung erhebliche Ausmaße annehmen und bis zum **hämorrhagischen Schock** führen.

6.3.6 Einteilung und Klassifikation

- **Nach der Gefäßverletzung**
  - Intimaläsion
  - Media-Dissektion

> – inkomplette Gefäßwandläsion
> – komplette Gefäßdurchtrennung
> • **Nach der Durchblutungsstörung**
> – Ischämie
> nach Rutherford/TASC
> 6 Ps nach Pratt
> – Blutung
> offen
> gedeckt/tamponiert
> • **Nach Begleitverletzungen**

Eine Einteilung bzw. Klassifikation kann erfolgen nach folgenden Kriterien:

1. **Ausmaß der Gefäßverletzung**
    I. **Intimaläsion,** bei der lediglich eine Verletzung der Intima auftritt, welche selten mit Symptomen einhergeht.
    II. **Dissektion der Media,** welche ebenfalls häufig asymptomatisch ist, aber auch mit einer intraarteriellen Thrombose oder Ausdehnung der Dissektion nach peripher einhergehen kann.
    III. **Inkomplette Gefäßwandläsion** (semizirkulär, Kontinuität nicht komplett unterbrochen), die nicht selten zu einer intraarteriellen Thrombose und in der Folge zu einer peripheren Ischämie führt. Andernfalls steht die Blutungskomplikation im Vordergrund.
    IV. **Komplette Gefäßwandläsion** (zirkulär, Kontinuität komplett unterbrochen), die mit schwerwiegenden Komplikationen einhergehen kann und häufig sowohl zu einer ausgeprägten Blutungskomplikation, aber auch einer Ischämie führt.
2. **Ausmaß der peripheren Durchblutungsstörung**
    I. **nach Rutherford** in I (Sensomotorik vollständig intakt), IIa (Sensibilität eingeschränkt), IIb (Sensibilität und Motorik eingeschränkt), III (Sensomotorik komplett aufgehoben)
    II. **nach Pratt** (**6 Ps:** Pain, Paleness, Pulselessness, Paresthesia, Palsy und Prostration)
3. **Begleitverletzungen**
    I. Schulterluxation
    II. Frakturen Schulter und/oder Humerus
    III. Claviculafrakturen
    IV. Rippenfrakturen
    V. Verletzungen Plexus axillaris

6.3.7 Diagnostik

- Klinische Untersuchung
  - Hämatom
  - Pulsdefizit Ellenbeuge/Handgelenk
  - eingeschränkte Sensomotorik
- Sonographie
- CT-Angiographie

Die Diagnostik umfasst meist eine **klinische** Untersuchung bei deutlich sichtbarem Hämatom sowie nicht tastbaren peripheren **Pulsen** an der betroffenen Extremität. Des Weiteren zeigt sich oft eine unterschiedlich ausgeprägte Durchblutungsstörung mit eingeschränkter **Sensomotorik**.

Als weiterführende Diagnostik ist die **Sonographie** zu nennen, bei unklarem Befund zudem eine **CT-Angiographie**.

6.3.8 Therapie

- **Konservativ**
  - Kompression
  - Schmerztherapie
  - Vasodilatantien
  - Heparin
- **Interventionell**
  - Lyse
  - (beschichteter) Stent
  - Embolisation
- **Operativ**
  - Patchplastik
  - Interponat/Bypass
  - Fasziotomie

6.3.8.1 Konservativ

Eine konservative Therapie ist allenfalls bei einer inkompletten oder äußerst gut kompensierten sowie tamponierten kompletten Gefäßdurchtrennung möglich. Neben einer **Kompression** und der medikamentösen **Schmerztherapie** kann der Versuch, die arterielle Perfusion durch **Vasodilatantien** zu verbessern, indiziert werden. Wenn aktive

Blutungen und Kontraindikationen ausgeschlossen sind, kann auch die Gabe von **Heparin** den Verlauf einer ischämischen Komplikation deutlich verbessern.

6.3.8.2 Interventionell
Bei inkompletter Verletzung, meist in Form einer Dissektion mit lokaler Thrombosierung, kann eine interventionelle Therapie erwogen werden. Hierzu gehört neben der intraarteriellen **Lysetherapie** die perkutane **Ballonangioplastie** mit **Stentimplantation**. Allerdings sind die Erfolgsaussichten gering und die Reverschlussrate ist sehr groß. Letzteres ist u. a. auch auf die mechanische Belastung auf Höhe des Bewegungssegmentes zurückzuführen, weshalb sich die Ergebnisse meist durch eine zusätzliche Stentimplantation nicht wesentlich verbessern lassen.

Von einer intraarteriellen Lysetherapie sollte, bis auf wenige Ausnahmen, abgeraten werden. Durch die Lysetherapie kann eine tamponierte und stabile Blutungsquelle wieder eröffnet werden und zu einem komplikativen Verlauf führen.

6.3.8.3 Operativ
Bei kompletter Kontinuitätsunterbrechung der Arterie ist die **operative** Gefäßrekonstruktion meist dringlich indiziert. Teilweise zeigt sich intraoperativ, dass die Arterienwand nicht komplett unterbrochen ist und der Defekt nach Präparation bzw. partieller Resektion mit einem **Patch** versorgt werden kann. Hierfür sollte möglichst autologes Material, bevorzugt Venenanteile aus dem unmittelbaren Operationsgebiet, verwendet werden. Alternativ bietet sich auch der Einsatz von **xenogenen Patchmaterialien** (bovines Perikard) an, welches mittlerweile breit verfügbar und in unterschiedlichen Größen erhältlich ist. Auf Kunststoff sollte aufgrund der deutlich kürzeren Offenheitsraten und der nicht selten durch den Kunststoff hervorgerufenen Intimahyperplasie verzichtet werden. Zudem liegt bei traumatischen Gefäßläsionen fast ausnahmslos ein potenziell kontaminiertes Operationsgebiet vor, was mit einem hohen Infektrisiko einhergeht.

In der Mehrzahl der Fälle kann allerdings eine sparsame Rekonstruktion der Arterie nicht durchgeführt werden, weshalb die Anlage eines **Interponates** oder **Bypasses** regelhaft indiziert ist. Auch hier sollte autologes Material, bevorzugt die Vena saphena magna (VSM) vom Oberschenkel, verwendet werden. Alternativ kann auch die Vena basilica gewählt werden, diese ist allerdings oft dünnwandiger als die VSM und neigt zur aneurysmatischen Ausweitung.

Die Indikation zur **Kompartmentspaltung** sollte großzügig gestellt werden, insbesondere bei längerer Ischämiezeit und kritischer Durchblutungsstörung.

6.3.9 Prognose

- Gut
- Amputationsrate gering
- Begleitverletzung der Weichteile entscheidend

Die Prognose ist meistens **gut,** die **Amputationsrate** ist bei zügiger arterieller Rekonstruktion in aller Regel gering. Ausschlaggebend für die Indikationsstellung einer Amputation sind meistens die **Begleitverletzungen** der Weichteile und der nervalen sowie ossären Strukturen sowie die Dauer der Ischämie.

6.4 Abriss der A. brachialis

6.4.1 Definition

Traumabedingte Läsion der A. brachialis.

Es handelt sich hierbei um eine traumatische Durchtrennung der A. brachialis mit inkompletter oder kompletter Kontinuitätsunterbrechung.

6.4.2 Epidemiologie

- Zweithäufigste traumatische Arterienverletzung (nach A. poplitea)
- Häufigste Gefäßverletzung der oberen Extremität

Die A. brachialis ist mit >60 % die am häufigsten von traumatischen Verletzungen betroffene Arterie der oberen Extremität (Ziemann et al. 2015). Insgesamt handelt es sich nach der A. poplitea (Apop) um die am zweithäufigsten verletzte Arterie des Menschen.

6.4.3 Risikogruppen

- Sportarten
  - Eishockey

- Rugby
- Handball
- Basketball
• Kinder
 - bei suprakondylärer Humerusfraktur

Hauptsächlich betroffen sind Sportler mit bevorzugter Belastung der oberen Extremität, insbesondere Eishockey-, Handball- oder Basketballspieler. Prinzipiell ist allerdings bei jeder traumatischen Verletzung im Ellenbogenbereich das Risiko einer Gefäßverletzung vorhanden.

Es handelt sich zudem um die häufigste Gefäßverletzung bei **Kindern** im Alter von 3–10 Jahren, wobei als ursächliche bzw. begleitende ossäre Verletzung meist eine **suprakondyläre Humerusfraktur** vorliegt.

6.4.4 Ätiologie und Pathomechanismus

- Indirekte (stumpfe) Traumata
- Direkte (scharfe) Traumata
- Iatrogene Verletzungen

Ätiologisch können durch **direkte (scharfe)** Verletzungen Läsionen der oberflächlich liegenden A. brachialis entstehen, die vielfach mit einer partiellen Durchtrennung und erheblichen Blutung einhergehen. Noch häufiger sind **indirekte (stumpfe)** Traumata, die meist im Rahmen einer Luxation im Ellenbogengelenk entstehen.

Eine derartige Gefäßverletzung tritt in der Regel nur nach massiver Krafteinwirkung auf. Es wurde allerdings auch von traumatischen Läsionen der A. brachialis nach banal wirkenden **Sportverletzungen** berichtet. Beispielsweise wurde eine komplette Ruptur der A. brachialis nach **Hyperextension** des Ellenbogengelenks bei einem Rugbyspieler berichtet. Das Eindrucksvolle an diesem Fall ist, dass keine Fremdeinwirkung bestand, die Hyperextension allein aus dem Wurfmechanismus resultierte und weder eine Ellenbogenluxation oder eine Oberarmfraktur vorlagen (Jeyaretna et al. 2007).

Scharfe Gefäßverletzungen sind weniger auf sportliche Aktivitäten, sondern eher in Kampf- und Kriegssituationen zu beobachten.

Iatrogene Verletzungen resultieren aus frustranen oder erschwerten Punktionsversuchen, auch hierbei handelt es sich häufig um Notfallsituationen (Abb. 6.6, 6.7, 6.8 und 6.9).

Abb. 6.6 Klinischer Befund im Seitenvergleich mit ausgeprägter Schwellung des linken Oberarms im Bereich der Ellenbeuge nach punktionsbedingtem Aneurysma spurium der A. brachialis links und unauffälligen Verhältnissen rechts

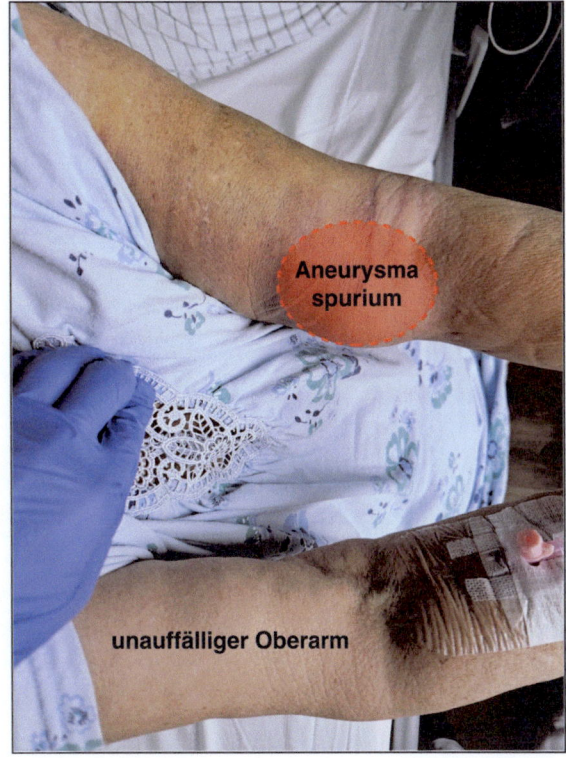

6.4.5 Symptome und Untersuchungsbefunde

- Blutung
- Hämatom
- Kompartmentsyndrom
- Ischämie (meist gut kompensiert)
- Pulsverlust (oft nach Reposition wieder vorhanden)
- Pulsierende Schwellung (falsches Aneurysma), oft erst nach Jahren

Auffälligstes und nicht zu übersehendes Symptom einer scharfen Läsion ist die **Blutung,** die massiv sein und zu einem ausgedehnten **Hämatom** oder **Kompartmentsyndrom** führen kann.

Schwieriger ist die korrekte und frühzeitige Diagnosestellung bei stumpfen Läsionen, die weniger durch eine Blutungskomplikation, sondern durch die resultierende **Durchblutungsstörung** charakterisiert sind. Da auch die A. brachialis eine gute Kollateralisation aufweist, ist die klinische **Ischämiesymptomatik** meist mild bzw. gut kompensiert.

Abb. 6.7 Befund des Aneurysma spurium in der linken Ellenbeuge, palpatorisch als druckdolente pulsierende Schwellung imponierend

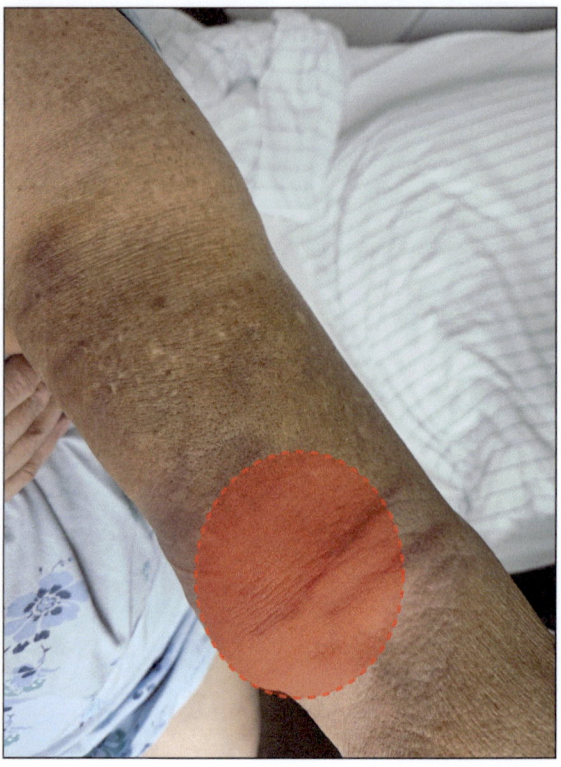

Ein fehlender Puls in der Ellenbeuge oder am Handgelenk ist weg-, aber nicht beweisend und daher weiter abklärungsbedürftig.

Ein initialer **Pulsverlust** ist in ca. 50 % der Ellenbogenluxationen bzw. -luxationsfrakturen vorhanden, allerdings nach erfolgreicher Reposition vielfach reversibel. Dennoch kann eine inkomplette Arterienläsion vorliegen, die einer weiteren Abklärung bedarf.

Initial unerkannte Gefäßläsionen werden nicht selten im weiteren Verlauf aufgrund einer Schwellung oder Pulsation symptomatisch, und zwar bei Ausbildung eines **Aneurysma spurium.** Dies kann auch erst Jahre oder gar Jahrzehnte nach dem Unfallereignis entdeckt werden, wenn der Unfall für den Patienten schon gar nicht mehr erinnerlich ist. Eine konkrete und ausführliche Anamnese ist hier immens wichtig.

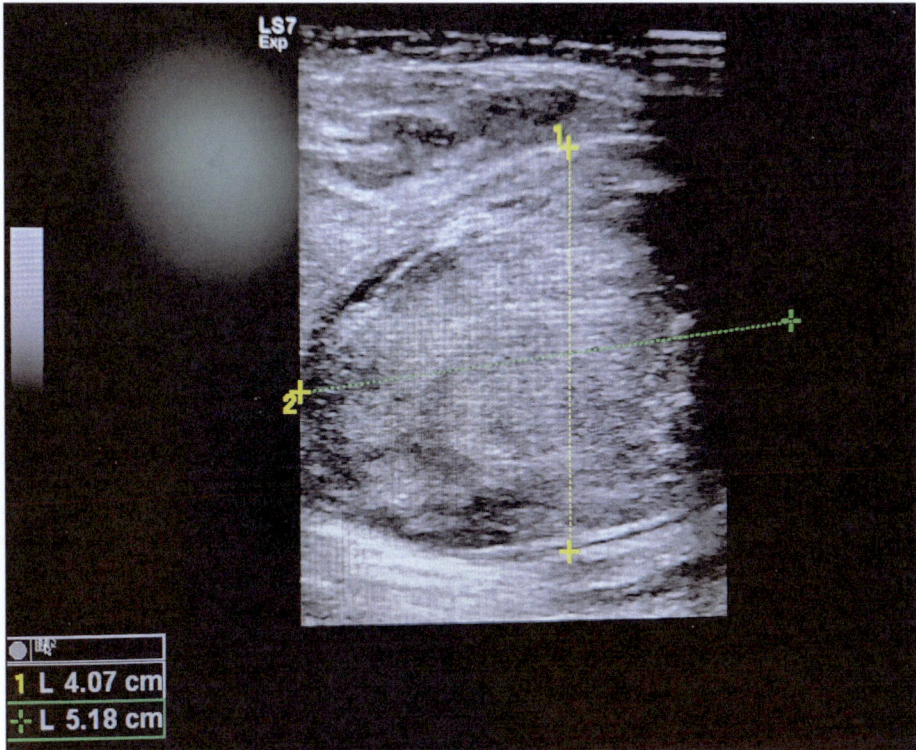

Abb. 6.8 Sonographische Darstellung der großen Hämatomhöhle mit einem Durchmesser von 5 cm

6.4.6 Einteilung und Klassifikation

- **Nach Verletzungsmechanismus**
  - scharf
  - stumpf
- **Nach Begleitverletzung**
  - mit/ohne ossäre Verletzung
    Ellenbogenluxation
    Oberarmfraktur
    Ellenbogen(luxations)fraktur
  - mit/ohne nervale Verletzung

Eine spezielle Einteilung gibt es nicht, auch hier ist wieder auf das Ausmaß der Gefäßverletzung sowie die Begleitläsionen zu verweisen.

Abb. 6.9 Sonographische Darstellung der Blutungsquelle der A. brachialis

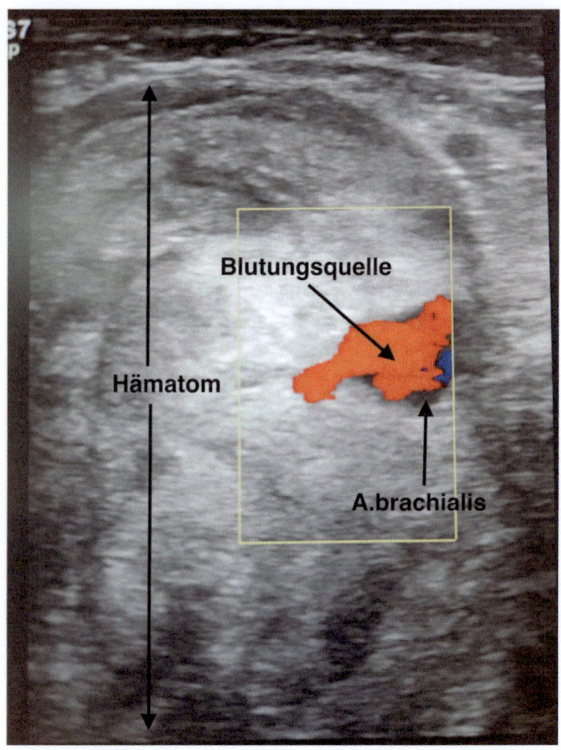

Wie bei allen anderen traumatischen Gefäßläsionen wird auch hier zwischen **scharfen** und **stumpfen** Verletzungen unterschieden.

Des Weiteren erfolgt eine Unterteilung in Abhängigkeit von **Begleitverletzungen.** Hier sind insbesondere **ossäre** Verletzungen zu nennen, am häufigsten in Kombination mit einer Luxation des Ellenbogengelenks. **Nervale** Läsionen können mit oder ohne Kontinuitätsunterbrechung auftreten, wobei der N. brachialis selbst bei ausgedehnten Verletzungen mit kompletter Ruptur der Arterie und Vene oft die einzige noch intakte Struktur ist. Schädigungen des Nerven bzw. seiner Funktion resultieren daher oft aus einer Kompression oder massiven Überdehnung, weniger aus einer Durchtrennung.

6.4.7 Diagnostik

- Anamnese
- Klinische Untersuchung
  - Zeichen einer Ischämie der Hand
  - Pulsstatus

6.4 Abriss der A. brachialis

- Hämatom
- Luxation-/Subluxationsstellung
• Doppler
• Sonographie
• CTA

Bei der **Anamneseerhebung** sollte der genaue Unfallhergang erfragt werden. Dies ist insbesondere bei Kindern wichtig, solange die Eltern bzw. Unfallzeugen anwesend sind. Typischerweise wird über einen Sturz auf den Ellenbogen oder starken Zug am Arm bzw. der Hand berichtet. Wichtig ist es auch zu erfragen, ob eine Verletzung durch scharfe Gegenstände erfolgte und eine Fremdkörperverschleppung in den Arm vermutet werden kann. Bei äußerlichen Verletzungszeichen empfiehlt es sich zu diesem Zeitpunkt auch, den Impfschutz zu erfragen.

Weiteres und vermutlich wichtigstes Diagnostikum ist die **klinische Untersuchung,** bei der auf Zeichen einer Ischämie der Hand, den Pulsstatus, Hämatome sowie eine Luxations- bzw. Subluxationsstellung des Ellenbogengelenks geachtet werden sollte. Auch die Erhebung von Motorik und Sensibilität gehören neben dem Pulsstatus zum wichtigsten Repertoire der Untersuchungsmethoden.

Wenn die Erhebung des Pulsstatus schwierig bzw. unsicher ist, kann mittels **Dopplergerät** eine dopplersonographische Darstellung arterieller Signale jeweils am Oberarm, auf Höhe der Ellenbeuge sowie am Handgelenk erfolgen. Dies ist vor allem dann zu empfehlen, wenn eine gefäßchirurgische Beurteilung im OP-Saal durch die Kollegen der Unfallchirurgie oder Orthopädie gewünscht wird. Voraussetzung ist das Vorhandensein mobiler Dopplergeräte („Handydoppler") sowie die Möglichkeit, die Stiftsonde steril zu beziehen.

Mittels **Sonographie** im Duplexmodus kann die A. brachialis auf gesamter Länge dargestellt und beurteilt werden. Verschlussart, -lokalisation sowie Flusssignale ober- und unterhalb der vermuteten Läsion können hiermit oft dargestellt und somit wichtige Hinweise sowie Entscheidungshilfen geliefert werden. Es sollte allerdings nicht allzu viel Zeit in diese Diagnostik investiert werden, um die Ischämiezeit nicht unnötig in die Länge zu ziehen.

Wenn mit den bisherigen Untersuchungsmethoden keine sichere Diagnose gestellt werden kann, sollte als nächstes und zügig eine **CTA** veranlasst werden. Diese ist schnell verfügbar und zeigt Gefäßlumen, -kontinuität sowie perivasale Hämatome. In den meisten Fällen lässt sich die Diagnose allerdings bereits klinisch und sonographisch stellen.

6.4.8 Therapie

- **Konservativ**
  - Heparinisierung
  - Ruhigstellung
  - Kompressionsbandagen
- **Interventionell**
  - Aspirationsthrombektomie
  - Lysetherapie
  - Angioplastie
- **Operativ**
  - bei kompletter Ruptur
  - Anlage eines Interponats oder Patchplastik (autolog)

6.4.8.1 Konservativ
Falls es sich lediglich um eine inkomplette Verletzung mit Dissektion und/oder lokaler Thrombose handelt, kann bei kompensierter Durchblutungsstörung eine konservative Therapie erwogen werden. Kompensiert bedeutet, dass Motorik und Sensibilität intakt und ein peripherer Puls tast- oder zumindest mit der Stiftsonde darstellbar sein sollten. Zu den konservativen Maßnahmen zählt primär die therapeutische **Heparinisierung,** allerdings immer unter Berücksichtigung des Ausmaßes der Verletzung, des Weichteilschadens sowie der ggf. geplanten unfallchirurgisch-orthopädischen Maßnahmen. Des Weiteren gehören zur konservativen Therapie eine vorübergehende **Ruhigstellung** des Ellenbogengelenks, die Schmerztherapie und abschwellende Maßnahmen, beispielsweise mit **Kompressionsbandagen** oder -verbänden. Wichtig hierbei ist allerdings immer ein Kompromiss zwischen Kompression und Abschwellung auf der einen Seite und ausreichender arterieller Perfusion auf der anderen Seite.

6.4.8.2 Interventionell
An interventionellen Verfahren kämen die **Aspirationsthrombektomie,** intraarterielle lokale **Lysetherapie** und ggf. **Angioplastie** infrage. Auf eine Stentimplantation sollte allerdings verzichtet werden, da die Verletzung meistens im Bewegungssegment liegt und ein Stent hier eine sehr schlechte Offenheitsrate aufweist. Zudem ist das Risiko eines Stentbruchs naturgemäß sehr groß.

6.4.8.3 Operativ
In den meisten Fällen der inkompletten und in allen Fällen der kompletten Durchtrennung ist die operative Rekonstruktion indiziert. Hier gilt es vordergründig, die Gefäßenden so weit zu kürzen, bis eine unverletzte und nahtfähige Wand vorliegt, weshalb oft die Anlage eines Interponats notwendig ist (Abb. 6.10 und 6.11).

6.4 Abriss der A. brachialis

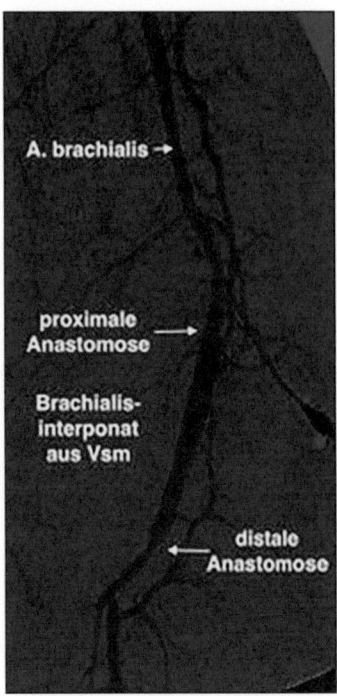

Abb. 6.10 Intraoperative Angiographie zeigt ein stenosefreies Interponat der rupturierten A. brachialis, welches aus der V. saphena magna vom Oberschenkel hergestellt wurde

Teilweise kann auch eine Patchplastik erfolgen, allerdings darf hier das Ausmaß der Gefäßschädigung nicht zu groß sein. Sowohl für das Interponat als auch für eine Patchplastik sollte möglichst autologes Material als Transplantat verwendet werden. Andernfalls ist das Risiko einer Infektion bzw. eines Verschlusses extrem hoch.

6.4.9 Prognose

- Gut
- Amputationsrate <1 %

Die Prognose einer Ruptur der A. brachialis ist in aller Regel **gut,** die **Amputationsrate ist sehr gering** und liegt bei unter 1 %. Sie wird weniger durch arterielle Komplikationen, sondern vielmehr durch Begleitverletzungen, insbesondere irreversible Nervenschädigungen, verursacht. Auch eine nicht erfolgte oder verzögert durchgeführte Fasziotomie beim traumatischen bzw. reperfusionsbedingten Kompartmentsyndrom kann eine Amputation notwendig machen. Daher empfiehlt es sich, wenn immer möglich, eine Fas-

Abb. 6.11 Intraoperative Angiographie mit Darstellung eines unauffälligen Abstroms am Unterarm ohne Anhalt für Embolisationen bei geringgradigem Spasmus der A. radialis abgangsnah

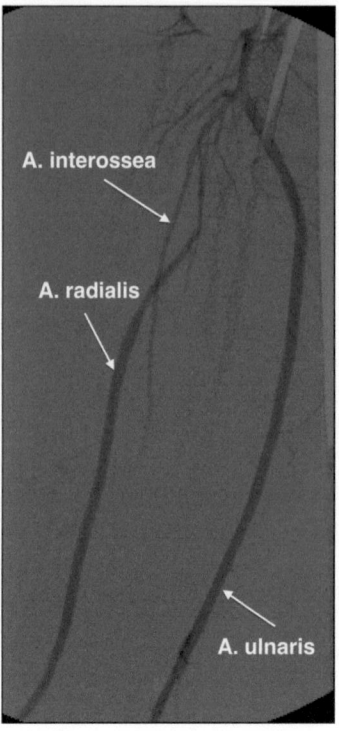

ziotomie während der arteriellen Rekonstruktion durchzuführen, um weder die Offenheit eines Interponats noch den Erhalt der Extremität zu gefährden.

6.5 Verletzung der A. radialis und ulnaris

6.5.1 Definition

Traumatische Verletzung der Unterarmarterien.

Es handelt sich hierbei um traumatische Verletzung der A. radialis und/oder ulnaris von der Bifurkation bis zum Handgelenk. Am häufigsten kommt es zu Verletzungen auf Höhe des Handgelenks mit kompletter oder inkompletter Läsion.

6.5.2 Epidemiologie

- Selten in Zivilbevölkerung
- Häufiger in Kriegsgebieten
- Risikogruppen (Sport und Beruf)

Insgesamt sind traumatische Verletzungen der Unterarmarterien sehr **selten,** insbesondere außerhalb von Krisenregionen. Die Beteiligung der Unterarmarterien bei traumatischen Verletzungen macht einen Anteil von weniger als 1 % aus. Überdurchschnittlich häufig betroffen sind **Kinder,** wobei hier die Verletzungen beispielsweise durch Unfälle beim Spielen oder Stürze vom Klettergerüst auf scharfe Gegenstände verursacht werden. Des Weiteren werden die Handgelenksarterien aufgrund ihrer oberflächlichen Lage und guten Zugänglichkeit regelmäßig im Rahmen von Suiziden oder Suizidversuchen verletzt.

In **Kriegsgebieten** sind Verletzungen im Bereich der oberen Extremität deutlich häufiger anzutreffen, das Gleiche gilt für spezielle **Risikosportarten** oder beruflich exponierte und gefährdete Menschen (z. B. Metallarbeiter oder Gerüstbauer).

6.5.3 Risikogruppen

- Männer: Frauen = 4:1
- Risikosportarten
  - Ballsportarten
  - Kampfsportarten
  - Fechten

Männer sind deutlich häufiger von traumatischen Verletzungen der Unterarmarterien betroffen als Frauen, das Verhältnis wird auf 4:1 geschätzt (Stuber et al. 2023).

Aus den wenigen Fallberichten der Literatur lassen sich gewisse **Risikosportarten** vermuten, hierzu gehören erwartungsgemäß armbetonte **Ballsportarten** wie Volley-, Handball und Tennis. Die Verletzungen resultieren in aller Regel aus stumpfen Traumata durch Schläge, Anpralltraumata oder Luxationen. Das Gleiche gilt für **Kampfsportarten** wie Karate und Judo. Anders ist es beim **Fechten,** wo in der Mehrzahl der Fälle scharfe Verletzungen mit glatter Durchtrennung von Haut, Unterhaut und Gefäßen entstehen.

6.5.4 Ätiologie und Pathomechanismus

- Stumpf durch Kompression
- Scharf durch Stich-/Schnittverletzungen

Bei den **stumpfen** Verletzungen steht die Kompression im Vordergrund, insbesondere durch Schläge oder Anpralltraumata. Vor allem repetitive Traumata können zu chronischen Gefäßwandläsionen mit Wandverdickung, Ausbildung eines Aneurysmas oder arteriellen Verschlüssen bzw. Dissektionen führen. In der Folge entstehen häufig mehr oder weniger ausgedehnte Hämatome sowie teilweise ein drohendes oder manifestes Kompartmentsyndrom.

Bei den **scharfen** Verletzungen kommt es typischerweise, im Vergleich zu stumpfen Traumata, in der Mehrzahl der Fälle zu erheblichen arteriellen Blutungen. Da es bei scharfen Läsionen zu einer glatten Durchtrennung von Haut und Unterhaut bis einschließlich der Gefäßwand kommt, resultieren meist arterielle spritzende Blutungen, welche leicht zu diagnostizieren sind.

6.5.5 Symptome und Untersuchungsbefunde

- Blutung
- Hämatom
- Kompartmentsyndrom
- Neuromuskuläre Ausfälle
- Ischämie (selten)

Verletzungen von Unterarmarterien sind meist leicht zu diagnostizieren, insbesondere wenn es sich um scharfe Verletzungen handelt. Bei diesen steht die Blutungskomplikation im Sinne einer spritzenden arteriellen **Blutung** eindeutig im Vordergrund und ist selten zu übersehen. Aber auch stumpfe Läsionen sind in der Mehrzahl der Fälle einfach zu diagnostizieren, wenn äußerlich sichtbare **Einblutungen** und **Hämatome** entstehen.

Da auch die Ausbildung eines **Kompartmentsyndroms** am Unterarm häufige Folgeerscheinung traumatischer Gefäßläsionen ist, sollte bei der Untersuchung auf die Konsistenz des Gewebes und druckschmerzhafte Areale geachtet werden.

Neuromuskuläre Auffälligkeiten entstehen entweder durch direkte Verletzungen von Nerven- und Muskelgewebe oder werden als Folge der Einblutung und Kompression durch Hämatome verursacht.

Eine **ischämische Komplikation** ist aufgrund der guten Kollateralisation sehr selten und fast ausnahmslos nur bei ausgedehnten Verletzungen mit kompletter Durchtrennung von A. radialis, ulnaris sowie A. interossea anzutreffen. In solchen Fällen imponieren im Seitenvergleich kühle Finger, eine Reduktion der Sensomotorik oder im fortgeschrittenen Stadium auch livide Verfärbungen. Allerdings sollten differenzialdiagnostisch in solchen Fällen rheumatologische Grunderkrankungen ausgeschlossen werden, welche mit ähnlichen Symptomen einhergehen.

6.5.6 Einteilung und Klassifikation

- **Nach Ätiologie**
  - stumpf
  - scharf
  - iatrogen
- **Nach verletzter Arterie**
  - A. radialis
  - A. ulnaris
  - A. interossea antebrachii
- **Nach Begleitverletzung**
  - mit Fraktur
  - mit Nervenläsion
  - mit Kompartmentsyndrom

6.5.6.1 Nach Ätiologie
Bei der Einteilung und Klassifikation anhand der Ätiologie wird wie bei der Mehrzahl der nicht arteriosklerotisch verursachten Gefäßerkrankungen in **stumpfe, scharfe** und **iatrogene** Ursachen unterschieden. Eine Kombination sowie Überschneidungen zwischen den unterschiedlichen Verletzungsmechanismen sind die Regel.

6.5.6.2 Nach verletzter Arterie
Auch anhand der betroffenen Arterie kann eine Einteilung erfolgen, und zwar in eine Verletzung der **A. radialis, ulnaris** oder **interossea antebrachii**.

6.5.6.3 Nach Begleitverletzung
Auch Art, Ausmaß und Lokalisation von Begleitverletzungen spielen bei der Klassifikation eine Rolle. Entscheidend ist es hierbei, ob **Frakturen** im Bereich des Ellenbogens, der Unterarmknochen oder des Handgelenks ursächlich bzw. begleitend vor-

liegen. Insbesondere bei kindlichen Ellenbogenfrakturen kommt es aufgrund der Luxationsstellungen bzw. Fragmentdislokationen vielfach zu Gefäßläsionen.

Nervenläsionen sind ebenfalls eine typische Begleiterscheinung bei traumatischen Gefäßverletzungen am Unterarm. Im Vordergrund stehen hier der N. brachialis sowie oberflächliche sensible Nervenäste.

Ein **Kompartmentsyndrom** gehört ebenfalls zu den potenziellen Komplikationen und Begleiterscheinungen einer traumatischen Gefäßverletzung am Unterarm. Es kann bereits unmittelbar als Traumafolge auftreten, wenn es zu einer Einblutung kommt und ein großes subfasziales Hämatom entsteht. Aber auch im Anschluss an eine erfolgreiche Frakturreposition sowie Wiederherstellung der Gewebeperfusion nach arterieller Rekonstruktion ist die Ausbildung eines Kompartmentsyndroms keine Seltenheit und meist dringlich therapiepflichtig.

6.5.7 Diagnostik

- Klinische Untersuchung
  - Pulsstatus
  - Sensomotorik
- Dopplersonographie
- Sonographie
- CTA/MRA
  - selten indiziert
- Angiographie
  - allenfalls in Interventionsbereitschaft
  - Darstellung A. interossea antebrachii
  - zur Bypassplanung bei chronischer Durchblutungsstörung

Die **klinische Untersuchung** ist das wichtigste diagnostische Instrument und beinhaltet neben der Erfassung von Hämatomen und anderen Zeichen der Gewalteinwirkung die Erhebung des Pulsstatus. Hier kann bereits der Verdacht auf eine arterielle Läsion geäußert und diese lokalisiert werden. Weitere wichtige Bestandteile der Untersuchung sind die Erfassung der **Sensomotorik,** die einerseits Hinweise auf Durchblutungsstörungen gibt, andererseits aber auch spezifische nervale Läsionen aufzeigen kann. Sensibilitätsstörungen im Bereich der Hohlhand sprechen für Läsionen des N. medianus (radialseitig) oder des N. ulnaris (ulnarseitig). Weitere Hinweise auf eine Ulnarisläsion können Sensibilitätsstörungen im Bereich des ulnaren Handrückens sein, wohingegen radialseitige Sensibilitätsstörungen am Handrücken auf Radialisläsionen hinweisen.

Motorische Ausfälle führen zur Fallhand (N. radialis), einer „Krallenhand" (N. ulnaris) oder „Schwurhand" (N. medianus).

Mittels **Dopplersonographie** kann einfach und nichtinvasiv festgestellt werden, ob am Handgelenk oder auch im Verlauf des Unterarms arterielle Signale vorhanden sind. Auch in weniger geübten Händen kann so schnell und zuverlässig die Verdachtsdiagnose eines arteriellen Verschlusses erhärtet bzw. widerlegt werden.

Sonographisch können im B-Bild sowie ggf. unter Anwendung des Duplex-Modus zumindest die Kontinuität und Perfusion der Unterarmarterien dargestellt werden, allerdings kann dies bei erschwerten Untersuchungsbedingungen aufgrund von Hämatomen oder Frakturen mit deutlich eingeschränkter Aussagekraft einhergehen. Dennoch kann insbesondere bei erst intraoperativ durch die Kollegen der Unfallchirurgie geäußertem Verdacht auf eine arterielle Läsion die Sonographie sehr hilfreich sein, vor allem, wenn eine Verletzung bei triphasischen Signalen in der Peripherie ausgeschlossen werden kann.

Eine Schichtbildgebung mittels **CTA** oder **MRA** zur alleinigen arteriellen Diagnostik ist selten indiziert, wird aber vielfach mit unfallchirurgischer Fragestellung veranlasst. Hier empfiehlt es sich, bereits initial neben der ossären Diagnostik auch an die Darstellung der arteriellen und teilweise venösen Strombahn zu denken, insbesondere bei Verdacht auf eine Gefäßverletzung. Essenziell ist es hierbei, was aufgrund der teilweise stressbehafteten Situation nicht selten vergessen wird, dem Radiologen die Verdachtsdiagnose und Lokalisation einer arteriellen Läsion mitzuteilen, damit dieser durch entsprechende Kontrastmittelapplikationen eine optimale Darstellung ermöglichen kann. Somit kann auf die doppelte Strahlenbelastung im Falle einer wiederholten Untersuchung verzichtet werden, was insbesondere bei dem häufig jungen Patientengut immens wichtig ist.

Eine **Angiographie** zur alleinigen Diagnostik ist aufgrund der guten sonographischen Darstellbarkeit und der mittlerweile flächendeckenden Verfügbarkeit von CT- sowie MR-Geräten praktisch nicht mehr indiziert. Allenfalls bei bereits gesicherte Diagnose wird die angiographische Darstellung in Interventionsbereitschaft durchgeführt, beispielsweise um eine Embolisation blutender Seitenäste oder die Implantation eines beschichteten Stents (auch hier meist als Bridging) durchzuführen. Auch zur selektiven Darstellung A. interossea antebrachii kann die Angiographie sinnvoll sein.

Bei **chronischen Verletzungsfolgen** und dem Verdacht auf eine posttraumatische Durchblutungsstörung der Hand empfiehlt sich ebenfalls die Durchführung einer Angiographie, um die Anschlussmöglichkeiten einer eventuell notwendigen arteriellen Rekonstruktion (meist in Form eines autologen Bypasses oder Interponats) detailliert darzustellen. Dies gelingt nur mittels einer selektiven Angiographie der betroffenen Gefäße.

6.5.8 Therapie

- **Konservativ**
  - Kompression und Kühlung
  - Medikamente gegen Schmerzen und Neuropathien
- **Interventionell**
  - Embolisation
  - beschichteter Stent
  - Lyse
  - PTA
- **Operativ**
  - Naht/Übernähung/Patchplastik
  - Ligatur
  - Embol-/Thrombektomie
  - Interponat
  - Kompartmentspaltung
  - Rekonstruktion Nerven

6.5.8.1 Konservativ
Die konservative Therapie ist in vielen Fällen erfolgreich durchführbar, selten liegt eine schwere Ischämie einerseits bzw. eine unstillbare Blutung auf der anderen Seite vor. Dies liegt hinsichtlich der Ischämiekomplikation an der naturgemäß gut ausgeprägten Kollateralisation und bezüglich der Blutungsproblematik an den kleinkalibrigen Gefäßen mit oft selbstlimitierenden Blutungen. Zu den konservativen Therapiemaßnahmen gehören neben der **Kompression** die **Kühlung** und das **Hochlegen** der Extremität. Eine Schonung ist selbstverständlich und wird in aller Regel auch konsequent durchgeführt. Neben schmerzstillenden Salben wird die Gabe von oralen Analgetika vielfach empfohlen. Empfohlen wird die Gabe von Pregabalin (Lyrica®) als Antiepileptikum zur Reduktion neuropathischer Schmerzen bei Nervenläsionen oder die Verordnung von Antidepressiva bzw. Antikonvulsiva bei peripheren Nervenschmerzen oder psychischer Überlastungsreaktion.

6.5.8.2 Interventionell
Zum interventionellen Therapierepertoire gehören endovaskuläre Verfahren zur Behandlung einer Blutung einerseits oder einer Ischämie andererseits. Blutungen aus einer distalen Arterie bzw. häufiger einem kleinen Seitenast können **embolisiert** werden. Hierfür stehen Flüssigembolisate wie Histoacryl, Ethibloc und Ethylenvinylalkohol (Onyx®) zur Verfügung. Bei größeren Gefäßabgängen werden meist Coils notwendig. Bei größeren Blutungen oder einem posttraumatischen Aneurysma spurium ist die Implantation

eines beschichteten **Stents** das Vorgehen der Wahl, allerdings nur außerhalb des Gelenkbereichs. Andernfalls ist das Risiko einer Stentkomplikation groß, was im Notfall nur als Bridging-Verfahren bis zur endgültigen operativen Versorgung gerechtfertigt ist. Beschichtete Stents können auch in Kombination mit Coils angewendet werden, sogenannte Flow Diverter.

Bei ischämischen Komplikationen kann eine lokale **Lysetherapie** erfolgen, allerdings ist hier das Einblutungsrisiko bei traumatischen Gewebeverletzungen zu berücksichtigen und stellt teilweise eine Kontraindikation dar. Das drohende oder manifeste Kompartmentsyndrom ist eine absolute Kontraindikation.

Wenn sich nach einer erfolgreichen Lysetherapie Stenosen demaskieren, kann eine **PTA** vorgenommen werden. Dies sollte allerdings kritisch indiziert werden, da das Komplikationsrisiko bei den kleinen Gefäßen sehr groß ist. Insbesondere Dissektionen treten vielfach auf, zudem auch intraarterielle Thrombosen. Bei chronischen Verschlüssen kann bei kurzstreckigeren Prozessen vor einer operativen Revaskularisation durchaus eine PTA versucht werden, die Erfolgsrate ist allerdings gering und das Sofort- bzw. Frühverschlussrisiko groß.

6.5.8.3 Operativ

Das offen-operative Vorgehen ist bei komplexen Verletzungen mit schweren Komplikationen das Vorgehen der Wahl und prinzipiell immer möglich.

Im besten Falle lässt sich die arterielle Läsion durch eine einfache **Naht** bzw. **Übernähung,** teilweise inclusive **Patchplastik,** reparieren und somit sowohl die Blutung stoppen als auch die periphere Durchblutung wiederherstellen.

Die einfache **Ligatur** einer Arterie kann angezeigt sein bei unstillbarer Blutung oder intraoperativ verifizierter Läsion ohne vorausgehende Diagnostik. Voraussetzung ist eine gute Kollateralfunktion über weitere, noch perfundierte Arterien. Eine präoperative Diagnostik ist daher unbedingt zu empfehlen, im Notfall kann alternativ bei palpatorisch oder dopplersonographisch mindestens einer verbleibenden offenen Arterie die Ligatur ohne großes Risiko erfolgen. Aber auch die Durchführung des Allen-Tests ist möglich. Wenn im Verlauf des Unterarms sowohl die A. radialis als auch die A. ulnaris verschlossen sind, genügt dennoch meistens eine durchgängige und gut perfundierte A. interossea antebrachii für die Handperfusion, und eine Ligatur ist vielfach folgenlos möglich.

Falls die Perfusion allerdings nicht ausreicht, ist eine Wiederherstellung der Kontinuität mittels Rekonstruktion notwendig. Dies kann im Idealfall mittels Embol- oder Thrombektomie gewährleistet werden. Wenn dies nicht gelingt oder aufgrund einer größeren Läsion nicht möglich ist, sollte eine arterielle Rekonstruktion durch ein **Interponat** oder einen **Bypass** erfolgen. Von der Implantation eines alloplastischen Transplantats kann allerdings nur abgeraten werden, da das Verschlussrisiko sehr groß ist und schwerwiegende Komplikationen durch Bypassinfekte bis hin zum Extremitätenverlust führen können.

Größere **Blutergüsse** sollten intraoperativ entlastet werden, um eine Kompression der arteriellen Rekonstruktion oder des peripheren Ausstroms zu verhindern. Dies gilt es insbesondere dann zu beachten, wenn auf eine prophylaktische **Fasziotomie** verzichtet wird. Letztere sollte im Zweifel aber lieber einmal zu oft als zu selten (oder zu spät) und mit gravierenden Folgen veranlasst werden.

Nervenläsionen werden vielfach erst im Nachgang und mit erheblicher Zeitverzögerung diagnostiziert, was die Erholungschancen drastisch reduziert. Daher wird es dringend empfohlen, bei jedem noch so kleinen Verdacht auf nervale Läsioneneinen plastischen Chirurgen konsularisch hinzuzuziehen.

6.5.9 Prognose

- Gut
- Minor-Amputationsrate <3 %
- Major-Amputationsrate <0,5 %

Die Prognose ist in aller Regel **gut** mit nur geringem Risiko bleibender Schäden. Die **Minor-Amputationsrate** ist mit < 3 % niedrig, die **Major-Amputationsrate** sehr selten notwendig und liegt bei unter 0,5 %. Risikofaktoren für eine posttraumatische Amputation sind unter anderem höheres Alter, ein stumpfer Verletzungsmechanismus, simultane Verletzung beider Arterien sowie begleitende Verletzungen von Nerven oder Knochen. Auch eine fortgeschrittene Arteriosklerose der Unterarmarterien ist ein Risikofaktor für schwerwiegende posttraumatische Durchblutungsstörungen, beispielsweise bei einer distalen Unterarm- oder Radiusfraktur mit vaskulärer Verletzung durch dislozierte knöcherne Fragmente (Abb. 6.12).

6.6 Aneurysma der A. radialis

6.6.1 Definition

- Aussackung der A. radialis, meist auf Höhe des Handgelenks
- Wahr oder falsch

Hierunter versteht man eine Aussackung der A. radialis mit einer Erweiterung des maximalen Durchmessers auf mehr als das doppelte des benachbarten Gefäßdurchmessers oder perfundiertes perivasales Hämatom beim falschen Aneurysma.

Abb. 6.12 Röntgenologische Darstellung einer distalen Unterarmfraktur (Stern) sowie nebenbefundlich einer fortgeschrittene Arteriosklerose beider Unterarmarterien (Pfeile) bei einem Dialysepatienten

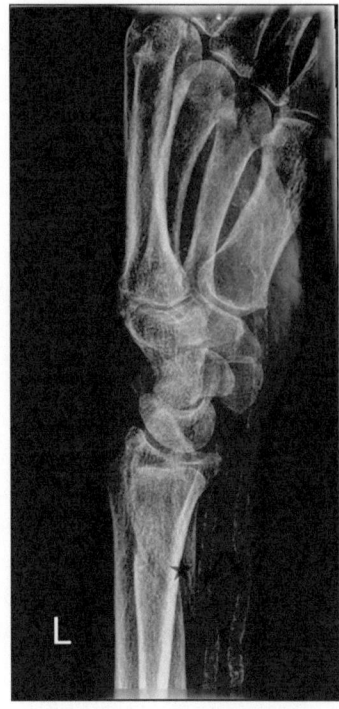

6.6.2 Epidemiologie

- Sehr selten als Traumafolge
- Ca. 1–2 % nach arterieller Punktion/Kanülierung
- Häufig bakterielle Kontamination/Infektion

Ein Aneurysma der A. radialis ist eine sehr seltene **Traumafolge,** eine genaue Angabe über die Inzidenz kann hier aufgrund der Seltenheit nicht getroffen werden. Beim Studium der Weltliteratur wird allerdings deutlich, dass es sich mit insgesamt weniger als 30 Fallberichten um eine absolute Rarität handelt (Lemaitre et al. 2006).

Bei **iatrogener** Verursachung, insbesondere nach arterieller Punktion im Rahmen der transradialen Intervention (beispielsweise koronar oder cerebral) oder arteriellen Kanülierung bei intensivmedizinischer Behandlung, kommt es in etwa **1–2 %** der Fälle zur Ausbildung von Radialisaneurysmata auf Höhe des Handgelenks, die Dunkelziffer unerkannter und nicht behandelter Fälle wird mit 2–5 % angenommen (Roy et al. 2022).

Überdurchschnittlich häufig ist eine Infektkomplikation zu beobachten, insbesondere bei **Infektionen** durch sensible, vor allem aber methicillinresistente Staphylococcus-aureus-Staphylokokken (MRSA) (Falk et al. 1992).

6.6.3 Risikogruppen

- Iatrogen (multimorbide Patienten, kardiovaskulär vorerkrankt)
- Beruflich (Straßenbauarbeiter, „Rüttler")
- Sport (Ballsportarten, Kampfsport)

Risikogruppen für **iatrogen** verursachte Aneurysmata sind multimorbide Patienten, die regelmäßig eine koronare Diagnostik benötigen und hierfür transradiale Zugänge erhalten. Aber auch intensivmedizinische Maßnahmen bei akut oder chronisch schwer erkrankten Menschen gehen mit einem erhöhten punktionsbedingten Risiko der Aneurysmaausbildung einher. Bei zeitnah auftretenden Komplikationen handelt es sich meistens um Pseudoaneurysmata, bei länger zurückliegenden Interventionen werden vielfach auch wahre Aneurysmata beobachtet.

Bestimmte **Berufsgruppen** wie Straßenbauarbeiter, Steinmetz oder Bildhauer sind ebenfalls aufgrund der repetitiven mechanischen Belastung (beispielsweise bei Arbeit mit dem „Rüttler" im Straßenbau) häufiger von einem Radialisaneurysma betroffen. Als Ursache werden die fortgesetzte druck- bzw. stoßbedingte Kompression, Schwingungen und auch Vibrationen vermutet. Bei nachgewiesener beruflich bedingter Überlastung wird das sogenannte **Thenar-Hammer-Syndrom** als Berufskrankheit anerkannt. Typischerweise werden hier thrombotische Verschlüsse der A. radialis beobachtet, aber auch Aneurysmata. Äquivalent wird das ulnarseitige **Hypothenar-Hammer-Syndrom** ebenfalls als Berufskrankheit anerkannt. Hierbei kommt es zu druckbedingten Läsionen der A. ulnaris und des ulnaren Hohlhandbogens.

Sportassoziierte traumatische Verletzungen der A. radialis entstehen am ehesten bei **Kampf-** oder **Ballsportarten,** immer in unmittelbarem Zusammenhang mit einer entsprechenden Überbelastung. Das Pseudoaneurysma resultiert beispielsweise aus einer Gelenkluxation oder Handgelenksfraktur mit meist indirekter Gefäßläsion, teilweise aber auch durch einen direkten Gefäßwandeinriss, hervorgerufen durch dislozierte Knochenfragmente.

6.6.4 Ätiologie und Pathomechanismus

- Direkte = scharfe Läsion (Punktion, Stich, Schnitt)
- Indirekte = stumpfe Läsion

Nach einer Punktion der A. radialis können sich falsche Aneurysmata ausbilden, die somit als Folge eines **direkten (= scharfen)** Unfallmechanismus anzusehen sind. Andere scharfe Verletzungsursachen stellen beispielsweise Stiche und Schnitte dar, entweder unbeabsichtigt als Unfallereignis (z. B. im Haushalt) oder beabsichtigt im Rahmen gewaltvoller Auseinandersetzungen oder suizidaler Handlungen.

Bei beruflich bedingter mechanischer Belastung oder regelmäßigen sportlichen Aktivitäten treten aufgrund der repetitiven Kompression gehäuft wahre Aneurysmata auf. Der Pathomechanismus ist hier meistens ein **indirekter (= stumpfer)**.

6.6.5 Symptome und Untersuchungsbefunde

- Pulsierende Schwellung (meist auf Höhe des Handgelenks)
- Blutung
- Hämatom
- Spontan- oder Druckschmerz
- Ischämiezeichen (sehr selten)

Das vordergründigste Symptom stellt aufgrund der oberflächlichen Lage eine **pulsierende Schwellung** im Bereich des Handgelenks dar. Diese ist äußerlich gut sicht- und tastbar.

Des Weiteren ist eine **Blutung** sichtbar, wenn es sich um eine direkte Gefäßverletzung handelt.

Bei indirekter Verletzung oder nach Kompressionsbehandlung einer offenen Läsion zeigt sich ein mehr oder weniger großes **Hämatom** auf Höhe des Handgelenks bzw. der Verletzungsregion.

Je nach Entstehungsmechanismus und Ausdehnung besteht zusätzlich oft ein **Spontan- oder Druckschmerz**. In Kombination mit lokalen, selten auch systemischen, Infektzeichen muss immer auch an eine bakterielle Kontamination oder eine Abszedierung als Ursache für die Schwellung gedacht werden.

Eine **Ischämie** der Hand ist außerordentlich selten, da die Kollateralen über die A. ulnaris und den Hohlhandbogen meistens sehr gut ausgebildet sind.

6.6.6 Einteilung und Klassifikation

- **Nach Morphologie**
  - wahres Aneurysma
  - falsches Aneurysma
- **Nach zeitlichem Ablauf**
  - akut
  - chronisch
- **Nach Ursache**
  - iatrogen
  - sportassoziiert
  - berufliche Exposition
- **Nach Lokalisation**
  - proximales Unterarmdrittel
  - mittleres Unterarmdrittel
  - distales Unterarmdrittel und Handgelenk

Eine Einteilung ist aktuell im Klinikalltag kaum bzw. nicht geläufig, was durch die Seltenheit des Erkrankungsbild erklärbar ist. Wichtig ist der Unterschied zwischen einem **falschen** und einem **wahren** Aneurysma. Das falsche Aneurysma wird häufig auch als Pseudoaneurysma bezeichnet.

Des Weiteren wird je nach zeitlichem Entstehungsmechanismus in **akut** oder **chronisch** unterschieden. Eine genaue zeitliche Grenze wird bei den peripheren Aneurysmata im Klinikalltag selten verwendet, ist zudem anamnestisch auch nicht immer eindeutig zu bestimmen. Häufig werden 14 Tage als Grenze zwischen akut und chronisch angegeben.

Schließlich kann eine Einteilung anhand der Ursache erfolgen, hier vornehmlich in **iatrogen, sportassoziiert** oder eine **berufliche** Exposition. Bei den iatrogenen Ursachen überwiegen im Klinikalltag die falschen Aneurysmata, bei den beruflich bedingten hingegen die wahren. Sportassoziierte Schädigungsmechanismen können gleichermaßen zu wahren wie auch zu falschen Aneurysmata führen.

6.6.7 Diagnostik

- Klinisch (Blickdiagnose)
- Sonographie
- CTA
- MRA
- DSA in Interventionsbereitschaft

Bei der Diagnose eines Radialisaneurysmas gibt es selten Probleme oder Verzögerungen, da es sich in aller Regel um einen eindeutigen Befund und somit eine **Blickdiagnose** handelt.

Neben der reinen Inspektion und Palpation gehört auch die **Sonographie** zur weiterführenden Diagnostik. Durch die einfache B-Bild-Sonographie lassen sich das Aneurysma, die Aneurysmawand, eine vorhandene oder fehlende (mittlerweile sistierte) Perfusion des Aneurysmas sowie auch eine periphere Ischämie durch Thromben bzw. Embolien aus dem Aneurysmasack nachweisen. Meistens genügt die Sonographie, um die Diagnose zu verifizieren und das weitere Therapievorgehen festzulegen.

Sehr selten sind weiterführende bildgebende Verfahren wie **CTA** oder **MRA** notwendig. Die invasive Diagnostik mittels **Angiographie** ist nur in Ausnahmefällen und Kombination mit interventionellen Therapieverfahren, beispielsweise der peripheren Lysetherapie, Embolisation des Aneurysmas mit Coils oder Onyx® oder Implantation eines beschichteten Stents indiziert.

6.6.8 Therapie

- **Konservativ**
  - Kompression
  - Schmerztherapie
- **Interventionell**
  - Embolisation mit Coils oder Onyx®
  - Thrombininjektion
- **Operativ**
  - Resektion

6.6.8.1 Konservativ
Ein kleines und nicht bzw. nur mäßig schmerzhaftes Punktionsaneurysma der Arteria radialis kann mittels konservativer Maßnahmen, hier vornehmlich einer Kompressionstherapie und ggf. dem Auftragen von schmerzstillenden Salben, in aller Regel erfolgreich behandelt und verschlossen werden.

6.6.8.2 Interventionell
Bei Persistenz bzw. Größenzunahme des Aneurysmas oder einer fraglichen Ischämiesymptomatik empfiehlt sich die Durchführung einer **selektiven Angiographie** in **Interventionsbereitschaft.** Bei gut ausgebildetem Hohlhandbogen und gutem Rückstrom aufgrund einer suffizienten Kollateralfunktion über die A. ulnaris kann ein Verschluss der A.

radialis im Bereich des Aneurysmas durch **Embolisation** erfolgen. Hierfür wird **Onyx®** in aller Regel bevorzugt, aber auch **Coils** können verwendet werden. Letztere haben allerdings den Nachteil, dass sie auch noch Monate oder Jahre nach der Intervention sicht- und tastbar sind sowie ein Fremdkörpergefühl verursachen. Auch ein **Fremdkörpergranulom** ist als typische Spätkomplikation zu nennen und kann sehr langwierig und schmerzhaft verlaufen.

Deutlich weniger Spätkomplikationen treten nach einer Injektion von **Thrombin** auf. Diese interventionelle Verschlussmethode hat zudem den Vorteil, dass kein Kontrastmittel verwendet werden muss, weil auf eine angiographische Darstellung verzichtet werden kann. Die Thrombininjektion kann technisch einfach unter sonographischer Kontrolle in den Aneurysmasack erfolgen, eine arterielle Punktion ist selten notwendig.

6.6.8.3 Operativ

Bei einem länger bestehenden und unter konservativen Maßnahmen nicht rückläufigen Befund können durchaus auch operative Verfahren indiziert sein. Teilweise gelingt es hierbei, das Aneurysma mittels **Übernähung** zu verschließen, ohne weiter rekonstruktiv tätig zu sein. Bei einem größeren Aneurysma kann es notwendig sein, dieses entweder mittels **Ligatur bzw. Resektion** auszuschalten oder autolog durch eine **Venenpatchplastik** bzw. ein **Veneninterponat** zu rekonstruieren. Die Offenheitsrate ist allerdings gering, sodass bei intaktem Hohlhandbogen die einfache Ligatur bei deutlich kürzeren Operationszeiten zu gleichwertigen Ergebnissen führt.

- Gut
- Keine relevanten Spät-/Folgeschäden

Die Prognose des Aneurysmas der A. radialis ist gut, es handelt sich in aller Regel nicht um eine extremitätengefährdende Erkrankung. Ernsthafte Spät- oder Folgeschäden stellen eine Rarität dar.

Literatur

Abram J, Klocker J, Innerhofer-Pompernigg N et al (2016) Verletzungen herznaher Gefäße durch zentralvenöse Katheter. Anaesthesist 65:866–871. https://doi.org/10.1007/s00101-016-0226-8

Arko FR, Harris EJ, Zarins CK, Olcott C 4th (2001 May) Vascular complications in high-performance athletes. J Vasc Surg 33(5):935–942. https://doi.org/10.1067/mva.2001.115162. PMID: 11331831

Bishop MA, Akbani MJ (2023 Jul 25) Innominate artery injury. In: StatPearls [Internet]. StatPearls Publishing, Treasure Island (FL), 2023 Jan–. PMID: 32809724

Dempsey GA, Grant CA, Jones TM (2010 Dec) Percutaneous tracheostomy: a 6 yr prospective evaluation of the single tapered dilator technique. Br J Anaesth 105(6):782–788. https://doi.org/10.1093/bja/aeq238. Epub 2010 Sep 2 PMID: 20813838

Falk PS, Scuderi PE, Sherertz RJ, Motsinger SM (1992 Feb) Infected radial artery pseudoaneurysms occurring after percutaneous cannulation. Chest 101(2):490–495. https://doi.org/10.1378/chest.101.2.490. PMID: 1735278

Jeyaretna DS, Butler M, David HG, Walker AJ (2007 Mar) A case of elbow hyperextension leading to complete brachial artery rupture. World J Emerg Surg. 1(2):6. https://doi.org/10.1186/1749-7922-2-6.PMID:17331238;PMCID:PMC1821318

Karkos CD, Karamanos DG, Papazoglou KO, Papadimitriou DN, Zambas N, Gerogiannis IN, Gerassimidis TS (2010 Jan) Axillary artery transection after recurrent anterior shoulder dislocation. Am J Emerg Med 28(1):119.e5–7. https://doi.org/10.1016/j.ajem.2009.04.033. PMID: 20006234

Kwiatkowska M, Brzozowska M, Olczak M, Tarka S (2016) Brachiocephalic trunk damage resulted from percutaneous tracheotomy. Arch Med Sadowej Kryminol 66(4):255–261. English. https://doi.org/10.5114/amsik.2016.68100. PMID: 28677380

Lemaitre J, Goffin C, Bellens B (2006 Mar–Apr) Digital embolus arising from a pseudoaneurysm after radial artery catheterization: a case report. Acta Chir Belg 106(2):246–248. https://doi.org/10.1080/00015458.2006.11679884. PMID: 16761491

Niclauss L, Namasivayam J, Kirsch M, Prêtre R (2020 Apr 1) Traumatic brachiocephalic trunk dissection of a bovine arch. Eur J Cardiothorac Surg 57(4):801–802. https://doi.org/10.1093/ejcts/ezz236. PMID: 31504372

Pellicer-Garcia V, Bargay-Juan P (2020 Mar–Apr) Subclavian-axillary arterial thrombosis and distal embolisation after traumatic anterior glenohumeral dislocation. Rev Esp Cir Ortop Traumatol (Engl Ed) 64(2):130–133. English, Spanish. https://doi.org/10.1016/j.recot.2019.09.006. Epub 2019 Nov 18. PMID: 31753766

Pernter P, Gostner P, Egarter Vigl E, Rühli FJ (2007) Radiologic proof for the Icemans's cause of death (ca. 5'300 BP). J Archaeol Sci 34:1784–1786

Roy S, Kabach M, Patel DB, Guzman LA, Jovin IS (2022 Jul) Radial artery access complications: prevention, diagnosis and management. Cardiovasc Revasc Med 40:163–171. https://doi.org/10.1016/j.carrev.2021.12.007. Epub 2021 Dec 16 PMID: 34952824

Stuber J, Filiberto D, Lenart E, Fischer P, Mitchell EL, Byerly S (2023 Nov) Management of traumatic radial and ulnar artery injuries and risk factors for amputation. J Surg Res 291:507–513. https://doi.org/10.1016/j.jss.2023.07.015. Epub 2023 Aug 2 PMID: 37540968

Ziemann C, Schuld J, Müller S et al (2015) Traumatische Gefäßverletzungen. Gefässchirurgie 20:358–364

Gefäßtraumata an der unteren Extremität

7

> **Zusammenfassung**
>
> Gefäßtraumata im Bereich der unteren Extremität betreffen häufig die Arteria femoralis, wobei hierbei insbesondere auch auf iatrogene Verletzungsmechanismen eingegangen wird. Des Weiteren werden Verletzungen der Arteria poplitea sowie posttraumatische Aneurysmata der Arteria dorsalis pedis genauer erläutert.

7.1 Aneurysma der A. femoralis

7.1.1 Definition

- Aussackung der A. femoralis im Bereich der Leiste auf mehr als das 1,5-Fache des benachbarten Gefäßdurchmessers (verum) oder
- pulsierendes Hämatom mit Einblutung (falsum)

7.1.2 Epidemiologie

- AFC > AFS > APF
- falsch > wahr

Das Aneurysma der A. femoralis betrifft meistens die A. femoralis communis (**AFC**), deutlich seltener die A. femoralis superficialis (**AFS**) oder profunda femoris (**APF**).

Unfallbedingt handelt es sich meistens um **falsche Aneurysmata** (Aneurysma spurium), welche durch **scharfe** oder (selten) **stumpfe** Gewalteinwirkungen entstehen. Am bedeutendsten aber sind **iatrogene** Ursachen, welche für die Mehrzahl der femoralen Pseudoaneurysmata verantwortlich sind. Dies lässt sich dadurch erklären, dass die AFC bevorzugtes Zugangsgefäß bei einer Vielzahl an interventionellen sowie endovaskulären Verfahren darstellt. Traumatische unfallbedingte Aneurysmata der Femoralarterien sind selten und machen einen Anteil von weniger als 5 % aller posttraumatischen Aneurysmata aus. Wenn man allerdings die iatrogenen Aneurysmata einschließt, erhöht sich der Anteil auf über 20 %.

Wahre Aneurysmata in der Leistenregion sind äußerst selten traumatisch bedingt, hier dann am ehesten durch chronische Druckbelastungen. Beispielsweise können in speziellen Hänge- und Seilvorrichtungen an Fassaden von Hochhäusern arbeitende Handwerker durch die chronische Zugbelastung in der Leiste in dieser Lokalisation Dissektionen oder Aneurysmata entwickeln. In der überwiegenden Mehrzahl der Fälle liegen wahren Femoralaneurysmata allerdings die Arteriosklerose oder Erbkrankheiten mit entsprechender Prädisposition (Marfan-, Ehler-Danlos-, Loeys-Dietz-Syndrom) zugrunde.

7.1.3 Risikogruppen

- Sportarten
  - Mountainbike
  - Hockey
  - Eishockey
  - Fechten
- Hüftgelenksnahe Frakturen
- i. v. Drogenabusus

Zur **sportassoziierten Risikogruppe** gehören junge und sportlich aktive Menschen, insbesondere Mountainbike-Fahrer und Eishockeyspieler. Hier ist der stumpfe Unfallmechanismus mit Verletzung durch den Lenker beim Sturz oder durch den Schläger beim Hockey-Zweikampf vordergründig. Beim Fechten entstehen primär scharfe Verletzungen, hier wiederum steht die aktive Blutung im Vordergrund.

Unabhängig vom Alter kann es aber auch bei komplexen **Hüftgelenksverletzungen** (Luxationen sowie Luxationsfrakturen) zu einer traumatischen Gefäßverletzung, insbesondere der A. profunda femoris, kommen.

Weitere Risikogruppen sind intravenös **Drogenabhängige,** bei denen es zu arteriellen Fehlpunktionen kommen kann. Diese Patientenklientel ist zudem auch verstärkt körperlicher Gewalt ausgesetzt, beispielsweise sind Messerstechereien und hieraus resultierende Gefäßverletzungen zu nennen.

7.1.4 Ätiologie und Pathomechanismus

- **Stumpf** (indirekt)
  - Pfählung durch z. B. Lenker, Skistöcke
  - Diagnostik im Intervall bei Komplikationen (Größenzunahme, arterielle Thrombose, periphere Embolisation)
- **Scharf** (direkt)
  - Stich-, Schnittverletzungen
  - Drogenabusus
  - z. T. massive Blutungskomplikationen
  - Aufspießen durch spitzes Fragment einer hüftnahen Fraktur

Bei den Pathomechanismen der arteriellen Verletzungen in der Leistengegend stehen die **stumpfen** bzw. **indirekten** Schädigungen mengenmäßig im Vordergrund. Die Lenkerverletzung im Sinne einer **Pfählung** ist durchaus keine Seltenheit bei Mountainbike-Fahrern und begegnet einem regelmäßig in der Notaufnahme oder auch im Rahmen der Sprechstunde. Auch stumpfe Verletzungen durch Eishockeyschläger oder Skistöcke gehören zu den Pfählungsverletzungen, sind aber weitaus seltener. Oft entstehen bei den stumpfen Verletzungsmechanismen inkomplette Gefäßverletzungen, woraus sich ein Aneurysma spurium entwickeln kann. Dieses bleibt vielfach über eine längere Zeit unbemerkt, bis es durch die **Größenprogredienz** oder Komplikationen symptomatisch wird. Typische Komplikationen sind ein **thrombotischer Verschluss** der verletzten Arterie, regelmäßig mit zusätzlicher **Embolisation** in die Peripherie.

Im Gegensatz zu den stumpfen Verletzungen sind die **scharfen** zwar seltener, dafür allerdings aufgrund der potenziell eindrucksvollen Blutungskomplikationen normalerweise nicht zu übersehen. Stich- sowie Schnittverletzungen stehen im Vordergrund und werden durch scharfe Gegenstände, Messer, Waffen sowie Nadeln hervorgerufen.

Die Ätiologie beim **i. v. Drogenabusus** liegt auf der Hand: Durch die regelmäßige intravenöse Injektion von Drogen, meist Opiaten, kommt es zu einer Induration des Weichteilgewebes und dem Risiko einer arteriellen Beteiligung bzw. Fehlpunktion.

Bei **hüftgelenksnahen Frakturen** beobachtet man teilweise Aneurysmata der A. femoralis, meistens der A. profunda femoris oder einer ihrer Äste. Ursächlich hierfür sind in aller Regel knöcherne Fragmente, die ins Weichteilgewebe förmlich gesprengt werden und nachfolgend die Arterie aufspießen. Es handelt sich folglich um eine Kombination aus scharfem und stumpfem Unfallmechanismus.

7.1.5 Symptome und Untersuchungsbefunde

- Pulsierende Schwellung in der Leiste
- Hämorrhagischer Schock bei retroperitonealer Blutung
- Verletzung der APF durch knöcherne Fragmente oft erst intraoperativ (Unfallchirurgie) sichtbar
- Rötung, Schwellung, Induration beim i. v. Drogenabusus

Häufigstes Symptom einer Verletzung der A. femoralis ist die **pulsierende Schwellung** in die Leiste mit Einblutung. Der Blutverlust ist selten lebensbedrohlich, da eine Tamponade durch das umgebende Gewebe stattfindet. In Fällen, in denen sich die Blutung oberhalb des Leistenbandes in das Retroperitoneum ausdehnt, kann es allerdings durchaus zu einem schnellen und erheblichen Blutverlust (mehrere Liter) und einem **hämorrhagischen Schock** kommen.

Im Falle einer Verletzung der **A. profunda femoris** (APF) durch knöcherne Fragmente ist das Aneurysma teilweise von außen nur zu erahnen bzw. erst bei Größenprogredienz sichtbar. Dies liegt einerseits an der meist tiefen Lage der APF, andererseits aber auch an der typischen Ausdehnung der **perivasalen Einblutung** nach dorsolateral. Im Anfangsstadium ist das Aneurysma daher meist nur sonographisch oder mittels CT-Diagnostik darstellbar, nicht selten wird es erst intraoperativ während der osteosynthetischen Versorgung entdeckt. Der Situs ist hier allerdings regelhaft sehr unübersichtlich, sodass teilweise auch erst im Anschluss eine selektive Angiographie in Interventionsbereitschaft die Blutungsquelle erfolgreich darstellen und verschließen kann. Dies gilt insbesondere für die Verletzung peripherer Profundaäste. Dies betont die Bedeutung der präoperativen Diagnostik mittels **CT-Angiographie** bei komplexen hüftkopfnahen Frakturen, insbesondere bei stark dislozierten Fragmenten. Besonderes Augenmerk ist hierbei auf die APF zu richten, da durch den Zug des M. psoas die knöchernen Fragmente in der Mehrzahl so gekippt werden, dass eine **„Aufspießung"** der APF resultiert.

Beim i. v. Drogenabusus zeigt sich bereits makroskopisch eine erhebliche **Induration** der Weichteile mit oft zusätzlicher **Infektsymptomatik.** Septische **Arrosionsblutungen** können durch das massiv indurierte Weichteilgewebe tamponiert werden, führen allerdings nicht selten zu massiven Blutverlusten und sind schwierig zu versorgen.

7.1.6 Einteilung und Klassifikation

- Nach Ätiologie
  - traumatisch scharf-stumpf
  - iatrogen
  - septisch
- In akut/chronisch
- Nach Begleitkomplikation
  - Blutung
  - Ischämie
- Nach Anatomie

Eine Einteilung der Aneurysmata der A. femoralis erfolgt anhand der **Ätiologie** in **traumatische** mit stumpfem sowie scharfem Unfallhergang. Des Weiteren sind **iatrogene** und **infektbedingte** Ursachen zu nennen. Zu Letzteren gehören insbesondere septische Komplikationen beim i. v. Drogenabusus, aber auch infizierte Transplantate nach gefäßchirurgischen Eingriffen.

Je nach zeitlichem Abstand zum auslösenden Ereignis kann die Differenzierung in einen **akuten** (<14 Tage) und **chronischen** (≥14 Tage) Verlauf erfolgen.

Anhand der **Begleitkomplikationen und Symptomatik** kann in solche mit und ohne **Blutung**, bis hin zum hämorrhagischen Schock, unterschieden werden. Scharfe Verletzungen und septische Komplikationen gehen oft mit mitunter massiven Blutungen einher. Bei stumpfen und iatrogenen Verletzungen stehen ischämische Komplikationen durch **Verschlüsse** und **Embolisationen** im Vordergrund.

Schließlich kann noch anhand der **Anatomie** und beteiligter Arterien in Verletzungen der A. profunda femoris, femoralis communis und superficialis unterteilt werden.

7.1.7 Diagnostik

- Klinische Untersuchung (pulsierende Schwellung)
- Sonographie
- Röntgen (dislozierte Fragmente)
- CT-Angiographie

Im Vordergrund steht die **klinische Symptomatik** bei tastbar pulsierender Schwellung in der Leiste. Auch eine Rötung, Induration, Zeichen eines i. v. Drogenabusus sind hierbei sichtbar.

Sonographisch kann eine Raumforderung dargestellt werden, die sich je nachdem – ob mit oder ohne Parietalthrombus – echofrei bzw. -arm präsentiert. Bei starker Verkalkung kann die Beurteilung sonographisch schwierig werden und zu einer Schallauslöschung führen. Auch ein großes Hämatom bei diffuser Einblutung in das Weichteilgewebe kann die sonographische Diagnostik stark einschränken.

Eine traumatische Verletzung der A. profunda femoris oder eines ihrer Äste ist sonographisch oft nicht sichtbar, da sehr tief gelegen. Hier können indirekte Zeichen einen Hinweis auf die Gefäßverletzung geben. Bei einer hüftnahen Fraktur sollte daher **röntgenlogisch** auf dislozierte Fragmente, die in die Nähe der A. profunda femoris gesprengt wurden, geachtet werden.

Bei traumatischen Verletzungen der Femoralarterie, bei der eine aktive Blutung besteht oder aufgrund der größenprogredienten Schwellung vermutet wird, ist eine elektive Versorgung selten gerechtfertigt und es besteht in aller Regel Zeitnot. Deshalb ist hier als weiterführende Diagnostik die **CT-Angiographie** zu empfehlen, mit der sämtliche Befunde in kurzer Zeit erhoben und dargestellt werden können. Typische CT-morphologisch darstellbare Befunde wären:

- Verletzungen sowie entzündliche Verdickungen der Gefäßwand,
- Dissektionen,
- lokale Thrombosen,
- perivasale Blutungen und Hämatome,
- Indurationen des Weichteilgewebes,
- aktive Blutungen,
- dislozierte knöcherne Fragmente,
- aktive Blutungen und Hämatome im Retroperitonealraum.

Insbesondere Blutungen aus der proximalen A. femoralis communis können sich über das Leistenband hinaus in den Retroperitonealraum ausbreiten und dort zu einer massiven Einblutung führen. Diese ist allerdings äußerlich oft nicht bzw. kaum sichtbar, kann allerdings schnell zu einer lebensbedrohlichen Situation führen. Bei kreislaufstabilen Patienten ist daher die CT-Untersuchung auch in diesen Fällen Diagnostikum der Wahl (Abb. 7.1).

Durch die CT lassen sich somit ohne Zeitverlust sämtliche wichtigen Befunde darstellen und die Therapie kann indiziert werden.

7.1 Aneurysma der A. femoralis

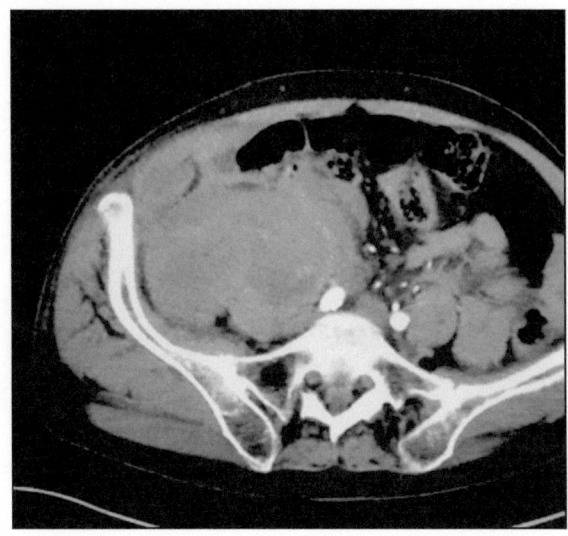

Abb. 7.1 Im CT zeigt sich ein großes, retroperitoneales Hämatom nach transfemoraler Koronarangiographie, welches äußerlich nicht sichtbar war, aber zu einer revisionspflichtigen Komplikation geführt hat

7.1.8 Therapie

- **Konservativ**
  - Kompression
  - Schmerztherapie
  - Gerinnungsoptimierung
  - Antibiose
- **Interventionell**
  - Embolisation APF
  - Stentimplantation nur in Ausnahmefällen
- **Operativ**
  - Naht
  - Patch
  - Interponat

7.1.8.1 Konservativ

Die Therapie richtet sich auch hier nach der Ätiologie und Morphologie. Bei kleinen Aneurysmata und unauffälligen Hautverhältnissen sollte ein konservativer Therapieversuch unternommen werden (Abb. 7.2). Im Vordergrund stehen hierbei die Kompression, Schmerzbehandlung und Optimierung der Gerinnungsparameter. Im Bedarfsfall sollte bei Verdacht auf einen Infekt oder nach alloplastischer Rekonstruktion eine Antibiotikagabe indiziert werden.

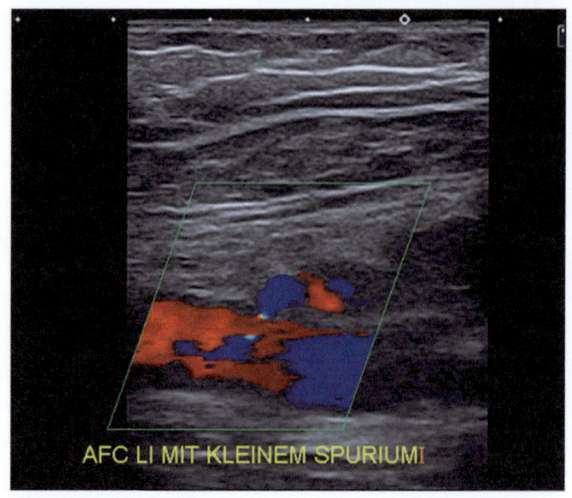

Abb. 7.2 Sonographie eines Aneurysma spurium der Femoralarterie nach Angiographie, welches sich nach Kompression und konservativer Therapie innerhalb von 2 Wochen verschlossen hat

7.1.8.2 Interventionell

Eine interventionelle Behandlung wird nur in Ausnahmefällen möglich sein. Dies ist auf die besondere Lokalisation in der Leiste, insbesondere die meist recht oberflächliche Lage der AFC sowie die stetige Beugebelastung im Bewegungssegment zurückzuführen. Die Implantation eines **beschichteten Stents** zur Blutungskontrolle sollte daher möglichst vermieden werden, allenfalls nur als Bridging-Verfahren Verwendung finden.

Eine Ausnahme hingegen stellen Läsionen der APF dar, da diese tiefer liegt und weniger durch Beugebewegungen belastet wird. Zudem kann die APF bei unauffällig perfundierter AFS meist problemlos ligiert bzw. verschlossen werden, was allerdings selten notwendig ist. Eine Embolisation der APF hingegen ist die Therapie der Wahl bei aktiv blutenden peripheren Profundaästen, die folgenlos verschlossen werden können und intraoperativ hingegen nur sehr schwierig zu lokalisieren sind. Daher kann die operative Freilegung mit einem erheblichen Weichteilschaden einhergehen.

7.1.8.3 Operativ

Die operative Therapie stellt das Vorgehen der Wahl dar und ist prinzipiell bei jeder Läsion möglich (Abb. 7.3 und 7.4). Lediglich bei peripheren Profundaverletzungen sollte die Embolisation bevorzugt werden.

Bei kleinen Läsionen der AFC kann die direkte **Naht** durchaus möglich und erfolgreich sein. Oft ist allerdings eine aufwendigere Rekonstruktion notwendig, insbesondere wenn Teile der Gefäßwand zerrissen oder aufgebraucht sind. Der Ersatz ist bevorzugt autolog durchzuführen und erfolgt in aller Regel durch ein **Interponat**.

Auch eine Patchplastik kann ggf. erfolgreich sein, beispielsweise wie im Falle einer direkten Läsion der A. profunda femoris nach pertrochantärer Femurfraktur mit dislozierten Fragmenten (Abb. 7.5, 7.6, 7.7 und 7.8).

7.1 Aneurysma der A. femoralis

Abb. 7.3 CTA (axial) eines posttraumatischen Aneurysmas (Pfeil) der A. femoralis communis rechts, welches aufgrund der Größe und progredienter Schmerzsymptomatik operativ reseziert und mit einem Interponat ersetzt wurde

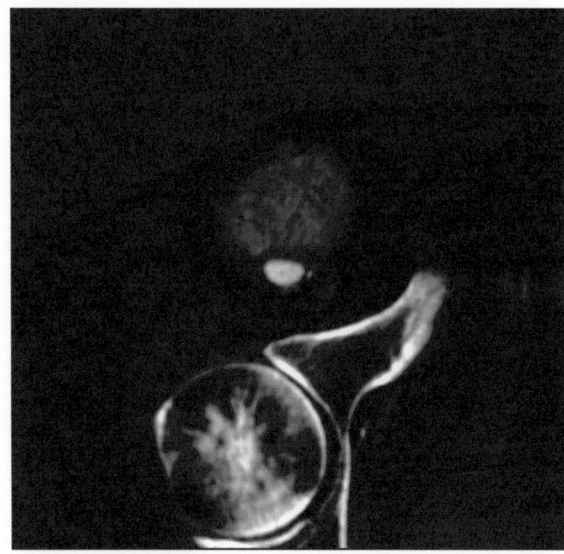

Abb. 7.4 CTA (coronar) eines posttraumatischen Aneurysmas (Pfeil) der A. femoralis communis rechts, welches aufgrund der Größe und progredienter Schmerzsymptomatik operativ reseziert und mit einem Interponat ersetzt wurde

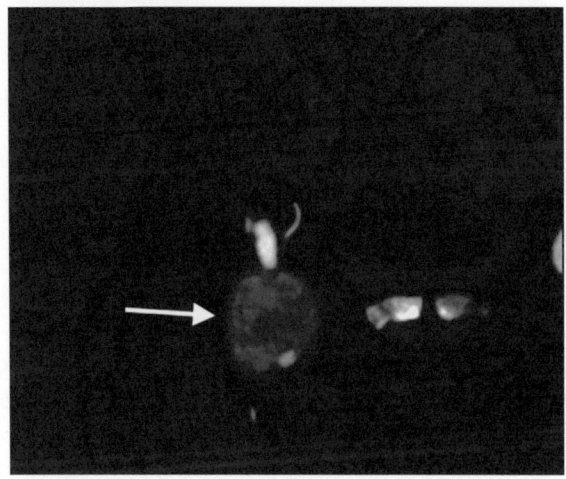

Schwierig kann dies bei länger zurückliegenden Verletzungen und begleitend entzündlichen Infiltrationen sein, da hier die Arterie brüchig wird und Nähte vielfach insuffizient werden. Zudem ist häufig ein größerer Gewebedefekt hinter den entzündlichen Indurationen verborgen, sodass die Rekonstruktion in aller Regel langstreckig und aufwendig wird. Kunststoff sollte möglichst vermieden und autologe bzw. alternativ xenogene Transplantate sollten bevorzugt werden.

Abb. 7.5 Im postoperativen Röntgenbild nach Versorgung einer pertrochantären Femurfraktur zeigt sich ein disloziertes Trochanter-minor-Fragment, welches die A. profunda femoris förmlich "aufgespießt" hat

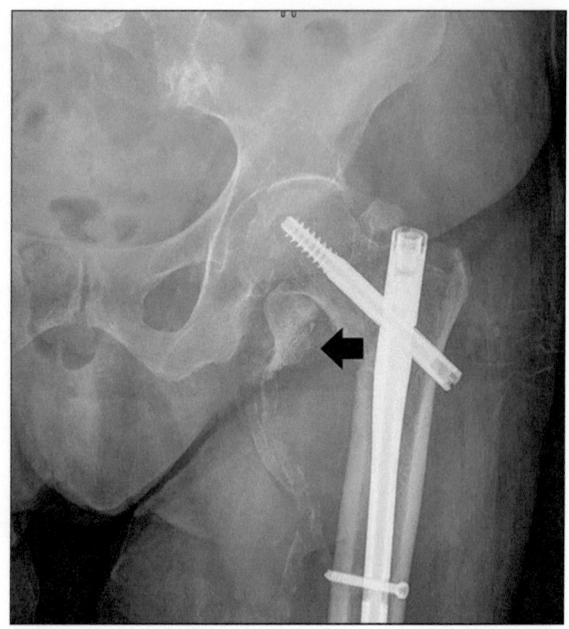

7.1.9 Prognose

- Bei einfachen und iatrogen verursachten Aneurysmata meist gut
- Komplikationsträchtig beim infektbedingten Aneurysma
- Extremitätenverlust gilt als Rarität

Die Prognose des Femoralisaneurysmas ist abhängig von zahlreichen Faktoren wie Ursache, Größenausdehnung, Ätiologie oder auch Grunderkrankungen des Patienten. In den meisten Fällen handelt es sich beim Femoralisaneurysma allerdings nicht um eine die Extremität oder gar das Leben bedrohende Erkrankung, die Prognose ist **gut.** In der Akutphase kann es allerdings zu einem erheblichen Blutverlust kommen, der bei beispielsweise retroperitonealer Einblutung zu einer lebensbedrohlichen Situation führen kann.

Bei den Aneurysmata mit **Infektkomplikation,** vor allem bei in situ befindlichem Kunststoff oder durch den Patienten selbst induzierte (z. B. Drogenabusus) Pseudoaneurysmata, können schwerwiegende Verläufe resultieren. So sind hier langwierige **Wundheilungsstörungen** mit der Notwendigkeit einer Vakuumversiegelung oder plastischen Deckung keine Seltenheit. Nur bei außergewöhnlich ausgedehnter und tiefgreifender Gefäßläsion kann auch eine **Amputation** notwendig werden.

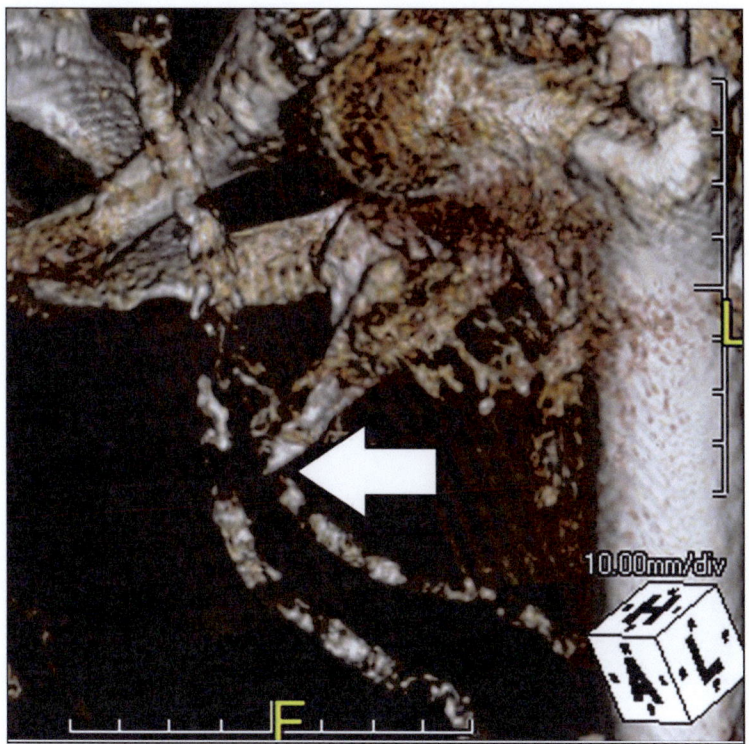

Abb. 7.6 In der CT-Rekonstruktion sieht man das Trochanter-minor-Fragment und die verkalkte A. profunda femoris

7.2 Abriss der A. poplitea

7.2.1 Definition

Komplette Kontinuitätsunterbrechung (Ruptur) der Arteria poplitea (Apop).

Unter einem Abriss der A. poplitea (Apop) versteht man die komplette **Kontinuitätsunterbrechung** (Ruptur) auf Höhe des Kniegelenks, verursacht durch einen massiven Überdehnungsmechanismus.

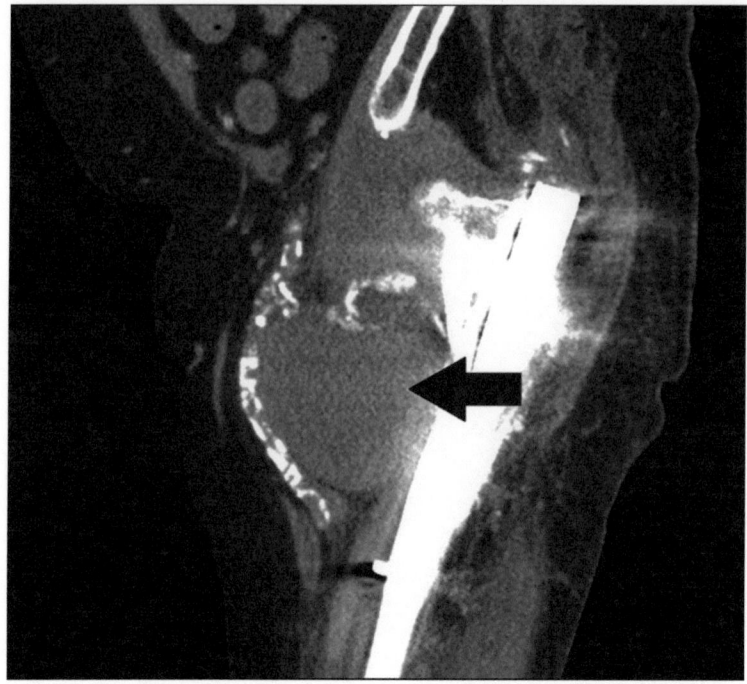

Abb. 7.7 Im CT stellen sich das Hämatom und die aktive Einblutung dar

7.2.2 Epidemiologie

- Am häufigsten verletzte periphere Arterie
- In bis zu 15 % bei Kniegelenksluxationen betroffen

Die Apop ist im Bereich der unteren Extremität am **häufigsten** von traumatischen Verletzungen betroffen. Insbesondere bei Kniegelenksluxationen (Abb. 7.9) bzw. -luxationsfrakturen besteht das Risiko einer Gefäßverletzung, die in Anbetracht des erheblichen Weichteil- und Knochenschadens oft in den Hintergrund gerät. Nicht selten erfolgt die korrekte Diagnosestellung erst nach einer gewissen Latenz. Es wird geschätzt, dass es bei **10–15 %** der Patienten mit **Kniegelenksluxationen** bzw. **Luxationsfrakturen** zu einer Läsion der Apop kommt (Halvorson et al. 2011).

7.2 Abriss der A. poplitea

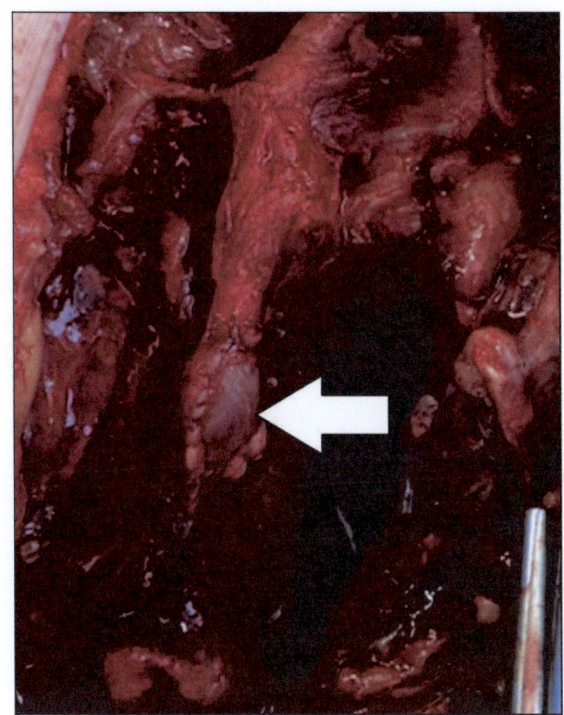

Abb. 7.8 Intraoperativer Situs nach Rekonstruktion der verletzten A. profunda femoris mit einem Venenpatch

7.2.3 Risikogruppen

- Stop-and-go-Sportarten
  - Fußball
  - Handball
  - Basketball
- Tennis
- Eishockey
- Berufe mit Absturzgefahr (Gerüstarbeiter, Dachdecker)

Typische Sportarten, bei denen es häufiger zu traumatischen Kniegelenksverletzungen und -luxationen kommt, sind sogenannte **Stop-and-go-Sportarten** wie Fußball, Handball oder Basketball. Aber auch beim **Tennis** können durch ein Verdrehtrauma oder beim **Eishockey** durch einen direkten Unfallmechanismus Verletzungen des Gelenks sowie der Apop resultieren.

Beruflich exponiert sind all diejenigen, bei denen eine **Absturzgefahr** besteht. Beispiele hierfür sind Gerüstarbeiter, Gebäudereiniger oder Dachdecker.

Abb. 7.9 Röntgenaufnahme einer Kniegelenksluxation, bei der eine Popliteaverletzung ausgeschlossen werden sollte (Stichwort: dran denken)

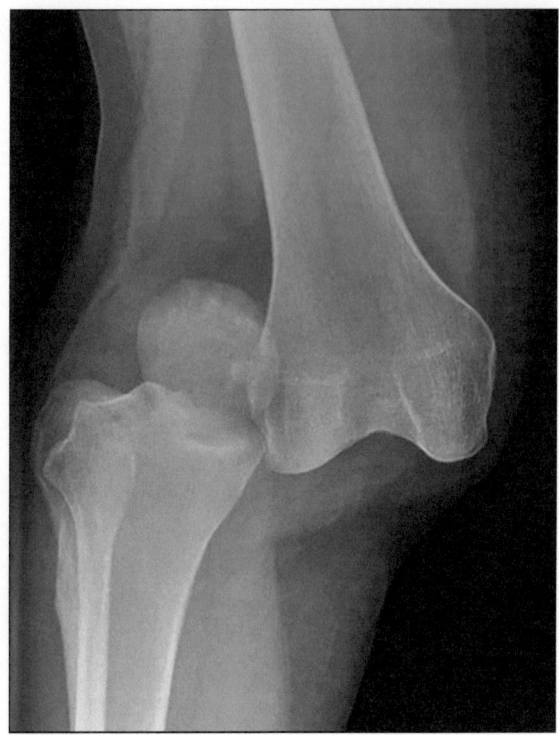

7.2.4 Ätiologie und Pathomechanismus

- Massive Krafteinwirkung
- Verdrehtrauma
- Bagatelltrauma bei vorgeschädigtem Gelenk

Es ist typischerweise eine **massive Krafteinwirkung** notwendig, insbesondere bei bisher unverletzter Extremität. Typischer Unfallhergang ist daher der Sturz aus großer Geschwindigkeit oder Höhe mit anschließendem **Verdrehen** des Oberschenkels gegen den fixierten Fuß.

Bei vorgeschädigter Gelenkstruktur, vor allem nach stattgehabter Verletzung von Kapsel- und Bandstrukturen, genügen bereits geringere **Bagatelltraumata,** um eine Luxation oder Subluxation zu verursachen. Hierbei sind ältere Patienten mit vorgeschädigtem Gelenk besonders gefährdet, vor allem in Kombination mit einer arteriosklerotisch veränderten Apop. Letzteres wird mit zunehmendem Alter und entsprechender Risikokonstellation immer häufiger.

7.2.5 Symptome und Untersuchungsbefunde

- Kniegelenksfehlstellung
- Hämarthros
- Einblutung Kniebeuge
- Ischämie (meist kompensiert)
- Aktive Blutung (selten)
- Oft verzögerte Diagnosestellung im Verlauf/Intervall

Im Vordergrund der Symptomatik steht normalerweise die traumatische Verletzung von Knochen und Weichteilen. Hier stehen die **Fehlstellung des Kniegelenks** sowie der häufig bestehende blutige Gelenkerguss (**Hämarthros**) im Vordergrund (Abb. 7.10). Hierdurch kann die ebenfalls typischerweise auftretende Schwellung und Einblutung in die Beugefalte des Kniegelenks in den Hintergrund treten oder zunächst fehlinterpretiert werden.

Eine dekompensierte **Ischämie** liegt selten vor. Dies ist begründet durch die meist sehr gute Kollateralisation über die Kniegelenksarterien (A. superior und inferior medialis sowie lateralis genus). Ebenfalls ist eine **aktive Einblutung** oder äußerlich sichtbare Blutung extrem selten, sie wird allenfalls bei scharfen Durchtrennungen beobachtet.

Folglich ist es im Klinikalltag keine Seltenheit, dass traumatische Verletzungen der Apop initial übersehen und erst **intraoperativ** während der unfallchirurgischen Ver-

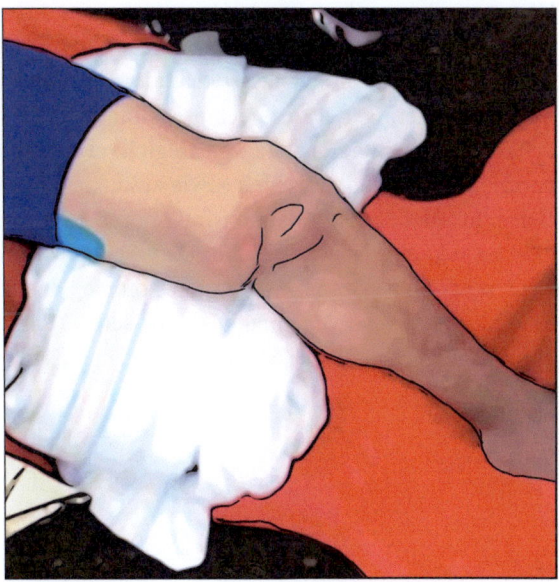

Abb. 7.10 Schemazeichnung einer traumatischen Kniegelenksluxation mit V. a. Verletzung der A. poplitea

sorgung vermutet werden. Des Weiteren gehört auch eine erst im **postoperativen** Verlauf diagnostizierte Verletzung zum typischen Szenario, teilweise wird sogar aufgrund der guten Kompensation bei ausgeprägten Umgehungskreisläufen die Verletzung auch erst Monate oder Jahre später diagnostiziert. Oft ist dann das Unfallereignis dem Patienten schon gar nicht mehr bewusst und wird erst erwähnt, wenn gezielt danach gefragt wird.

7.2.6 Einteilung und Klassifikation

- Scharf und stumpf
- Komplett und inkomplett
- Ohne/mit Begleitverletzungen

Wie bei allen anderen traumatischen Gefäßverletzungen können auch bei Läsionen der Apop **scharfe** und **stumpfe** Unfallmechanismen unterschieden werden. Anteilsmäßig überwiegt bei Weitem der stumpfe Unfallhergang. Obwohl es sich definitionsgemäß bei der Ruptur der Apop um eine **komplette** Kontinuitätsunterbrechung handelt, kann vor allem bei den stumpfen Verletzungen eine unvollständige bzw. **inkomplette** Läsion mit noch partiell erhaltener Gefäßwand resultieren. Bei der inkompletten Verletzung kommt es häufig zu einer lokalen Dissektion und Thrombose, was in der Bildgebung die Unterscheidung zwischen einer kompletten und inkompletten Läsion erschweren kann. Bei der inkompletten Verletzung ist die klinische Symptomatik oft weniger ausgeprägt als bei der vollständigen Durchtrennung, aber kein sicheres Kriterium. Auch das Ausmaß des Hämatoms kann allenfalls als Hinweis für die Art der Läsion dienen. Da sich bei der kompletten Durchtrennung in Form einer Ruptur die Gefäßenden einrollen und invaginieren, sind das resultierende Hämatom sowie die Ausprägung der Einblutung hier teilweise sogar geringer als bei noch partiell intakter Gefäßwand.

Eine Unterteilung anhand von **Begleitverletzungen** ist ebenfalls wichtig und orientiert sich an **ossären, nervalen** sowie zusätzlichen **Weichteilverletzungen.** Insbesondere Gelenkluxationen und -luxationsfrakturen spielen hier aufgrund der weiteren Therapieindikationen eine wichtige Rolle. Des Weiteren kann es durch knöcherne Sequester zu einer scharfen Verletzung der Apop kommen und auch die Begleitvenen involvieren. Eine Läsion des Nervus tibialis ist sehr selten. Oft stellt sich intraoperativ der Nerv als die einzige noch erhaltene Struktur dar, während Arterie und Vene durchtrennt sind.

7.2.7 Diagnostik

- Klinische Untersuchung (Pulsstatus, Fehlstellung, Hämatom)
- Doppleruntersuchung
- Sonographie
- CTA (Diagnostik der Wahl)
- DSA (intraoperativ)
- MRA (nur in Ausnahmefällen)

Wegweisend ist die **klinische Untersuchung** mit obligater Prüfung der Sensomotorik, wobei besonderes Augenmerk auf den **Pulsstatus** gelegt werden sollte. Auch eine eindeutige Luxationsfehlstellung sowie Gelenk- und Weichteileinblutungen geben wichtige Hinweise für das Vorliegen einer Ruptur der Apop. Bei der nicht selten bestehenden ödematösen Schwellung von Unterschenkel und Fuß kann die Palpation der Fußpulse erschwert oder unmöglich sein, obwohl sie vorhanden sind. In solchen Fällen kann unter Zuhilfenahme der **Doppler-Stiftsonde** meist zuverlässig die Darstellung der Pulse erfolgen.

Wenn sich allerdings auch mit der Stiftsonde keine Pulssignale darstellen lassen und weiterhin der Verdacht auf eine Gefäßverletzung besteht, kann die **arterielle Duplexsonographie** wichtige Informationen liefern. Je nach Weichteilschwellung und Ausmaß der Einblutung kann diese allerdings erschwert sein, insbesondere gestaltet sich die Unterscheidung zwischen partieller und kompletter Ruptur sowie zwischen Vorliegen oder Ausschluss einer zusätzlichen Dissektion bzw. Thrombose oft schwierig.

Im Notfall und beim Vorliegen einer kritischen Durchblutungsstörung bzw. massiver Einblutung sollte so schnell als möglich eine **CT-Angiographie (CTA)** veranlasst werden (Abb. 7.11 und 7.12). Dies ist notwendig, um einen weiteren Zeitverlust zu vermeiden, wodurch die Erhaltungsfähigkeit der Extremität des Patienten gefährdet wird. Bei gut kompensierten Popliteaverschlüssen und ausreichender Kollateralfunktion werden in der CTA das Ausmaß und die Ausdehnung der Läsion am zuverlässigsten dargestellt.

Teilweise wird auch erst intraoperativ aufgrund eines Pulsdefizits, einer Blutung oder eines massiven Hämatoms der V. a. eine Gefäßverletzung geäußert. Hier sind dann oft die Exploration und die Freilegung der Arterie notwendig, alternativ kann eine intraoperative Kontrastmitteldarstellung mittels **DSA** erfolgen. Eine **MRA** ist der CTA deutlich unterlegen, einerseits aufgrund der mangelhaften Darstellung von Gefäßwand und umgebenden Strukturen, andererseits liegt der Zeitaufwand einer MRA weit über der einer CTA.

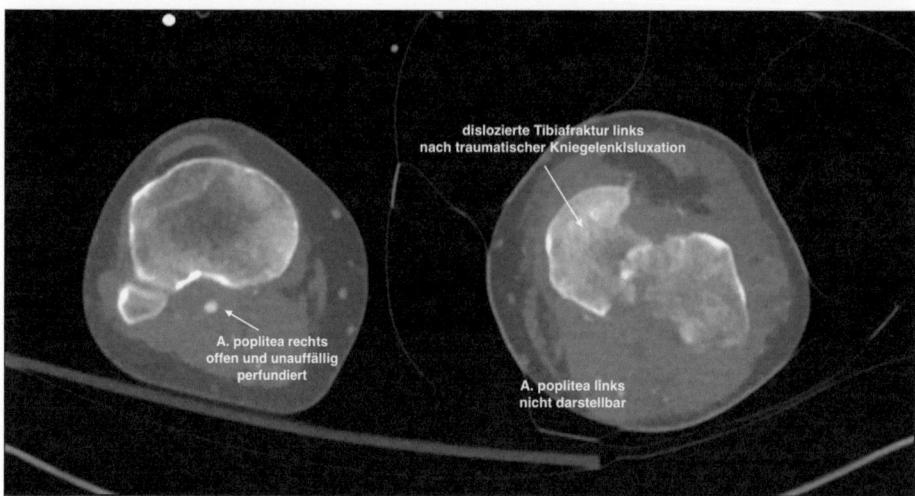

Abb. 7.11 CTA präoperativ zeigt die dislozierte Luxationsfraktur und die verschlossene (= nicht darstellbare) A. poplitea

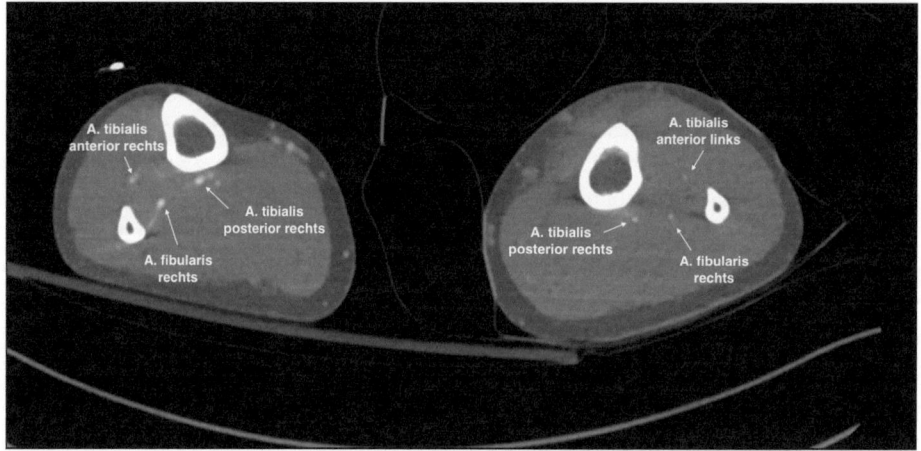

Abb. 7.12 CTA präoperativ zeigt die Wiederdarstellung der Unterschenkelarterien über Kollateralen. Beachte hier allerdings, dass die Unterschenkel links deutlich schwächer kontrastiert und dünnlumiger erscheinen, was auf den vorgeschalteten Verschluss und die Perfusion über Kollateralen hindeutet

7.2.8 Therapie

- **Konservativ**
  - wenn nach Reposition unauffällige Perfusion
  - bei asymptomatischem Verschluss mit guter Kollateralisation
- **Interventionell**
  - PTA bei V. a. Stenosierung durch kurzstreckige Dissektion
  - Lyse bei intraarterieller Thrombose
- **Operativ**
  - bei kompletter Läsion, aktiver Blutung, Ischämie
  - Bypassanlage
    Vsm
    alternativ xenogen
    Human Acellular Vessels (HAV)
    Kunststoff vermeiden
  - Patchplastik
    autolog
    xenogen
  - Ligatur
  - Kompartmentspaltung

7.2.8.1 Konservativ
Teilweise stellt sich eine vermeintlich abgerissene Apop als intakt dar, nachdem eine erfolgreiche Reposition durchgeführt wurde. In solchen Fällen genügt die konservative Therapie bzw. Behandlung der im Vordergrund stehenden Verletzungen von Knochen- und Bandstrukturen. Eine Gefäßdarstellung nach Reposition, im Idealfall mittels MR- oder alternativ CT-Angiographie, wird empfohlen, um noch verbliebene Stenosen auszuschließen oder im Anschluss zu behandeln.

7.2.8.2 Interventionell
Eine lokale traumatische Dissektion bei intakter Wandstruktur oder eine kurzstreckige Gefäßwandläsion mit stattgehabter, sich selbst tamponierender Blutung, stellen Indikationen für eine **perkutane Intervention** dar. So wurde bereits über erfolgreiche **PTAs** kurzstreckiger traumatischer Dissektionen und Blutungskontrolle mit **beschichteten Stents** berichtet (Baudry und Haupert 2019). Allerdings ist aufgrund der Nähe zum Bewegungssegment das Risiko eines Stentverschlusses grundsätzlich immer erhöht und kritisch anzumerken.

Eine intraarterielle lokale **Lysetherapie** kann bei kurzstreckiger Thrombosierung auf Höhe der Dissektion indiziert sein. Des Weiteren ist die periphere Embolisation eine typische Indikation für dieses interventionelle Vorgehen.

7.2.8.3 Operativ

Die traumatisch abgerissene Apop muss in aller Regel operativ versorgt und bevorzugt autolog rekonstruiert werden. Ausnahmen sind ein kritischer Weichteilbefund oder eine nicht erhaltungsfähige Extremität einerseits, auf der anderen Seite aber auch ein vollständig kompensierter Verschluss ohne Anhalt für eine aktive Blutung. Beispielsweise kann aufgrund von atherosklerotischen Stenosen der Apop bereits vor dem Unfallereignis eine ausgeprägte Kollateralfunktion vorliegen, sodass der Verschluss klinisch asymptomatisch ist und eine **operative Rekonstruktion** zum Teil entbehrlich sein kann. In der überwiegenden Mehrzahl der Fälle ist sie allerdings notwendig, bei kompensierten Befunden manchmal auch erst im Intervall. Als Bypassmaterial eignet sich insbesondere ein **Transplantat aus der Vsm,** welche vom ipsilateralen Oberschenkel entnommen wird (Abb. 7.13). Am Unterschenkel oder auf Höhe des Innenknöchels ist die Vene meistens zu dünnlumig, um als Ersatz verwendet zu werden. Für autologe **Patchplastiken der Apop,** z. B. bei Dissektionen, ist sie allerdings bevorzugt zu verwenden.

Wenn die **Vpop** ebenfalls verletzt ist, kann es notwendig werden, auch sie zu rekonstruieren. Hier eignet sich im Idealfall die Vsm. Auf den Einsatz von Kunststoff sollte, wenn immer möglich, verzichtet werden. Allerdings sind die Offenheitsraten gering, sodass in Anbetracht der geringen Erfolgsaussichten und der deutlich verlängerten OP-Zeiten hierauf oft verzichtet und anstelle dessen eine einfache Ligatur durchgeführt wird. Eine Entnahme als Ersatz für die verletzte Arterie kann prinzipiell erwogen werden. Hierbei ist zu beachten, dass die Venenwand erfahrungsgemäß sehr dünnlumig ist und zu Aneurysmata bzw. Strikturen neigt. Daher eignet sie sich ebenfalls weniger gut als Ersatzmaterial.

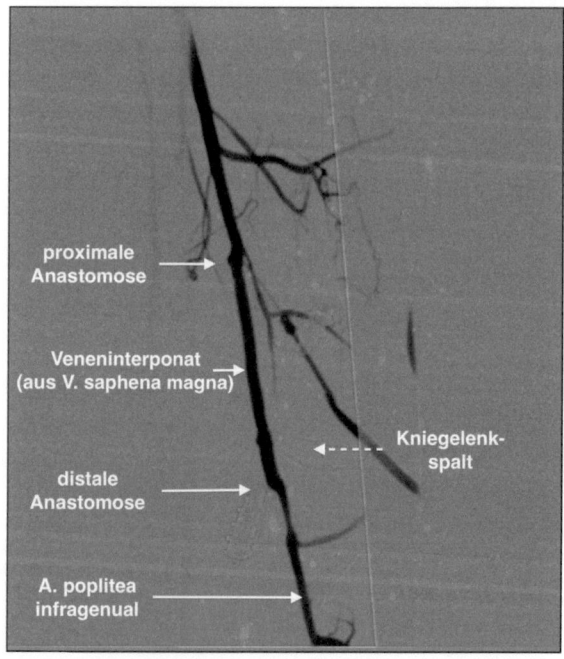

Abb. 7.13 Intraoperative Angiographie eines Popliteainterponats nach Abrissverletzung bei Kniegelenksluxation

Auf den Einsatz von **Kunststoff** sollte in Anbetracht des erhöhten Infektrisikos auf jeden Fall verzichtet werden, der Einsatz beschränkt sich auf absolute Ausnahmesituationen.

Eine vielversprechende Alternative ist der biologische (**xenogene**) Ersatz mit aus Rinderperikard hergestellten Patches. Aus diesen können zudem schnell und unkompliziert röhrenförmige Interponate hergestellt und als Ersatz verwendet werden.

Nicht unerwähnt bleiben sollte die äußerst vielversprechende Möglichkeit der Verwendung von sogenannten **Human Acellular Vessels (HAV)** der Firma Humacyte. Hierbei handelt es sich um Gefäßprothesen, die aus dem Extrazellulärraum menschlicher Bindegewebszellen hergestellt und abschließend dezellularisiert werden. Der Einsatz bei Dialysepatienten in der Shuntchirurgie sowie bei traumatischen Gefäßverletzungen im Ukraine-Krieg ist sehr vielversprechend. Der gängige Durchmesser dieser Prothesen liegt bei 6 mm und ist folglich ideal für femoropopliteale Rekonstruktionen.

Da es nach traumatischen Gefäßverletzungen oft zur Ausbildung sehr ausgeprägter Hämatome in den Muskellogen kommt, empfiehlt sich neben einer Hämatomentlastung auch die Fasziotomie. Vor allem aber nach erfolgreicher arterieller Rekonstruktion wird häufig eine reperfusionsbedingte Weichteilschwellung beobachtet, welche die Offenheit des Interponats und die Erhaltungsfähigkeit der Extremität gefährdet. Daher sollte unbedingt initial nach erfolgreicher arterieller Rekonstruktion eine großzügige und komplette **Fasziotomie** mit Eröffnung aller vier Unterschenkelkompartimente erfolgen. Eine verzögerte Fasziotomie im Anschluss an eine erfolgreiche arterielle Rekonstruktion führt andernfalls nicht selten zur irreversiblen Ischämie mit nachfolgender Notwendigkeit einer Oberschenkelamputation.

7.2.9 Prognose

- Amputationsrate 9–54 % (stumpf > scharf)
- Irreversibler Weichteilschaden bei bis zu zwei Dritteln

Die **Amputationsrate** nach traumatischer Verletzung der Apop liegt, in Abhängigkeit vom Weichteilbefund und der Ätiologie, bei **9–54 %**. Insbesondere stumpfe Gefäßverletzungen haben ein hohes Risiko des Extremitätenverlustes, bei scharfen Verletzungsmechanismen ist es geringer (Coleman et al. 2016). Zurückzuführen ist dies auf die meist hohe Gewalteinwirkung bei stumpfen Gefäßverletzungen, wodurch ein regelhaft ausgeprägter **irreversibler Weichteilschaden** resultiert. Dieser kann, je nach Ausmaß der Läsionen und Dauer der Ischämie bei Diagnosestellung, zur Notwendigkeit einer **Ablatio major** führen. Letztlich liegen bei stumpfen Gefäßverletzungen häufiger als bei scharfen auch ausgedehnte knöcherne und nervale Läsionen vor, weshalb die Gebrauchsfähigkeit der Extremität aufgehoben sein kann. Folglich haben weniger das

Therapieverfahren und die Wahl des Bypassmaterials als vielmehr simultan bestehende venöse bzw. nervale Verletzungen einen hohen Einfluss auf die Extremitätenfunktion und deren Erhaltungsfähigkeit. Dies ist allerdings weniger auf die Folgen der Venen- bzw. Nervendurchtrennung, sondern primär auf das gesamte Ausmaß der Weichteilverletzung als prognostischen Faktor zurückzuführen. So muss bei einer zusätzlichen Verletzung der Venen und Nerven von einem größeren Weichteilschaden und einer immensen stattgehabten Krafteinwirkung ausgegangen werden.

Auch eine nicht oder verzögert durchgeführte **Fasziotomie** kann zum Verlust der Extremität führen und sollte daher frühzeitig, im Idealfall während der arteriellen Rekonstruktion, durchgeführt werden.

7.3 Aneurysma der A. dorsalis pedis

7.3.1 Definition

Wahres oder falsches Aneurysma der A. dorsalis pedis auf Höhe des Sprunggelenks bzw. im Verlauf des Fußrückens.

Definitionsgemäß handelt es sich um eine Aussackung der A. dorsalis pedis (ADP) auf mehr als das 1,5-Fache des benachbarten gesunden Gefäßes. Wie bei allen Aneurysmata wird auch hier zwischen Aneurysma verum und falsum unterschieden.

7.3.2 Epidemiologie

- Sehr selten
- < 1 % der peripheren Aneurysmata betrifft die Fußarterien.

Ein Aneurysma der ADP ist sehr selten und in aller Regel erworben. Die Mehrzahl der Aneurysmaerkrankungen betrifft die Aorta, wohingegen extraaortale Aneurysmata in >75 % der Fälle die Beinarterien befallen (Jülke et al. 1985). Bei der unteren Extremität ist die A. poplitea am häufigsten betroffen, alle anderen Gefäße hingegen äußerst selten (Mohan und Stephen 2013).

Die Verteilung ist in etwa wie folgt:

- 70 % A. poplitea,
- 20 % A. femoralis,
- 10 % andere Lokalisationen (<1 % betrifft die Fußarterien).

In der wissenschaftlichen Literatur gibt es über Aneurysmata der ADP lediglich Fallberichte. Größere Datenerhebungen oder Studien sind mangels auswertbarer Fallzahlen eine Rarität (Alomar et al. 2023).

7.3.3 Risikogruppen

- Sportarten mit Druckbelastung durch besonderes Schuhwerk
  - Fußballspieler
  - Radrennfahrer
  - Mountainbiker
  - Skifahrer
- Tragen von Sicherheitsschuhen
  - Straßenbau
  - Gerüstbau

Zu den Risikogruppen gehören Sportler, die besondere **Schuhe mit Druckbelastungen** am Fußrücken tragen müssen, u. a. Fußballspieler, Radrennfahrer und Mountainbike-Fahrer mit Klickpedalen sowie Skifahrer.

Auch das Tragen von **Sicherheitsschuhen** bei beruflicher Belastung, vor allem im Straßenbau und bei Gerüstarbeiten, gehört zu den Risikofaktoren.

Scharfe Verletzungen können durch Scherben oder jegliche spitze Gegenstände hervorgerufen werden (Abb. 7.14 und 7.15), sind allerdings die Ausnahme und werden meist durch Unfallereignisse hervorgerufen.

7.3.4 Ätiologie und Pathomechanismus

- **Falsche Aneurysmata**
  - meist scharf = traumatisch
  - knöcherne Verletzungen (dislozierte Sequester)
- **Wahre Aneurysmata**
  - chronische Kompressionsbelastung
  - Bindegewebserkrankung
  - Arteriosklerose

Abb. 7.14 Äußerst seltene Verletzung des Fußes eines Handwerkers nach Sturz auf eine Balkonspitze. Diese musste abgesägt werden, um den Patienten ins Krankenhaus transportieren und die Entfernung operativ vornehmen zu können

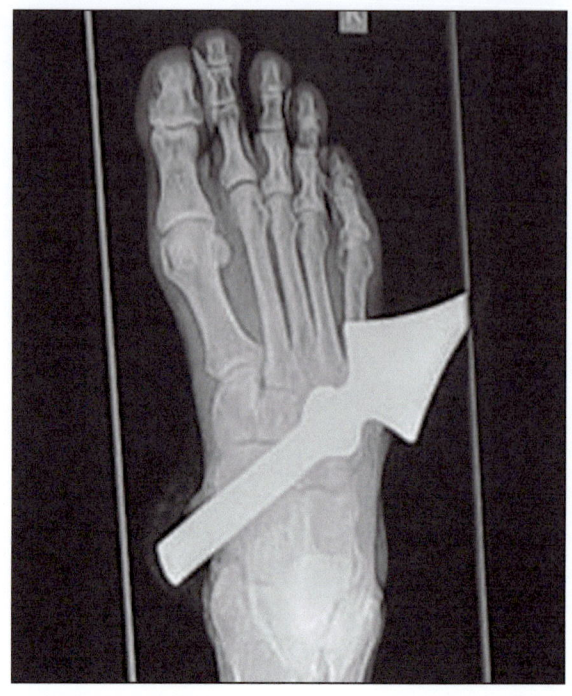

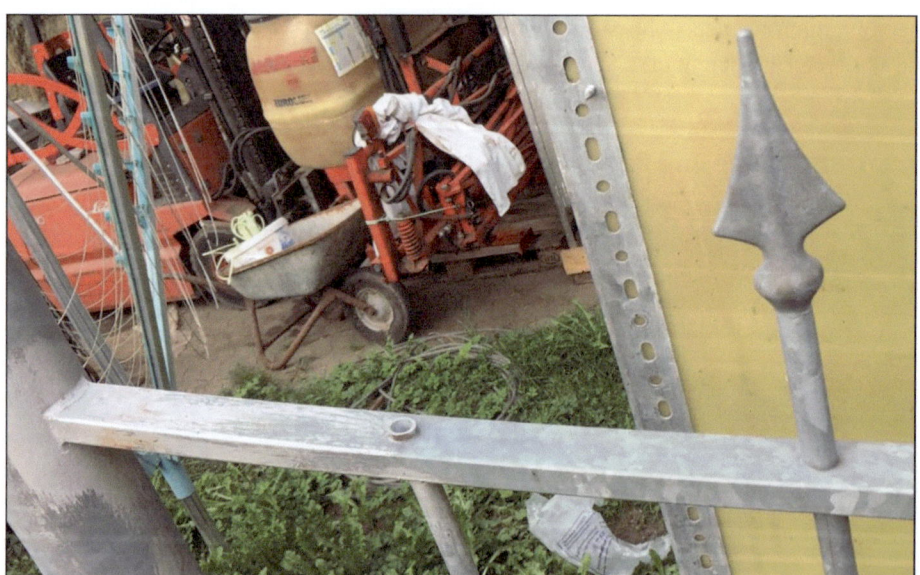

Abb. 7.15 Der Balkon und die entfernte Spitze

Beim **falschen Aneurysma** (Aneurysma spurium) kommt es zu einer isolierten Gefäßwandläsion mit Ausbildung eines perivasalen Hämatoms. Ursächlich können Verletzungen durch scharfe Gegenstände, z. B. Nadeln (iatrogen, Drogenabusus) oder Glasscherben, sein.

Das seltene **wahre Aneurysma** (Aneurysma verum) entsteht vor allem durch eine repetitive Druckbelastung des Fußrückens. Hierdurch entsteht eine Schädigung der Gefäßwand und es resultiert ein fortschreitender Elastizitätsverlust. Die Arteriosklerose kann die Genese noch beschleunigen.

7.3.5 Symptome und Untersuchungsbefunde

- Pulsierende Schwellung
- Hämatom
- Druckdolenz
- Teilweise Infektzeichen
- Blue-Toe-Syndrom bei Embolisation
- Aktive Blutung

Die Symptome sind in aller Regel klinisch eindeutig. Vordergründigste Zeichen sind die **pulsierende Schwellung** sowie die **Hämatomverfärbung**. Des Weiteren kann bei der körperlichen Untersuchung ein **Druckschmerz** über der Schwellung auffallen, bei chronischem Prozess kann jegliche Schmerzempfindlichkeit fehlen. Eine **entzündliche Infiltration** führt regelmäßig zu Rötungen und Schwellungen mit spontanen Schmerzen, die durch Berührung verschlimmert werden können. Im Falle von Parietalthromben kann es zu **peripheren Embolisationen** kommen, die sich klinisch durch eine livide Verfärbung der Akren zeigen. Dies wird oft auch als **Blue-Toe-Syndrom** bezeichnet.

Bei akut aufgetretenen Aneurysmata, z. B. nach Punktion, kann es auch zu einer **aktiven Blutung** bzw. **Einblutung** ins Gewebe kommen.

7.3.6 Einteilung und Klassifikation

- Angeboren
- Erworben
  - traumatisch
  - iatrogen
  - infektiös

Eine Einteilung bzw. Klassifikation gibt es aufgrund der Seltenheit des Krankheitsbildes nicht. Mögliche Unterteilungen in **angeboren** und **erworben** sind möglich, im klinischen Alltag aber wenig hilfreich. Die Berichte über beide Aneurysmaformen sind äußerst selten und allenfalls in Form von Fallberichten verfügbar. Bis auf die eindeutig traumatisch verursachten Aneurysmata bei Kindern und Jugendlichen ist in den meisten Fällen eine sichere Unterscheidung in angeboren und erworben nicht möglich. Dies liegt an möglichen Komorbiditäten und Risikofaktoren für arteriosklerotische sowie entzündlich-rheumatologische Grunderkrankungen, deren Prävalenz mit zunehmendem Alter stark ansteigt.

Daher sollte bei allen Aneurysmaformen, denen kein Trauma oder sonstiges auslösendes Ereignis vorausgeht, an eine **angeborene** Ätiologie gedacht werden. Typisches Beispiel hierfür ist der Fallbericht über einen 45-Jährigen, bei dem ein wahres Aneurysma diagnostiziert und durch eine einfache Ligatur behandelt wurde (Mahmoud 2023). Auch der extrem seltene Fall von beidseitigen Aneurysmata wurde beschrieben, welche ebenfalls ohne Rekonstruktion erfolgreich behandelt werden können (Bittner et al. 2012).

Erworbene Aneurysmata sind deutlich häufiger als angeborene, traumatische Ursachen stehen im Vordergrund. Unterteilt werden kann in **scharfe** und **stumpfe** Unfallmechanismen. Häufiger und klinisch eindrucksvoller sind die scharfe Verletzungen, z. B. bei Verletzung durch Glasscherben (Alomar et al. 2023). Auffällig viele Berichte über scharfe Ursachen eines Pseudoaneurysmas der ADP handeln von Kindern.

Iatrogene Ursachen sind ebenfalls bei den erworbenen Aneurysmata zu erwähnen, sie ereignen sich vor allem im Rahmen von Punktionen.

Die **infektiöse** Genese ist eine Seltenheit und wird primär durch eine **lokale** Infektion, beispielsweise eine Punktion oder kleine fußchirurgische Eingriffe, hervorgerufen. Eine **systemische** Infektion mit nachfolgender Bakteriämie stellt ebenfalls eine Rarität dar, beschrieben wurden unter anderem Infekte im Mund-Nasen-Rachen-Raum durch Streptokokken (Fernex de Mongex und Yannoutsos 2022).

7.3.7 Diagnostik

- Blickdiagnose
- Sonographie
- MR/MR-Angiographie

Bei einem Aneurysma der ADP handelt es sich in aller Regel um eine **Blickdiagnose.** Um die Diagnose zu sichern und zu unterscheiden, ob es sich um ein wahres oder falsches Aneurysma handelt, kann zudem eine **Sonographie** angewendet werden.

7.3 Aneurysma der A. dorsalis pedis

Im Ausnahmefall wird eine **MR-Angiographie** weitere zusätzliche Informationen liefern, insbesondere über das umgebende Weichteilgewebe sowie die Struktur der arteriellen Gefäße am Fuß und im zuführenden Bereich.

7.3.8 Therapie

- **Konservativ**
  - Druckentlastung
  - Schmerztherapie
  - Antibiotikagabe
  - Thrombininjektion
- **Interventionell**
  - Embolisation mit Onyx®, Coils
  - beschichtete Stents
- **Operativ**
  - Ligatur
  - Resektion
  - Anlage eines Interponats (Vene)

7.3.8.1 Konservativ

Ein Aneurysma der ADP lässt sich meist konservativ behandeln. Voraussetzung hierfür ist einerseits die Beschwerdearmut bzw. -freiheit des Patienten, andererseits der Ausschluss von Komplikationen wie Blutung, Embolisation oder Infektionen mit putridem Verhalt. Zu den konservativen Maßnahmen gehören die **Druckentlastung,** vor allem Schuh-Maßanfertigungen (orthopädische Schuhe) oder auch entsprechende Einlagen. Des Weiteren gehören die **Schmerztherapie** sowie die Gabe von **Antibiotika** bei lokalen und insbesondere systemischen Infektzeichen zum konservativen Therapierepertoire. Nach einer Bakteriämie wird oft eine Langzeit-Antibiotikagabe für mindestens 6 Wochen empfohlen. Ob dies allerdings immer gerechtfertigt ist, kann und sollte individuell stets kritisch hinterfragt werden.

Eine Zwischenstellung zwischen konservativer und interventioneller Behandlung nimmt die **Thrombininjektion** ein, welche bei größenprogredienten Pseudoaneurysmata erfolgreich angewendet werden kann. Insbesondere Kinder profitieren aufgrund der geringen Invasivität und guten Verträglichkeit von diesem Vorgehen. Aber auch bei Erwachsenen weist dieses Verfahren, welches oft von internistisch oder allgemeinmedizinisch tätigen Kollegen durchgeführt wird, gute und vielversprechende Ergebnisse auf.

7.3.8.2 Interventionell

Eine interventionelle Therapie kann bei großen Aneurysmata mit Größenprogredienz und entsprechender Druckdolenz erwogen werden. Hier ist insbesondere die **Embolisation** mit alkoholhaltigen Lösungen (Onyx®, Aethoxysklerol®) oder auch kleinen Coils zu erwähnen, welche erfolgreich und minimalinvasiv angewendet werden. Zu beachten ist allerdings, dass eine Embolisation mit Alkohol zu kosmetisch unschönen Ergebnissen mit Indurationen, Verfärbungen bis hin zu Ulcerationen führen kann. Bei der Anwendung von Coils kommt es oft zu knotenförmigen Erhebungen und Verdickungen, welche sich ebenfalls infizieren oder mit putridem Sekret füllen können. Auch eine Fremdkörperreaktion ist denkbar, welche zu stark druckdolenten Granulomen führen kann. Die **Implantation beschichteter Stents** wird seltenen Ausnahmefällen vorbehalten und geht aufgrund der bewegungs- sowie kompressionsbedingten Belastung mit einem hohen Verschlussrisiko einher. Dennoch wurde über erfolgreiche Stentimplantationen nach traumatischer Verletzung der Arteria tibialis anterior knapp oberhalb des Sprunggelenks berichtet, wobei die Druckbelastung an dieser Stelle geringer ist als am Fußrücken (van Hensbroek et al. 2007).

7.3.8.3 Operativ

Die operative Therapie erfolgt bei Größenprogredienz mit erschwerter Schuhversorgung sowie einer zunehmende Größe mit entsprechender Schmerzsymptomatik. Auch ein putrider Verhalt oder die aktive Blutung stellen Indikationen für operative Therapiemaßnahmen dar. Eine relative Indikation kann bei ausdrücklichem Patientenwunsch aus kosmetischen Gründen gestellt werden, hier sollten allerdings konservative Verfahren ausführlich erläutert und Risiken chirurgischer Maßnahmen erklärt und dokumentiert werden.

Die einfache **Ligatur,** mit oder ohne Exzision des Aneurysmas, ist der Grundpfeiler der operativen Versorgung. Größere Aneurysmata oder aktuelle bzw. stattgehabte Infekte sowie putride Verhaltansammlungen sind typische Indikationen für eine **Aneurysmaresektion.** Eine Rekonstruktion ist normalerweise nicht notwendig, da die arterielle Perfusion über das in aller Regel ausgeprägt vorliegende Kollateralnetz meist ausreichend ist. Dies sollte aber im Vorfeld durch eine angiographische Darstellung dokumentiert und bestätigt werden.

7.3.9 Prognose

- Gut
- Keine lebensbedrohliche Verletzung
- Ablatio minor (Zehenamputation) als Rarität

Die Prognose von Aneurysmata der A. dorsalis pedis ist **gut,** komplikative Verläufe sind die Ausnahme. Eine Gefährdung der Extremität besteht allenfalls bei peripherer Perfusionsstörung, am ehesten aufgrund einer arteriellen Embolisation. Die Folge kann die Notwendigkeit der **Zehenamputation** sein. Diese ist allerdings eher auf ossäre Verletzungen nach traumatischen Läsionen, weniger auf eine ischämische Komplikation zurückzuführen.

Literatur

Alomar R, Almunyif RM, Alnamshan M (2023 Jun) Traumatic pseudo-aneurysm in a 5-year-old child, case report and literature review. Int J Surg Case Rep 107:108338. https://doi.org/10.1016/j.ijscr.2023.108338. Epub 2023 May 18. PMID: 37290385; PMCID: PMC10272472

Baudry A, Haupert G (2019 Jan) Traumatic deviation of the popliteal artery. Eur J Vasc Endovasc Surg 57(1):120. https://doi.org/10.1016/j.ejvs.2018.10.010. Epub 2018 Nov 2. PMID: 30396717

Bittner JG 4th, Hardy D, Biddinger PW, Agarwal G (2012 Feb) Giant, metachronous bilateral dorsalis pedis artery true aneurysms. Ann Vasc Surg 26(2):279.e13–6

Coleman JJ, Tavoosi S, Zarzaur BL et al (2016) Arterial injuries associated with blunt fractures in the lower extremity. Am Surg 82:820–824

Fernex de Mongex A, Yannoutsos A (2022 Apr) Mycotic pseudoaneurysm of dorsalis pedis artery. Eur J Vasc Endovasc Surg 63(4):640. https://doi.org/10.1016/j.ejvs.2021.12.017. Epub 2022 Feb 8. PMID: 35144893

Halvorson JJ, Anz A, Langfitt M, Deonanan JK, Scott A, Teasdall RD, Carroll EA (2011 Aug) Vascular injury associated with extremity trauma: initial diagnosis and management. J Am Acad Orthop Surg 19(8):495–504. https://doi.org/10.5435/00124635-201108000-00005. PMID: 21807917

Jülke M, Leu HJ (1985 Jan 5) Extraaortale arterielle Aneurysmata. Analyse von 163 Aneurysmata bei 142 Patienten [Extra-aortic aneurysms. Analysis of 163 aneurysms in 142 patients]. Schweiz Med Wochenschr 115(1):10–3. German. PMID: 3969537

Mahmoud AA (2023 Apr) True aneurysm of the dorsalis pedis artery. Vascular 31(2):375–378. https://doi.org/10.1177/17085381211062748. Epub 2022 Mar 14 PMID: 35285343

Mohan IV, Stephen MS (2013 Jul–Aug) Peripheral arterial aneurysms: open or endovascular surgery? Prog Cardiovasc Dis 56(1):36–56. https://doi.org/10.1016/j.pcad.2013.06.001. Epub 2013 Jul 23. PMID: 23993237

van Hensbroek PB, Ponsen KJ, Reekers JA, Goslings JC (2007 Apr) Endovascular treatment of anterior tibial artery pseudoaneurysm following locking compression plating of the tibia. J Orthop Trauma 21(4):279–282. https://doi.org/10.1097/BOT.0b013e3180500371. PMID: 17414557

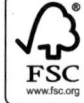

MIX
Papier aus verantwortungsvollen Quellen
Paper from responsible sources
FSC® C105338

If you have any concerns about our products,
you can contact us on
ProductSafety@springernature.com

In case Publisher is established outside the EU,
the EU authorized representative is:
**Springer Nature Customer Service Center GmbH
Europaplatz 3, 69115 Heidelberg, Germany**

Printed by Libri Plureos GmbH
in Hamburg, Germany